耳鼻咽喉头颈外科
疾病护理难点与对策

主　编 余　蓉　辜德英　赵会玲

副主编 纪小琴　乔怡歆

编　者（按姓氏汉语拼音排序）

陈小婷（四川大学华西医院）

陈丽红（四川大学华西医院）

邓　欣（四川大学华西医院/华西护理学院）

辜德英（四川大学华西医院/华西护理学院）

顾　琴（四川大学华西医院）

代　黎（四川大学华西医院）

纪小琴（四川大学华西医院/华西护理学院）

孔　玲（四川大学华西医院）

吕　虹（四川大学华西医院）

倪　娜（四川大学华西医院）

乔怡歆（四川大学华西医院）

徐　婷（四川大学华西医院/华西护理学院）

余　蓉（四川大学华西医院/华西护理学院）

袁琪琦（四川大学华西医院/华西护理学院）

赵会玲（四川大学华西医院/华西护理学院）

张虹婷（四川大学华西医院/华西护理学院）

张小燕（四川大学华西医院）

张馨元（四川大学华西医院）

周　琦（四川大学华西医院）

周建萍（成都市第一人民医院）

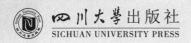
四川大学出版社
SICHUAN UNIVERSITY PRESS

项目策划：邱小平
责任编辑：许　奕
责任校对：仲　谋
封面设计：墨创文化
责任印制：王　炜

图书在版编目（CIP）数据

耳鼻咽喉头颈外科疾病护理难点与对策 / 余蓉，辜
德英，赵会玲主编． — 成都 ：四川大学出版社，
2021.11
　　ISBN 978-7-5690-5146-9

　　Ⅰ．①耳… Ⅱ．①余… ②辜… ③赵… Ⅲ．①耳鼻咽
喉病－诊疗②头部－疾病－诊疗③颈－疾病－诊疗 Ⅳ．
① R762 ② R65

中国版本图书馆 CIP 数据核字（2021）第 228314 号

书 名	耳鼻咽喉头颈外科疾病护理难点与对策

主　　编	余　蓉　辜德英　赵会玲
出　　版	四川大学出版社
地　　址	成都市一环路南一段 24 号（610065）
发　　行	四川大学出版社
书　　号	ISBN 978-7-5690-5146-9
印前制作	四川胜翔数码印务设计有限公司
印　　刷	郫县犀浦印刷厂
成品尺寸	170mm×240mm
印　　张	13.75
字　　数	282 千字
版　　次	2021 年 12 月第 1 版
印　　次	2021 年 12 月第 1 次印刷
定　　价	60.00 元

版权所有 ✿ 侵权必究

◆ 读者邮购本书，请与本社发行科联系。
　电话：(028)85408408/(028)85401670/
　(028)86408023　邮政编码：610065
◆ 本社图书如有印装质量问题，请寄回出版社调换。
◆ 网址：http://press.scu.edu.cn

四川大学出版社
微信公众号

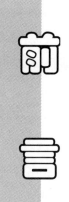

前言

　　耳鼻咽喉头颈外科是二级学科，相应部位解剖生理复杂，病种多样，涉及的领域也比较广。随着耳鼻咽喉头颈外科亚专业的不断细化及发展，新技术不断涌现，对临床护理及专科技能操作的要求越来越高。为适应学科发展，临床护理人员不仅需要提高专科知识和技能，拓展新技术、新业务，还需要掌握疑难重症病人的护理重点及难点，持续提高临床护理质量。

　　为适应耳鼻咽喉头颈外科护理发展及满足耳鼻咽喉头颈外科专科护士的需要，四川大学华西医院组织编写了《耳鼻咽喉头颈外科疾病护理难点与对策》。本书共八章。第一章到第六章为专科常见病、多发病的护理难点、重点介绍，每一种疾病都围绕具体病例总结了3~8个难点问题，并给出了相应的护理对策；通过知识拓展，介绍相关疾病最新的诊治方法，使内容更加深入、全面。第七章为新技术、新业务介绍，结合科室的实践经验，总结了8个已成熟开展的新技术的独到护理经验及护理措施。第八章为疑难案例分析，收集近两年科室收治的13例特殊病例，总结护理过程中遇到的疑难问题的解决方法及经验教训，为同行提供更加全面、翔实的临床护理依据。

　　本书由耳鼻咽喉头颈外科临床护理专家及有丰富临床经验的医护人员利用工余时间编写。他们基于自身临床工作经验和见解，结合护理指南和先进的护理理念，提炼出耳鼻咽喉头颈外科疾病的护理精粹，确保难点准确、对策具体有可操作性、案例生动有代表性、语言精练易懂。本书凝聚了众多护理专家的宝贵经验和心血，适合耳鼻咽喉头颈外科专科护士及相关医务人员参考使用。

　　由于编者的个人经验、思路、风格不同及学识所限，本书必然存在不足及遗憾之处，欢迎广大读者批评指正，以便我们进一步提高。

余　蓉

2021 年 8 月 1 日

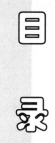

第一章 耳部疾病护理

第一节 分泌性中耳炎病人的护理

【概述】

分泌性中耳炎（secretory otitis media）是以中耳积液及听力下降为主要特征的中耳非化脓性炎性疾病。中耳积液可为浆液性分泌液或渗出液，也可为黏液。分泌性中耳炎冬春季多发，儿童发病率比成年人高，是导致儿童和成年人听力下降的重要原因之一。按病程，分泌性中耳炎可分为急性分泌性中耳炎和慢性分泌性中耳炎两种。急性分泌性中耳炎病程为 6~8 周，若 8 周后未愈，即可称为慢性分泌性中耳炎。慢性分泌性中耳炎由急性分泌性中耳炎未得到及时而恰当的治疗，或由分泌性中耳炎反复发作，迁延转化而来。分泌性中耳炎多为上呼吸道感染所致，亦可在头颈部肿瘤放疗后产生。目前认为咽鼓管功能障碍、中耳局部感染、变态反应和气压损伤等为其主要病因。

分泌性中耳炎的治疗首选非手术治疗，包括全身使用抗生素、糖皮质激素及稀化黏液类药物，有鼻塞症状时使用鼻腔减充血剂喷鼻，咽鼓管吹张等。手术治疗可以清除中耳积液，改善中耳通气引流。应严格掌握手术指征。手术治疗包括鼓膜穿刺抽液、鼓膜切开术、鼓膜置管术、单纯乳突凿开术、上鼓室开放术及后鼓室切开术等。

【护理难点及对策】

一、术前护理难点及对策

难点 1　病人安全管理及干预

解析：分泌性中耳炎小儿的发病率较成年人高，且常有听力下降，病人住院期间发生跌倒、坠床等安全问题的风险增加。医护人员应给予足够的重视，使病人安全度过围术期。

对策：

1. 防跌倒：病人入院时及时进行跌倒/坠床危险因素评估，筛查高危病人。如为跌倒/坠床高危病人，应做好床旁及腕带标识；保持病室地面干燥，及时清除地面水、油、水果皮等；保持病室内灯光明亮及通道无障碍物；向病人及家属做好健康宣教，嘱24小时留陪护1人，穿防滑鞋，行走时穿合适尺码的衣裤，防绊倒，并确保病人及家属理解与配合。

2. 防坠床：保持床单元整洁，避免床上放置过多物品；随时拉起床档；上下床时需家属协助放下床档，动作宜慢；病儿不宜在床上蹦跳、打闹等。

难点2　病人及家属心理状态的评估及护理干预

解析： 分泌性中耳炎病人常为小儿，对陌生环境感到恐惧、不安，且不能准确表达自己的感受；家属担心全麻对病人的影响、术后听力的恢复情况、复发等问题。因此，医护人员需要同时关注病人及家属的心理状态，给予恰当的干预措施，使病人及家属能以最好的心态接受治疗。

对策：

1. 积极主动迎接病人，建立良好的护患关系，以缓解陌生环境对病人造成的影响。

2. 多与病人及家属沟通交流，了解病人及家属的心理状态。

3. 了解病人及家属对手术和麻醉的期望，通过提供相关信息以矫正其不正确的认知，确立适当的预期及应对方式。

二、术后护理难点及对策

临床病例

> 病人，男，5岁，因"分泌性中耳炎"住院，在全麻下行"耳内镜下双侧鼓膜置管＋腺样体刮除术"。术后第1天，病人神志清楚，半卧位，体温正常，双外耳道无渗血渗液，鼓膜通气管在位。

难点3　鼓膜置管后效果的观察及护理

解析： 鼓膜置管可以改善中耳通气，有利于液体的引流，促使咽鼓管恢复功能。鼓膜通气管留置时间一般为3~6个月。预防通气管的脱落以及保证通气管留置期间鼻腔及咽鼓管的通畅尤为重要。

对策：

1. 评估病人鼓膜置管后有无听力改善及听力改善的程度。

2. 保持鼻腔及咽鼓管通畅。禁止游泳，洗头沐浴时要避免污水入耳。尽早清除鼻咽部疾病，如上呼吸道感染、扁桃体肥大、腺样体肥大、鼻窦炎等。掌握正确的喷鼻法及滴耳法，坚持用药，保持鼻腔及咽鼓管通畅。

3. 预防通气管脱落。避免过度活动、摇摆头部及用力咳嗽、擤鼻、打喷嚏。

勿挖耳、掏耳、剧烈运动（学龄儿童应减少体育活动）。观察通气管是否在位，如出现通气管脱落，应及时就诊。

4. 适时拔除通气管。通气管留置时间一般为 3～6 个月，短的为 6～8 周，长的可达 1～2 年。一般在病人咽鼓管功能恢复后拔除通气管。

难点 4 感染的控制及预防继发感染的发生

解析：过去人们认为分泌性中耳炎是无菌性炎症，近年来的研究发现中耳积液中细菌培养阳性者占 1/3～1/2，其中的主要致病菌为流感嗜血杆菌和肺炎链球菌。鼓膜置管术后，中耳与外界相通，易导致继发感染。

对策：

1. 术后遵医嘱按时按量给予抗生素，控制感染。

2. 监测体温及血常规的变化，发现感染的征象及时处理。

3. 加强身体锻炼，预防或及时治疗上呼吸道感染。

4. 通气管留置期间禁止游泳，洗头沐浴时要避免污水入耳，保持外耳道清洁干燥。

【知识拓展】

鼻咽癌放疗后分泌性中耳炎

放射治疗是鼻咽癌的首选治疗方法。鼻咽癌病人放射治疗的主照射野为双侧耳前，靶标为鼻咽部，常规把双侧的咽鼓管、鼓室等中耳结构包括在照射野之中，使中耳产生不同程度的放射性损伤，导致分泌性中耳炎，主要表现为听力下降和耳闷、耳鸣。

鼻咽癌放射治疗后分泌性中耳炎的发生主要与电离辐射对中耳的直接损伤有关。不同组织结构的放射耐受性是不同的，放疗量在达到 40Gy 时上呼吸道黏膜受损，50Gy 时皮肤受损，而放疗量达到 60Gy 时会导致内耳损害。鼓室的大部分结构和咽鼓管都由黏膜覆盖，鼻咽癌的放疗量一般不会少于 60Gy，对于鼓室和咽鼓管的黏膜损害是严重的。鼻咽癌放疗后分泌性中耳炎的发生与咽鼓管功能的损害有关。首先出现的放疗损害是黏膜放疗反应，主要是咽鼓管黏膜的反应性水肿，时间在放疗开始后的 3 周，也就是放疗量达到 30Gy 时。

鼻咽癌放射治疗后分泌性中耳炎的治疗和常规的分泌性中耳炎一样，常用鼓膜穿刺和鼓室置管等方法。

（纪小琴）

第二节 慢性化脓性中耳炎病人的护理

【概述】

慢性化脓性中耳炎（chronic suppurative otitis media）是中耳黏膜、骨膜或深达骨质的慢性化脓性炎症。病变不仅位于鼓室，还可侵犯鼓窦、乳突和咽鼓管。其以反复耳流脓、鼓膜穿孔及听力下降为主要临床特点。严重者可引起颅内外并发症。急性化脓性中耳炎未及时治疗或用药不当，身体免疫力差，或致病菌毒性过强，都可能导致慢性化脓性中耳炎。鼻腔、鼻窦或咽部存在慢性病灶易导致慢性中耳炎反复发作。常见致病菌多为变形杆菌、铜绿假单胞菌、大肠埃希菌（大肠杆菌）、金黄色葡萄球菌等。革兰阴性杆菌较多见，可有两种以上细菌混合感染。近年来无芽孢厌氧菌感染或混合感染逐渐增多。本病可分为三型：单纯型、骨疡型和胆脂瘤型。

慢性化脓性中耳炎的治疗包括病因治疗、药物治疗和手术治疗。病因治疗指积极治疗原发疾病，如急性化脓性中耳炎及上呼吸道病变。药物治疗指采用局部抗生素滴耳剂或全身使用抗生素。手术治疗包括鼓室成形术、乳突改良根治术等。

【护理难点及对策】

一、术前护理难点及对策

难点1 听力的评估及语言交流的管理

解析：慢性化脓性中耳炎病人由于病变的范围及程度不同，常出现不同程度的传导性或混合性听力下降，从而出现不同程度的语言交流障碍。医护人员应充分评估病人听力下降的程度，根据不同的情况采取相应的措施，使得在住院期间与病人的沟通交流能顺利进行。

对策：

1. 听力的评估。可以通过简单的耳语测试法、摩擦手指法及手表法来初步判断病人的听力下降程度，再通过病人的听力检测报告准确判断病人的听力情况。

2. 在与病人沟通交流时，提供安静的环境，避开嘈杂的地方。

3. 与病人面对面交流，便于病人观察交流者的表情及唇部动作，有利于病人理解交流内容。

4. 适当提高说话的音量，多使用肢体语言，必要时备好纸笔，通过书写方式与病人进行交流。

二、术后护理难点及对策

临床病例

病人，女，35岁，因"左耳慢性化脓性中耳乳突炎（胆脂瘤型）"住院，在全麻下行"左耳乳突改良根治术＋鼓室成形术＋面神经松解术"。术后第1天，病人神志清楚，半卧位，耳部伤口敷料包扎完好，无渗血渗液，无恶心、呕吐，左眼睑闭合不全，鼓腮漏气，口角向右侧歪斜。

难点2 面瘫的观察及护理

解析：慢性化脓性中耳乳突炎最有效的治疗方式是手术治疗，但因病程长，骨质破坏或胆脂瘤压迫面神经管，在手术治疗过程中为清除病灶，可能会损伤面神经，使病人术后出现面瘫。因此，医生在手术时应尤其注意保护面神经，避免面瘫的发生。术后医护人员也应注意加强观察，及时发现并处理面瘫。

对策：

1. 面瘫的观察。观察病人的面部情况，如能否皱眉、眼睑能否完全闭合、能否鼓腮、示齿时有无口角歪斜、鼻唇沟是否变浅、有无面肌抽搐等。

2. 面瘫的护理。

（1）眼睑闭合不全者，日间以氯霉素眼药水滴眼，夜间以红霉素眼膏涂眼或眼部用生理盐水纱布覆盖，戴护眼罩，以防角膜干燥致溃疡、结膜炎的发生。

（2）口角歪斜者，指导其缓慢进食，健侧咀嚼，加强口腔护理，防止口腔溃疡或口腔感染。

（3）给予面部按摩每日3次，每次20～30分钟。

（4）遵医嘱使用糖皮质激素、神经营养药物等，注意观察药物的作用及不良反应。

（5）每日观察病人面瘫有无好转。

难点3 耳部加压包扎后的舒适护理

解析：为了防止伤口出血，耳部术后往往需加压包扎2～3天，再加上手术的机械性损伤以及耳内填塞纱条，可能给病人带来不同程度的不适感。医护人员应根据病人的不同情况，采取相应的措施，以缓解病人的不适。

对策：

1. 医生在进行耳部伤口加压包扎时，注意方法正确，保证松紧适度，以免过松引起绷带和敷料脱落，过紧导致病人头痛等，尽量减轻病人的不适。

2. 告知病人耳部加压包扎的必要性以及包扎的时间，取得病人的配合，使其获得心理上的安慰。

3. 嘱病人保护术耳，防止术耳受压，采取健侧卧位或平卧位。进食时健侧咀嚼，以免牵拉伤口引起不适。

4. 为病人提供安静舒适的休息环境。

难点 4　耳部术后的延续性护理

解析：慢性化脓性中耳炎病人通常在术后 2~3 天无并发症即可出院。病人出院后在伤口恢复过程中会遇到一系列的问题。如手术的机械性损伤及耳内填塞纱条往往会给病人带来不同程度的疼痛；耳内有脉搏跳动感、水流声或耳鸣及不同程度的头晕、头痛、恶心等会给病人带来不舒适感；术后需防止耳内进水，还需进行多次的耳部伤口定期换药，按时服用口服药等，可能会给病人带来生活上的不便。因此，做好病人出院后的延续性护理就尤为重要。

对策：

1. 加强病人出院时的健康教育，告知病人出院后的注意事项。

（1）中耳炎术后完全干耳需 2~3 个月，短期内外耳道仍有渗液为正常现象，无需紧张。

（2）出院后遵医嘱使用鼻喷激素，以保持咽鼓管通畅，促进术耳分泌物的引流。

（3）术后遵医嘱进行耳部伤口换药，观察术耳恢复情况。

（4）教会病人正确的滴耳及喷鼻方法。

（5）术后半年内禁止游泳，洗头沐浴时注意避免污水入耳。

（6）教会病人正确的擤鼻方法，防止上呼吸道感染。加强锻炼，提高机体免疫力。

2. 发放相关健康教育知识的书面资料或提供科普知识查询方法，供病人学习。

3. 建立中耳炎病人慢病随访模式，收集病人的档案，定期做好病人的随访工作。

4. 针对病人现存的问题，给予相应的健康指导及应对。

【知识拓展】

中耳乳突术后迟发性面瘫

在中耳乳突术后并发面瘫多为即发性，偶为迟发性。迟发性面瘫的发生可能与以下因素有关。①先天性面神经管裂缺或损伤。面神经在颞骨行程 31~35mm，变异多，无论是先天性面神经管裂缺还是病变或手术暴露面神经，直接损伤面神经可导致术后即发性面瘫。如果面神经管损伤或暴露的面神经受到器械刺激、吸收电钻的热能刺激可引起面神经水肿、管内出血，可能在临床上表现为迟发性面瘫。②鼓索神经损伤引起面神经逆行性水肿。中耳乳突术后迟发性面瘫的发生可能由术时过分牵拉使鼓索神经轻微创伤，或切断鼓索神经引

起面神经逆行性水肿所致。③术腔填塞过紧可直接压迫面神经管或暴露的面神经，导致面神经反应性水肿，水肿压迫影响血供，引起迟发性面瘫。

（纪小琴）

第三节　化脓性中耳乳突炎并发症病人的护理

【概述】

化脓性中耳乳突炎极易向邻近或远处扩散，由此引起各种并发症。其并发症可分为颅外并发症和颅内并发症。颅外并发症包括耳后骨膜下脓肿、颈深部脓肿、岩尖炎、岩锥炎、迷路炎、周围性面瘫等。颅内并发症包括硬脑膜外脓肿、硬脑膜下脓肿、化脓性脑膜炎、脑脓肿和乙状窦血栓性静脉炎等。

化脓性中耳乳突炎并发症病人的治疗原则：乳突开放术，合理运用抗生素，脓肿的穿刺、冲洗、引流或切除，支持疗法以及对症治疗。

【护理难点及对策】

一、术前护理难点及对策

难点1　病人心理状态的评估及护理干预

解析：化脓性中耳乳突炎并发症病人由于病情严重、反复，治疗效果不确定，对手术担心、恐惧等，往往产生偏激的情绪反应，如忧郁、恐惧，并伴有明显的睡眠障碍等。这些问题需引起医护人员的高度重视，并因人而异地采取不同的疏导措施，使病人以最佳的心理状态迎接治疗。

对策：

1. 耐心倾听病人的主观感受，积极与病人进行沟通交流，尽可能了解病人的心理状态。

2. 向病人及家属讲解疾病发生的原因、治疗及预后，鼓励病人积极配合治疗。

3. 根据病人的年龄、职业、社会背景、性格特征等制订不同的心理疏导措施。

4. 加强沟通与联系，提供必要的心理、社会支持，满足病人合理需求，以减轻病人的焦虑情绪。

难点2　病情观察及护理干预

解析：化脓性中耳乳突炎颅外及颅内并发症病人病情危急，病人随时可能出现病情变化，需要护士密切、及时、准确地观察及判断病情，以便医生能及时处理。

对策：

1. 监测病人的体温、呼吸、脉搏、血压的变化。

2. 观察病人的神志、意识、瞳孔的变化，如有异常，及时报告医生处理。

3. 观察头痛、恶心、呕吐的情况，以及有无颈项强直、偏瘫，四肢活动情况等。

4. 保持休息环境安静，要求病人绝对卧床休息。

5. 备好抢救药品，如50%葡萄糖溶液（GS）、20%甘露醇、30%呋塞米（速尿）、地塞米松等降颅内压的药物以及强心剂、呼吸兴奋剂、气管插管物品等。

6. 慎用镇静剂、镇痛剂、阿托品类药物，以免掩盖病情。

7. 应用大剂量、能通过血-脑屏障的抗生素，输液量需适当控制。随时保证输液通路畅通，以备急救。

8. 积极做好术前准备。

二、术后护理难点及对策

临床病例

> 病人，男，11岁，因"左耳化脓性中耳乳突炎并发乙状窦周围脓肿"住院，在全麻下行"左耳乳突改良根治术、乙状窦周围脓肿引流术、鼓膜修补术"。术后第1天，病人神志清楚，精神稍差，半卧位，低热，持续头痛，疼痛评分6分，有恶心、无呕吐，不愿进食，耳部伤口敷料包扎完好，无渗血渗液，无面瘫。

难点3 局部疼痛的观察及护理

解析：化脓性中耳乳突炎的颅外及颅内并发症均可导致病人出现不同部位、不同程度的疼痛，术后病人由于手术创伤，进一步加重疼痛。在住院期间，医护人员要及时评估病人的疼痛并根据病人的疼痛情况采取不同的措施，以缓解病人的疼痛，使其积极配合治疗。

对策：

1. 评估病人疼痛的部位、性质、程度及持续时间，鼓励病人表达其主观感受。

2. 讲解引起疼痛的原因，安慰病人，加强心理护理。

3. 为病人提供安静舒适的环境，并协助病人采取舒适的体位。

4. 指导并教会病人采取松弛疗法，以分散注意力，缓解疼痛。

5. 必要时遵医嘱给予镇痛药物并观察药物效果。

难点4 营养供给不足的干预

解析：化脓性中耳乳突炎并发症病人由于反复恶心、呕吐，机体摄入不足，加之手术创伤及疾病的消耗，出现持续的低营养状态，导致术后恢复困难。

对策：

1. 责任护士及时完成营养状态的评估，包括收集病人营养方面的健康史、评估病人营养不良的症状、采用人体测量法以及关注实验室检查结果。

2. 护士应根据营养评估结果，配合营养师拟定营养食谱，采取多种营养补充方法，纠正病人的低营养状态。

3. 鼓励病人经口进食，少量、多餐。

4. 必要时经静脉为病人补充矿物质、微量元素以及维生素等，使病人的体重、总脂肪含量等营养指标得到改善。

难点5　日常自护相关知识的宣教

解析：化脓性中耳乳突炎并发症的发生往往与病人及家属对疾病不够重视有极大的关系。因此，做好病人及家属日常自护相关知识的宣教尤为重要。掌握相关知识能很好地预防化脓性中耳乳突炎并发症的发生。

对策：

1. 讲解化脓性中耳乳突炎的病因、治疗及预防知识。

2. 嘱病人及家属积极治疗慢性中耳炎，预防颅内外并发症的发生。

3. 预防上呼吸道感染。

4. 保持耳部清洁，避免异物及污水进入耳内。

5. 指导病人掌握正确的外耳道清洗及耳部滴药的方法。

6. 劳逸结合，适当锻炼身体，增强体质。

7. 养成良好的生活习惯，营养均衡。

8. 发生异常情况或病情变化时应及时就诊，避免延误疾病诊治。

【知识拓展】

乙状窦血栓性静脉炎

乙状窦血栓性静脉炎是指伴有血栓形成的乙状窦静脉炎。中耳乳突的化脓性病变通过直接或间接途径侵入乙状窦周围，累及窦壁，导致乙状窦血栓性静脉炎。乙状窦血栓性静脉炎的临床表现有病侧耳痛、剧烈头痛及颈部疼痛，常伴有寒战、高热、恶心、呕吐等全身中毒症状。治疗以手术治疗为主，辅以足量抗生素及支持疗法。

（纪小琴）

第四节 梅尼埃病病人的护理

【概述】

梅尼埃病（Ménière disease）是一种特发性膜迷路积水的内耳疾病，典型症状表现为反复发作的旋转性眩晕，波动性感音神经性听力损失，耳鸣和（或）耳胀满感。一般单耳发作，随着病情的发展可累及双耳。梅尼埃病的病因尚不明确，目前认为主要与以下因素有关：内淋巴吸收障碍、内淋巴生成过多、自主神经功能紊乱、内耳微循环障碍、免疫反应与自身免疫异常、膜迷路破裂以及内分泌功能障碍。

由于病因及发病机制不明，目前多采用以调节自主神经功能、改善内耳微循环以及解除迷路积水为主的药物综合治疗或手术治疗。尽管目前尚不能完全治愈该病，但大部分病人可以通过治疗改善症状。

【护理难点及对策】

临床病例

病人，女，48岁，因"梅尼埃病"住院。病人神志清楚，精神紧张，双眼紧闭，半卧位，述耳鸣，眩晕，不能翻身及睁眼，有恶心、无呕吐，右耳听力下降。查体：有眼震，快相侧偏右。

难点1 病人心理状态的护理评估及干预

解析： 梅尼埃病常突然发作，病人可出现严重的眩晕、恶心、呕吐、耳鸣及听力减退等。病人感到天旋地转，因此不敢睁眼，双目紧闭，自以为患了极为严重的疾病，感到恐慌、焦虑，加上发病原因不明、治疗效果不肯定、预后不明朗等，病人易出现各种心理问题。这些心理问题需引起医护人员的高度重视，并采取个性化的疏导措施，缓解病人的不良情绪，使其积极配合治疗。

对策：

1. 向病人及家属讲解疾病发生的原因、治疗及预后，减轻或消除紧张、恐惧心理，使之精神上得到放松，安静卧床休息，积极配合治疗。

2. 加强沟通与联系，提供必要的心理、社会支持，满足病人合理需求，以减轻病人的焦虑情绪。

3. 当症状缓解，感觉恢复正常后，病人往往急于出院，不配合治疗。医护人员应向病人说明梅尼埃病的治疗需要较长时间，让病人做好心理准备，主动配合治疗，以取得较满意的治疗效果。

难点 2　眩晕的观察及干预

解析：梅尼埃病病人眩晕多呈突发旋转性，病人感到自身或周围物体沿一定的方向与平面旋转，或感摇晃、升降、漂浮。时间在 20 分钟至数小时。本病常反复发作，且复发次数越多，持续时间越长，间歇越短。

对策：

1. 眩晕的评估。评估眩晕发作的形式，发作的时间、过程，发作的次数及发作时的伴发症状。

2. 嘱病人急性发作期应绝对卧床休息，避免下床活动，根据情况给予适当的镇静治疗。

3. 向病人及家属讲解眩晕的原因、治疗及预后，取得病人及家属的配合。

4. 遵医嘱用药并观察用药效果。

5. 保持病室安静，减少干扰，避免声、光刺激。

6. 24 小时留陪护 1 人。

难点 3　耳鸣的评估及干预

解析：梅尼埃病病人在眩晕发作之前常出现耳鸣，初为持续性低音调吹风声或流水声，后转为高音调蝉鸣声、哨声或汽笛声。在眩晕发作时耳鸣加剧，间歇期可减轻，但常不消失，给病人的生活、睡眠造成巨大的困扰。医护人员应根据病人的情况，采取相应的措施，以缓解病人的不适。

对策：

1. 耳鸣的评估。评估耳鸣是否合并听力下降及眩晕，以及三者间发生的先后关系；耳鸣出现的时间、特征及耳鸣音调的性质；耳鸣的严重程度，以及可能的原因和触发因素；与耳鸣发生可能相关的全身性疾病。

2. 向病人解释引起耳鸣的原因，指导病人采取松弛疗法，如听音乐、散步、看报等。

3. 遵医嘱用药并观察用药效果。

4. 为病人提供安静舒适的休息环境，使保证其充足的睡眠。

难点 4　病人安全的自我防护

解析：梅尼埃病病人的眩晕发作常为突发性，任何时间及地点都有可能发生，常导致病人发生跌倒等意外事件。因此，医护人员应给予病人足够的指导，让病人能有效避免意外状况的发生。

对策：

1. 发作期。发作期病人应绝对卧床休息，需专人陪护，照顾好病人在发作时的任何起床活动，如大小便、洗脸、漱口等，防止跌倒受伤。

2. 间歇期。病人尽量不做转体活动，以免引发眩晕，突然跌倒受伤。下床活动时应扶持把手或床沿等，行动要缓慢。尽量避免在高空地带、井边、水边等危险地方活动。避免从事高空作业、运输等。

3. 指导病人常备安定、抗眩晕药等前庭抑制剂类药物在身边，以备眩晕突然发作时及时服用，尽早缓解或控制症状。

【知识拓展】

梅尼埃病与内耳免疫反应

Quinke（1893 年）曾提出梅尼埃病与血管神经性水肿有关。Duke（1923年）提出梅尼埃病与Ⅰ型变态反应直接有关，以食物性变应原如小麦、牛肉、牛奶、鸡蛋等多见，而吸入性变应原如花粉、尘螨等则较少。摄入过敏食物或皮内注射过敏食物提取物便可发病，去除某种过敏食物症状即可缓解。据Pnlec报告，162 例梅尼埃病病例中，Ⅰ型变态反应占14%。据动物实验，用鸡血清和结核菌素注射茎乳孔内致敏后发现，体液免疫介导的Ⅲ型变态反应（免疫复合物型变态反应）可引起前庭膜通透性增高，血管纹分泌增强，从而产生内淋巴积水。内耳局部产生抗体的事实，已为临床界所接受。据研究，其自身抗原可能是内耳膜组织血管、耳内基质结构、内淋巴囊和内耳无血管区的Ⅱ型胶原。

（纪小琴）

第五节　人工耳蜗植入及护理

【概述】

人工耳蜗植入（cochlear implant）通过特殊的声电能转换电子装置帮助极重度及全聋病人恢复或部分恢复听力。人工耳蜗装置基于感音神经性聋病人的螺旋器神经纤维与节细胞大部分仍存活的事实，将连接到体外的声电能转换电子装置上的微电极经蜗窗插入耳蜗鼓阶内，贴附在耳蜗蜗轴骨壁上，直接刺激神经末梢，将模拟的听觉信息传向中枢，使病人重新感知声响。

人工耳蜗植入全过程包括术前评估、植入手术以及术后训练与言语康复，历经数年，需要病人、手术医师、听力言语学家和病人家属的长期通力协作与配合，才能达到理想的效果。

由于接受人工耳蜗植入的病人绝大多数为小儿，自理能力缺乏或低下，在住院期间存在安全隐患，需要医护人员高度重视及警惕，加强健康宣教，保证手术顺利进行，促进病人早日康复。

【护理难点及对策】

一、术前护理难点及对策

难点1　病人的日常安全管理

解析：人工耳蜗植入的病人多为双耳极重度聋的小儿，病人几乎没有听力，再加上年龄的原因，可能会出现跌倒、坠床、外伤、走失等问题。医护人员应在病人住院期间做好病人的安全管理工作，避免不良事件的发生。

对策：

1. 防跌倒。及时评估，如为跌倒高危病人，做好床旁及腕带标识；24小时留陪护1人；保持病室地面平整、干燥，及时清除地面水、油、水果皮等；保持通道无障碍物；行走时穿合适尺码的衣裤，防绊倒，穿防滑鞋；保持病室内灯光明亮。

2. 防坠床。保持床单元整洁，避免放置过多物品在床上；随时拉起床档；上下床时需家属陪伴，动作宜慢，勿翻越床档。

3. 防走失。病人家属应24小时陪伴病人，尤其是外出检查时，需家属陪同，以防走失。

4. 因小儿不能有效应答，在进行抽血、输液及发药等护理操作时注意核对病人的腕带，加强查对，避免发生护理差错。

二、术后护理难点及对策

临床病例

> 病人，男，2岁，因"双耳极重度聋"住院，在全麻下行"右耳闭合式乳突改良根治术、人工耳蜗植入术"。术后第1天，自动体位，耳部伤口敷料加压包扎完好，无渗血渗液，偶有哭闹及抓扯敷料现象。

难点2　耳部伤口加压包扎的观察及护理

解析：为了保证植入耳蜗的固位及预防皮下积液，耳部术后伤口常常需要加压包扎2~3天，这可能会引起病人不适，再加上病人基本无听力，沟通障碍，可能会出现抓扯耳部伤口敷料，导致敷料松散、脱落的情况。因此，医护人员要做好相应保护措施，以保证耳部伤口敷料的有效包扎。

对策：

1. 医生在进行伤口敷料包扎时，应注意方法正确，保证松紧适度，以免过松引起绷带和敷料脱落，过紧导致病人头痛等，尽量减轻病人的不适。

2. 告知病人及家属耳部伤口敷料加压包扎的必要性，以及耳部伤口敷料加压包扎的时间，取得病人及家属的配合，避免病人抓扯耳部伤口敷料。

3. 观察耳部伤口敷料包扎是否完整，有无松脱及渗血渗液，耳部伤口敷料松脱时应及时通知医生重新包扎。

4. 更换耳部伤口敷料时，注意观察伤口有无红肿、淤血、皮下积液等，并检查植入的耳蜗有无移位。

难点 3　人工耳蜗的自我保护知识宣教

解析：人工耳蜗装置包括外装置和植入病人耳内的内装置，人工耳蜗的正常工作需要同时保证内、外装置完好。因此，需要指导病人正确保护人工耳蜗装置。

对策：

1. 人工耳蜗内装置的保护。观察病人有无对人工耳蜗装置过敏，避免跌倒、碰撞头部，观察耳后电极有无移位或脱出。

2. 人工耳蜗外装置的保护。妥善保护外部装置，避免碰撞；保持外部装置清洁干燥，防止被水浸湿；游泳、淋浴时应取下外部装置。

3. 佩戴人工耳蜗的注意事项。人工耳蜗植入后不能做 MRI。研究表明，MRI 可能会使人工耳蜗的磁场发生移位或引起一些明显的不适。如必须做，需征得病人及家属的知情同意。

难点 4　听觉言语训练的持续管理

解析：对语前聋病人来说，不管实际年龄大小，人工耳蜗植入术后的听觉年龄是从零岁开始的。因此，术后的听觉言语训练非常重要，主要着眼于帮助术后病人进行听觉言语康复，并有效消除或减轻病人因听觉言语缺陷而导致的心理障碍。

对策：

1. 告知病人及家属听觉言语训练的重要性，提高主动训练的意识。

2. 告知语前聋病人的家属，病人对声音的适应是一个循序渐进的过程，开机可能造成病人对声音的不适应或抵抗，切不可操之过急。

3. 嘱咐家属开机后要按时到专业语训中心进行听觉言语训练，家属或监护人要学会简单的语训方法。

4. 指导家属尽可能为病人提供可以听到声音的环境，如播放音乐等；随时进行有意识的训练，多与病人进行言语交流；与病人对话时发音要清晰，语速要慢，声音尽可能大一些。

5. 指导家属注意收集病人听觉言语训练过程中的进展信息，以便向医生或言语治疗师提供信息，为下一步的治疗训练提供依据。

【知识拓展】

聋儿康复训练法

1. 松弛训练。通过放松肢体可以使咽喉部肌群相应地放松。具体方法：取站立位或仰卧位，双手放两边，做有规律的腹式呼吸（吸气时鼓腹，呼气时收腹）。每天起床时和睡觉前各做 10 分钟。

---

2. 呼吸训练。①坐姿：要求坐端正。②自主呼吸：鼻吸气，嘴呼气。③呼吸短弱：取仰卧位或坐位，手法介入，吸气时按压腹部，帮助增加膈肌的运动。④增加肺活量：双上肢举起吸气，放松时呼气。⑤增加气流：吹气球、泡泡、纸条、乒乓球、风车、口琴等。

3. 发音训练。学习拼音字母发音、拟声训练、辅助方法等。

（纪小琴）

第六节 中耳癌病人的护理

【概述】

中耳癌（cancer of middle ear）是最常见的中耳恶性肿瘤，多为鳞状细胞癌，发生于中耳及乳突区，多为原发性，亦可继发于外耳道疾病、耳廓疾病或鼻咽癌。多数病人有慢性化脓性中耳炎病史，好发年龄为 40～60 岁。主要症状为耳深部跳痛或刺痛、耳流脓或脓血性分泌物、耳闷、耳鸣、听力减退、眩晕和面瘫等，晚期可出现其他脑神经受累、颅内与远处转移的症状。

中耳癌经病理学检查确诊后，应争取尽早彻底手术切除并辅以放、化疗。但对每一病例的具体治疗方案的选择，应依据病变范围、病人状况和医疗条件进行综合考虑。早期病人多采用先手术，后放、化疗；晚期病人则采用放、化疗等综合治疗。常见手术有扩大乳突根治术、颞骨次全切术、颞骨全切术等。

对中耳癌的治疗不仅强调挽救生命，同时强调提高病人生存质量。由于中耳癌的生长部位常导致病人的面部畸形及功能障碍，对病人的身体、心理及社会适应能力有很大的影响，因此，要求护士不仅应具备丰富的专业知识和专业技能，而且应具有高度的同情心和责任感，随时了解病人的心理状态，鼓励病人战胜疾病。

【护理难点及对策】

一、术前护理难点及对策

难点1 疼痛的评估及护理干预

解析：中耳癌病人常有持续性的耳深部疼痛，给病人带来不安和痛苦。医护人员应主动关心病人，给予足够的帮助，以缓解病人的不适。

对策：

1. 评估病人疼痛的部位、性质、程度及持续时间，鼓励病人表达其主观感受。

2. 讲解引起疼痛的原因，安慰病人，加强心理护理。

3. 指导并教会病人采取松弛疗法，以分散注意力，缓解疼痛。

4. 遵医嘱给予镇静、镇痛药物。

5. 为病人提供安静舒适的环境，并协助病人采取舒适的体位。

难点 2　病人心理状态的评估及护理干预

解析：面瘫对外貌的影响，耳深部的疼痛，耳鸣，听力下降，眩晕，放、化疗后的不良反应，手术对组织器官可能造成的破坏，都给病人造成了巨大的心理压力，导致其产生不良情绪。这些问题需引起医护人员的高度重视，并因人而异地采取不同的疏导措施，使病人以最佳的心理状态接受手术治疗。

对策：

1. 了解病人的心理状态，向病人及家属讲解疾病发生的原因、治疗及预后，鼓励病人积极配合治疗。

2. 根据病人的年龄、职业、社会背景、性格特征等制定不同的心理疏导措施。

3. 加强沟通与联系，提供必要的心理、社会支持，满足病人合理需求，以减轻病人的焦虑情绪。

4. 请相关病友现身说法，取得病人的配合，缓解不良情绪。

5. 向病人讲解手术的大概过程、术后可能出现的不适症状，使其有充分的心理准备，以便积极应对。

二、术后护理难点及对策

临床病例

> 病人，男，40 岁，因"中耳癌"住院，在全麻下行"右侧扩大乳突根治术＋颞骨次全切术"。术后第 1 天，病人神志清楚，半卧位，生命体征正常，双侧瞳孔等大等圆，肢体活动正常，耳部伤口敷料包扎完好，有少量渗血渗液，颈部血浆引流管固定通畅，引流出少量血性液。无恶心、呕吐，述右侧头颈部持续疼痛，疼痛评分 4 分。有面瘫，右眼睑不能闭合，口角歪斜，张口受限，言语欠清。

难点 3　颅内压的观察及护理

解析：中耳癌病人术后可能会出现脑膜炎、颅内出血、脑疝等颅内并发症，因此，术后必须严密观察病人是否出现颅内压增高的临床表现，并采取相应的措施进行处理，以保证病人的顺利康复。

对策：

1. 观察病人有无恶心、呕吐、剧烈头痛、视乳头水肿等颅内压增高的临床表现。

2. 严密观察病人的神志变化，瞳孔、肢体活动情况，生命体征的变化，以及有无回答问题不切题现象发生。

3. 遵医嘱按时应用 20% 甘露醇等降低颅内压药物，采用支持疗法，保持水电解质平衡。

难点 4　口腔清洁的持续维护

解析： 中耳癌病人因术前已存在面瘫或术后出现面瘫，加之张口受限、恶心、呕吐等，自己不能较好地进行口腔清洁。而口腔清洁与病人的康复息息相关。良好的口腔护理可以促进病人的康复。

对策：

1. 对中耳癌术后病人给予常规口腔护理，早晚各 1 次。

2. 进餐后协助病人以漱口液含漱，3~4 次/天。

3. 对张口受限、漱口困难的病人，必要时给予生理盐水加漱口液行口腔冲洗。口腔冲洗时注意操作应轻柔，避免损伤病人的口腔黏膜及牙龈。边冲洗边吸引，及时吸净口腔内液体，冲洗液应避开舌根及咽后壁，以免病人发生误吸及呛咳等不适。

难点 5　脑脊液漏的预防及处理

解析： 由于中耳癌导致中耳及周围组织结构的破坏，再加上手术的机械性损伤，术后病人可能会出现脑脊液漏，如未及时发现及处理，将会严重影响病人的康复。因此，医护人员术中应规范操作，减少组织损伤，预防脑脊液漏的发生；术后密切观察有无脑脊液漏的症状，发现异常及时采取积极的干预措施。

对策：

1. 脑脊液漏的预防。在手术过程中，医生应注意封闭死腔，减张缝合，保留皮瓣血供，避免"T"形连接，以预防脑脊液漏的发生。

2. 脑脊液漏的观察。注意观察术侧伤口有无无色透明液体外流；鼻腔是否有清水样涕流出；是否有异样反复呛咳；引流液清亮或血性引流液消失后是否持续出现少量非组织渗液样无色透明液体；在胸腹压增加的状态下，上述液体是否增速流出。

3. 发生脑脊液漏的处理。病人应绝对卧床休息，床头抬高 20°~30°，借助脑组织重力作用压闭漏口，减轻脑脊液流出。保持鼻腔和外耳道清洁，禁止冲洗、填塞、滴药，更不可经鼻腔吸痰。叮嘱病人勿用力咳嗽、打喷嚏、擤鼻，以防逆行感染及影响漏口的愈合。密切观察脑脊液的量和流速，加强抗感染治疗。

【知识拓展】

中耳癌的综合治疗

1. 放射治疗：采用 $60Co$ γ 射线和直线加速器。术前放疗最适宜的剂量为 4000~6000rad/6~7 周，术后和单纯放疗为 6000~6900 rad/6~7 周。

---

2. 化学疗法：可用于辅助手术或放疗，或对放疗不敏感者。亦有倡导术前化疗者，认为可减少术中癌细胞的扩散。中耳癌以鳞状细胞癌最多见，故目前选用的化疗药物以环磷酰胺、5－氟尿嘧啶和博来霉素（争光霉素）为主。合并用药的疗效较单独应用更好，可选择前两种药物合并使用，亦可三种同时应用。

3. 手术治疗：一般国内外医者都认为手术和放疗联合治疗，是较好的方法。术后给予大剂量抗生素预防感染，交替静脉注射高渗葡萄糖、甘露醇、呋塞米及地塞米松等预防脑水肿。

（1）颞骨部分切除术：适用于局限于中耳乳突腔内的肿瘤。切除部分颞骨鳞部和鼓部及全部外耳道和中耳，游离并保护面神经。

（2）颞骨次全切或全切术：适用于肿瘤已侵犯内耳、岩尖者。有淋巴结转移者应行颈淋巴结清扫术。中耳癌向腮腺、颞颌关节和脑膜扩散者应做相应范围的切除，对缺损的术腔可采用游离植皮或带蒂肌皮瓣修复（颞肌肌瓣、胸大肌或背阔肌肌皮瓣），以保护脑及脑膜、颈内动脉或颈静脉球等重要构造。

（纪小琴　余　蓉）

第二章　鼻部疾病护理

第一节　鼻骨及鼻窦骨折病人的护理

【概述】

鼻骨骨折（fracture of nasal bone）是人体最为常见的骨折，约占耳鼻喉科外伤疾病的50%。外鼻位于面部中央的最高点，表面凸起，光滑，鼻骨上部坚固，下部宽而薄，易为外力所伤，发生骨折。鼻骨骨折可单独发生，也可合并鼻中隔骨折、软骨脱位、面部畸形、眼眶骨折等，导致相应部位结构和功能的异常。常见的导致鼻骨骨折的原因有鼻部遭受拳击、运动外伤、个人意外和交通事故等。主要表现为局部疼痛、鼻出血、鼻部肿胀、鼻梁歪斜、鼻背塌陷和畸形以及鼻塞等，合并眶壁、颅底骨折时可出现视力下降、脑脊液漏等症状。

颜面软组织发生挫裂伤时，易发生鼻窦骨折。鼻窦骨折可发生于单个或多个鼻窦，常同时伴有眼眶、颅底或脑的损伤。前组鼻窦骨折多与颌面部创伤同时发生，后组鼻窦骨折多与颅底外伤同时存在。鼻窦骨折通常都有出血、骨折处压痛、淤血、肿胀、鼻通气受阻及头痛等临床表现。鼻窦骨折可伴随眶骨骨折而出现复视、眼球移位、眶内积血、视力下降等症状。

鼻骨及鼻窦骨折的治疗原则是尽早治疗、整复骨折、矫正鼻部畸形和恢复鼻腔的通气功能，避免其他并发症的发生。

【护理难点及对策】

一、术前护理难点及对策

难点1　疼痛的评估及护理

解析：鼻骨骨折多由暴力直接引起，损伤后导致乳酸、5-羟色胺、组胺和血浆缓激肽等致痛物质的释放，刺激游离神经末梢而引起疼痛，因此受伤后局部疼痛是最常见的症状。

对策:

1. 使用 NRS 疼痛评分法准确评估病人疼痛的程度、性质,并观察疼痛的部位、范围,向病人解释疼痛的原因,告知病人疼痛可能持续的时间。给予心理护理,缓解病人的不良情绪。

2. 当疼痛评分≥4 分时,在排除颅内损伤后遵医嘱使用镇痛药物,并密切观察药效及有无不良反应。

3. 根据病人受伤的时间,给予正确的冷热敷。受伤 24 小时内进行冷敷,24小时后进行热敷,减轻组织肿胀引起的疼痛。

4. 协助病人取半卧位休息,有利于呼吸,以减轻鼻面部充血肿胀引起的疼痛。

5. 注意保护鼻面部,避免再次受到外力及物品碰撞,不要压迫或推揉鼻部,暂停佩戴眼镜。

6. 指导病人采用看书、听音乐等方法来转移注意力,减轻疼痛。

难点 2　心理状态的评估及护理

解析: 鼻骨及鼻窦骨折大多因突发的外伤引起,病人无心理准备,且伤势较为严重,同时由于骨折造成病人的鼻面部畸形及功能障碍,对病人的身体、心理及社会适应能力产生巨大的影响。病人的治疗愿望迫切,如沟通不到位容易造成医疗纠纷。因此要求护士不仅应具备丰富的专业知识和专业技能,而且应具有高度的同情心和责任感,随时了解病人的心理状态。

对策:

1. 鼻外伤病人大多是急诊入院,由于鼻突出于面部,周围血管丰富,受伤后极易引起鼻梁塌陷、偏斜及出血,给病人及家属带来紧张、恐惧心理。护士应沉着冷静,迅速将病人安置在安静舒适的环境中。

2. 入院后及时完成护理评估,通过与病人交谈,着重了解病人的情绪是否稳定,病人对疾病的认知程度、对治疗的期望,引导病人正确认识疾病。

3. 安抚病人及家属,缓解其紧张、恐惧等不良情绪,使其保持情绪稳定。

4. 向病人解释鼻骨骨折复位手术的术前准备、手术方式及术后相关注意事项,使病人了解病情,积极配合治疗。

难点 3　眼部症状的观察及护理

解析: 鼻窦骨折较为复杂,前组鼻窦外伤多与颌面部创伤同时发生,后组鼻窦骨折多与颅底外伤同时存在。鼻窦上临颅脑,旁邻眼眶,严重的鼻窦骨折可出现脑部、眼部症状。筛窦骨折有可能损伤视神经,导致视力下降或消失。上颌窦骨折可引起一系列眼部症状,包括眼球内陷、复视、视力减退及内眼外伤性改变(晶状体脱位、玻璃体出血等)。因此收治鼻骨及鼻窦骨折病人时,护士不仅要积极了解受伤的具体部位，而且要关注病人的视力及眼部体征变化，发现异常及时通知医生。

对策：

1. 与医生及时沟通，了解病人的病情、损伤的部位、可能出现的眼部症状。

2. 观察眶周有无青紫、眼睑有无肿胀、眶内有无渗血、眼球运动有无异常，观察有无复视、视力改变及瞳孔形状、大小、对光反射的变化等。

3. 眶周青紫、眼睑肿胀的病人伤后 24 小时内冰敷眼部，起到减少渗出、消肿止痛的作用。必要时遵医嘱眶内滴入抗生素眼药水消炎止痛，夜间睡前使用眼膏。

4. 对于合并视神经管骨折的病人，应重视观察患侧视力和视野变化、瞳孔对光反射等。

5. 对于视力明显下降的病人，应重视安全管理，嘱其卧床休息，使用床档防止跌倒、坠床的发生。

二、术后护理难点及对策

临床病例

> 病人，男，40 岁，因"鼻骨骨折"急诊住院。病人精神紧张，鼻面部有少许擦伤，双眼视物清晰，对光反射灵敏，完善术前检查后在全麻下行"鼻内镜鼻中隔偏曲矫正术＋鼻骨骨折复位术"。术后第 1 天，病人神志清楚，情绪稳定，口唇、面色红润，无气紧，鼻腔伤口无渗血渗液，鼻腔填塞物无松脱，口腔分泌物带血丝，量少，自述鼻部胀痛。遵医嘱静脉输入抗生素，静脉推注止血药物对症治疗。半卧位休息。

难点 4　鼻腔继发性出血的观察及护理

解析：鼻骨骨折复位手术是鼻骨整形手术中比较常见的一种，它通过手术的方式修复受损的鼻骨，手术伤口小，操作简便。术后在抽取鼻腔填塞物的过程中可能将伤口处干痂撕脱，或活动不当时易出现继发性出血。

对策：

1. 观察鼻腔填塞物有无松脱，嘱病人勿自行抽出鼻腔填塞物，勿用力咳嗽、擤鼻及打喷嚏。鼻腔填塞期间遵医嘱正确使用清鱼肝油滴鼻剂滴鼻。

2. 观察鼻腔的渗血情况及口中分泌物的颜色、性质及量。术后鼻腔有少许渗血属正常情况，可给予间断鼻额部冷敷。若术后病人鼻腔血性分泌物增多或呈鲜红色，应嘱病人捏紧鼻翼吐出口中分泌物，并立即通知医生，给予止血处理。

3. 嘱病人进食清淡温凉饮食，忌过硬、过热食物，保持大便通畅。1 个月内避免体育运动尤其是剧烈运动，避免鼻腔出现继发性出血。

4. 抽取鼻腔填塞物后，病人鼻腔有少许渗血时，指导病人安静休息，予鼻额部冷敷。若病人鼻腔出血量较多，应观察病人生命体征，特别是血压、脉搏的变化。遵医嘱使用止血药物，并观察药效及有无不良反应。如病人出现面色苍白、表情淡漠、血压下降、脉搏细速，应立即让其取平卧位，建立静脉双通道，快速补液，交叉配血、输血，必要时行手术探查止血术。

难点 5　鼻骨复位后自我保护的知识宣教

解析：发生鼻骨骨折后，病人多有鼻塌陷畸形，鼻骨复位应在伤后组织肿胀发生之前 2~3 小时内进行，这样不仅复位准确，而且有利于早期愈合。若肿胀明显，可待肿胀消退后 10 日内再行手术复位。鼻骨复位术后需行鼻腔填塞固定以支撑鼻骨，填塞时松紧要适宜，术后注意保护鼻部，保持鼻腔填塞的有效性，以达到良好的治疗效果。

对策：

1. 告知病人鼻腔填塞物一般在术后 2~3 天取出，最长者可能需要填塞 1 周，对于粉碎性、复合性鼻骨骨折填塞时间不超过 2 周。

2. 填塞期间观察鼻腔填塞物有无松脱，嘱病人不可自行抽出鼻腔填塞物，避免剧烈咳嗽及打喷嚏使鼻腔填塞物松脱。

3. 告知病人术后 2 周内避免鼻部受压，暂不要戴眼镜。嘱病人不可用力挤压鼻部，避免剧烈运动，避免揉鼻、擤鼻等动作。

4. 填塞期间遵医嘱使用抗生素抗感染治疗，清鱼肝油滴鼻保持鼻腔湿润。

5. 鼻腔填塞物取出后观察外鼻形态有无畸形，鼻腔通气情况，有疑问时向医生咨询。

【知识拓展】

鼻骨骨折复位的方法

　　对于鼻骨骨折到底选用闭合复位还是开放复位，一直存在争议。有人认为，开放复位比闭合复位好。有的资料显示二者在疗效上无明显差别，而且在导致鼻畸形或鼻气道狭窄等并发症方面也无明显差别。Marcks（1977 年）远期随访闭合复位病人，30% 的病人出现远期的鼻畸形和通气功能障碍。Illum（1986 年）报道外伤后数年鼻外形可以改变，伤后 3 年较伤后 3 个月鼻畸形现象明显增多。畸形发生与复位方式无明显关系。Dommerby（1985 年）指出，在发育激增的青春期，骨组织的增生可导致驼峰骨和鼻侧不对称。

（周　琦）

第二节　脑脊液鼻漏病人的护理

【概述】

脑脊液鼻漏（cerebrospinal rhinorrhea）是指脑脊液经破裂或缺损的蛛网膜、硬脑膜和颅底骨折流入鼻腔或鼻窦，再经前鼻孔或鼻咽部流出，常可继发颅内感染等严重并发症。其主要表现为有清亮、水样的液体间断或持续地从鼻腔内流出，通常在低头用力、压迫颈静脉等时流出液体的量增多。

脑脊液鼻漏可分为创伤性脑脊液鼻漏和非创伤性脑脊液鼻漏两类。创伤性脑脊液鼻漏可由意外性损伤和医源性创伤所致。非创伤性脑脊液鼻漏多由肿瘤和脑积水所致，少数由先天发育畸形所致。

脑脊液鼻漏一旦确立诊断，应积极治疗。非手术治疗适用于外伤后急性期发生的脑脊液鼻漏，2~4周仍无效者需行手术治疗。经鼻内镜脑脊液鼻漏修补是一种有效的方法，具有手术操作方便、成功率高、并发症少、可重复多次修补、面部无瘢痕、术野暴露满意、术中漏口判断准确等优点。但手术区与颅底脑神经和血管比邻，术后可能会出现并发症，因此术后预见性的病情观察和精心细致的护理尤为重要。做好病情的观察及护理，预防感染和颅内压增高，是手术成功的重要保证。

【护理难点及对策】

一、术前护理难点及对策

难点 1　脑脊液鼻漏的判断、漏出量与体位关系的观察及护理

解析：脑脊液鼻漏指多种原因导致脑膜破裂，脑脊液从颅骨生理或病理缝进入鼻窦或鼻腔。低头、用力、颅内压增高可导致脑脊液漏出量增加，或导致脑脊液经漏口逆行而造成颅内感染。因此，术前正确判断脑脊液、保持正确的体位及提高病人的自护能力对疾病预后至关重要。

对策：

1. 掌握脑脊液的判断方法。将鼻腔分泌物滴于干净纱布上，如果发现分泌物无结痂状，未变硬，如果外伤时鼻腔分泌物中心为红色，外周清澈，即判定为脑脊液鼻漏。脑脊液确诊依靠葡萄糖定量分析，其含量需在 1.7mmol/L（30mg％）以上。

2. 严密观察脑脊液的颜色、性质及量，并做好记录。

3. 指导病人卧床休息，尽量减少活动量。头部抬高 $20°\sim30°$，卧向患侧休息，可借助脑的重力作用压闭漏口，减少漏出量。

4. 避免颅内压增高，以免脑脊液漏出量增加。

（1）避免呼吸道感染，避免打喷嚏，避免用力咳嗽咳痰、擤鼻。

（2）增加水果蔬菜的摄入，保持大便通畅，避免用力大便，必要时使用通便药物。

（3）保持心情愉快，避免情绪激动。

（4）避免过度低头和压颈动作，避免屏气。

5. 密切观察病人有无头痛、头晕、视物模糊、尿量增多等症状。

6. 保持鼻腔局部清洁及脑脊液流出畅通，及时擦除漏出液。禁止冲洗鼻腔、鼻腔填塞卫生纸、经鼻置胃管或吸痰等，以免局部堵塞导致脑脊液逆流造成颅内感染。

难点 2　病人心理状态的评估与护理

解析： 脑脊液鼻漏病人由于活动受限，病情反复，担心治疗效果，常出现焦虑、烦躁等不良情绪。医护人员应随时与病人交流，掌握病人的心理变化，进行有针对性的健康宣教，以减轻或消除病人的不良情绪。

对策：

1. 病人入院后做好入院健康宣教，建立信任感。

2. 护士应耐心与病人交谈，了解其心理状态，分析其紧张、焦虑产生的原因，给予心理护理，安慰病人，缓解其不良情绪。

3. 向病人讲解脑脊液鼻漏手术的目的、意义、手术方式及注意事项。介绍同病例成功案例，帮助病人树立战胜疾病的信心，减轻焦虑，使其积极配合治疗。

4. 对于个别过度紧张者，可遵医嘱给予镇静剂。

二、术后护理难点及对策

临床病例

病人，女，51 岁，因"外伤致左侧脑脊液鼻漏 1$^+$月"住院，入院时病人情绪紧张，低头时有较多的液体从左侧鼻腔流出，完善术前检查后在全麻下行"鼻内镜下脑脊液鼻漏修补术"，全麻清醒后取斜坡卧位。术后第 1 天，病人神志清楚，情绪稳定，鼻腔伤口无明显渗血渗液，无清亮液体流出，鼻腔纱条填塞无松脱，口腔分泌物带血丝，量少，自述头部胀痛，无恶心、呕吐等不适。遵医嘱静脉输入头孢曲松钠 2000mg q12h 对症治疗，嘱病人进清淡饮食，限制水分和食盐的摄入。

难点 3　颅内并发症的观察与护理

解析： 脑脊液鼻漏修补术不同于一般鼻窦手术，它涉及颅底及脑膜，易造成颅脑损伤，导致颅内高压及颅内继发感染，且手术经鼻入路增加了逆行感染的机会。因此术后需严密观察有无颅内感染的症状，预防及控制颅内感染。

对策：

1. 术后 72 小时内应密切观察病人的生命体征，尤其是体温的变化，高热者给予物理降温，如温水擦浴、酒精擦浴、冰袋冷敷或药物降温，并密切观察降温效果，防止冻伤。

2. 观察病人有无神经系统症状或颅内高压症状，注意有无剧烈头痛、喷射状呕吐、颈项强直等脑膜刺激征。指导病人绝对卧床休息，保持病室环境安静，保持情绪稳定。

3. 遵医嘱使用能透过血－脑屏障的抗生素，观察药物作用及不良反应。如发生颅内感染，必要时进行腰穿，根据脑脊液培养结果调整抗生素。

4. 遵医嘱使用 20％甘露醇等脱水剂降低颅内压。

5. 持续低流量吸氧，使脑血管收缩，降低脑血流量，减轻脑水肿。

6. 严格限制水钠的摄入，控制每日输液量，以 1000～1500mL/d 为宜。

7. 准确记录出入量，保持大小便通畅。

难点 4 病人术后体位要求及护理

解析： 脑脊液鼻漏修补术成功的关键在于漏口定位准确和修补方法得当，术后不当的体位可能会导致漏口修补失败，造成脑脊液再次漏出。卧床休息是术后治疗的一项重要措施，是手术取得成功的关键。因此护士要耐心解释卧床休息的重要性，以取得病人的配合。

对策：

1. 全麻术后未清醒时给予去枕平卧位休息，头偏向一侧。

2. 全麻清醒后，床头抬高 20°～30°，颈肩部垫枕，绝对卧床休息 5～7 天。该体位有利于上腔静脉回流，减轻颅内压，并可借助脑组织的重力作用，使漏孔处修补的硬脑膜与脑组织贴附，促进漏口的愈合。

3. 鞍内、蝶窦内填塞修补的病人，应去枕平卧，让鞍区处于颅内最高点，减少脑脊液对鞍区的影响，同时减少颅内压力波动导致的填塞物松动。

4. 卧床休息期间，可在床上轻微活动，翻身时避免头部突然大幅度转动。防止剧烈咳嗽、打喷嚏，避免重力拍背咳痰，以免影响漏口愈合。

5. 术后 7 天起，可下床轻微活动，起床和躺下动作应轻柔、缓慢，循序渐进地进行活动，避免剧烈运动。

6. 脑脊液鼻漏修补术后将分多次抽取鼻腔填塞物，抽取填塞物当日应继续卧床休息 6～8 小时。

7. 漏口较大的修补术，应卧床 10～14 天，避免过早下床活动。

难点 5 特殊饮食要求及护理

解析： 持续的脑脊液漏会导致体内蛋白质的丢失，限制饮水量和盐摄入量能减少脑脊液的分泌，预防脑水肿，降低颅内压，有利于脑脊液漏口的愈合。术后如饮食不当可造成微量元素和维生素 C 缺乏，影响胶原纤维的形成，致使切口愈合的张力降低，影响术后硬脑膜修复和切口愈合。因此术后应加强饮食管理，向病人介绍合理的饮食要求，促进恢复。

对策：

1. 饮食高蛋白、低糖、低钠、高维生素、高纤维素、适量脂肪、易消化。

2. 水分摄入过多造成水向细胞内渗透，使细胞肿胀，加重脑水肿。因此术后需严格控制饮水量（1000mL/d）和盐摄入量。

3. 食物以温冷软食为宜，避免食物坚硬造成过度咀嚼引起填塞物松脱，多吃水果蔬菜，勿食辛辣、过热及干燥食物，以免大便干结。

4. 对于摄入量不足的病人，应鼓励其进食，并遵医嘱静脉输入胃肠外营养制剂。定期抽血进行生化检测，根据检测结果调整饮食及静脉补液，保持水电解质平衡。

【知识拓展】

低颅压头痛的处理

脑脊液为无色透明的液体，充满在各脑室、蛛网膜下腔和脊髓中央管内。脑脊液属于细胞外液。正常脑脊液具有一定的化学成分和压力，对维持颅内压的相对稳定有重要作用。脑脊液含量大约为 150mL，颅内容积为 1500mL 左右。脑脊液漏出过多，就会引起颅内压下降，导致低颅压头痛。取头低脚高位，卧床休息，有利于低颅压头痛的缓解。增加饮水，如每日口服氯化钠溶液 2000~3000mL，或静脉输入氯化钠溶液，可以促进脑脊液分泌。经脑室内或腰穿注入空气或生理盐水 10~15mL，不仅能直接填充蛛网膜下腔，还有刺激脑脊液分泌的作用。

（周　琦）

第三节　慢性鼻窦炎病人的护理

【概述】

慢性鼻窦炎（chronic rhinosinusitis）是耳鼻喉科的常见病及多发病，由急性鼻窦炎反复发作未治愈而来，多鼻窦、双侧发病多见。其临床表现主要为流脓涕、鼻塞、嗅觉障碍、头痛，常伴有慢性咽炎症状，如痰多、咽干、咽痛等。主要发病因素有细菌感染、变态反应、鼻腔和鼻窦的解剖畸形、全身免疫力差、鼻外伤、异物、肿瘤等。

慢性鼻窦炎的治疗原则是控制感染、改善鼻腔鼻窦的通气、引流。病变轻者及不伴有解剖畸形者，采用药物治疗即可取得较好疗效。病变重者则采取手术治疗。鼻内镜手术因具有创伤小、病人痛苦小、术后复发率低等优点而被广泛应用于临床。该术式能消除发病因素，同时还能对鼻腔、鼻窦的通气和黏膜纤毛的功能起到重建和恢复作用，是慢性鼻窦炎手术治疗的最佳选择。慢性鼻窦炎病人行鼻内镜手术治疗时，围术期的护理对手术的顺利进行、术后的康复起着至关重要的作用。

【护理难点及对策】

一、术前护理难点及对策

难点 1　心理状态的评估与护理

解析：病人由于病程长，长期受鼻窦炎困扰，加之近年来报道因鼻腔术后鼻部结构改变导致"空鼻症"的病人越来越多，其心理压力大，多有紧张、疑虑、恐惧等不良情绪。若术前没有充分与病人沟通交流，可能导致病人对术后状态估计不足，出现耐受力差、过度紧张等不良情绪。

对策：

1. 入院后及时完成护理评估，着重关注病人对疾病的认知程度、性格特点、情绪反应等。

2. 做好心理护理。讲解术前、术后注意事项，介绍鼻窦炎相关知识及手术目的、手术方式、术中配合，介绍鼻内镜手术的先进性和科学性，消除其对手术的恐惧心理，促使病人以最佳状态配合手术。

3. 教会病人自我放松以及情绪宣泄的方法，以减轻焦虑，使其配合治疗。

难点 2　鼻部症状的评估及护理

解析：病人术前鼻腔检查可发现鼻腔黏膜慢性充血肿胀、肥厚，中鼻甲息肉样变，中鼻道狭窄，黏膜水肿或息肉。术前全面的鼻部症状评估、完善的术前检查及充分的术前准备是手术成功的基础。

对策：

1. 了解病人局部症状。

（1）充分进行护理评估，了解病人鼻部主要症状，收集病人病史、检查资料，并将了解的内容告知医生。

（2）了解病人鼻塞的情况，必要时进行鼻腔通气功能检测。

（3）观察病人鼻腔有无出血、鼻腔分泌物的性质及量。患牙源性鼻窦炎时，脓涕带有腐臭味。

（4）询问病人有无嗅觉减退。

（5）询问病人有无局部疼痛及头痛，是否在低头、咳嗽、用力或情绪激动时症状加重。

2. 病人鼻腔炎性反应明显，如鼻腔黏膜充血肿胀，遵医嘱术前静脉输入抗生素抗感染治疗,必要时静脉输入糖皮质激素控制肿胀。责任护士观察用药后鼻腔症状改善情况及有无用药不良反应,有异常及时通知医生。

3. 教会病人正确擤鼻的方法,保持鼻腔清洁,遵医嘱使用滴鼻剂滴鼻。擤鼻方法:用手指压住一侧鼻翼,轻轻擤净对侧鼻腔中的鼻涕,同方法擤净另一侧鼻腔中的鼻涕。鼻腔分泌物较多时可行鼻腔冲洗。

二、术后护理难点及对策

临床病例

病人,男,36岁,因"鼻窦炎"住院。病人自述鼻阻,流脓涕,无头痛等不适。在全麻下行"鼻内镜下双侧鼻窦开放+鼻息肉摘除+中鼻甲部分切除+下鼻甲部分切除术"。术后第1天,病人神志清楚,情绪稳定,张口呼吸,鼻腔伤口少量渗血渗液,鼻腔填塞物无松脱,口腔分泌物带血丝,量少,自述头部胀痛、口干。遵医嘱静脉输入抗生素,指导病人使用漱口液漱口,口唇涂抹唇膏,取半卧位休息。

难点 3 鼻腔填塞后不适的评估及护理

解析:鼻窦解剖位置特殊,手术创面一般不缝合,采取鼻腔填塞止血。可降解止血海绵不需取出,凡士林或碘仿纱条于术后24~48小时取出,因此病人会因鼻腔填塞而出现鼻部、头部胀痛,口腔干燥等不适症状。护士应准确评估病人病情,了解疼痛不适的原因,给予相应的护理干预。

对策:

1. 全麻清醒后,病人取半卧位休息,有利于鼻腔引流以减轻鼻腔填塞后造成的鼻额部胀痛。

2. 勤巡视病房,询问病人疼痛不适的部位、疼痛的性质及程度。必要时遵医嘱使用镇痛药物,并严密观察药效及不良反应。

3. 向病人介绍鼻腔填塞的必要性,告知鼻腔填塞的时间,嘱病人切勿因鼻部胀痛而自行取出填塞物。

4. 指导病人进食温冷软食,勿进食过硬食物,避免因过度咀嚼加重牙痛或鼻额部胀痛,也避免造成填塞物松脱。

5. 予以鼻额部间断冷敷,以减轻鼻额部疼痛。

6. 口唇涂抹唇膏或凡士林软膏,同时嘱病人多次少量饮水,或用无菌生理盐水浸湿纱布覆盖口唇,以减轻口咽干燥不适。

7. 提供安静、整洁、舒适的病房环境,光线柔和,空气清新,鼓励病人通过多听音乐、看书等来缓解紧张、焦虑等不适情绪。

难点 4 口腔清洁的持续维护

解析:病人术后因鼻腔填塞被迫张口呼吸,导致口咽干燥,加之术后口中血性分泌物的刺激，易致口腔黏膜受损，出现口腔异味。术后应加强口腔护理，保持口腔清洁、湿润，防止口臭、口垢，预防口腔感染等并发症，增强病人食欲。

对策：

1. 术后病人口中常伴有血性分泌物，应嘱病人及时吐出口中血性分泌物，避免血性分泌物刺激口腔黏膜。

2. 指导病人使用漱口液漱口，保持口腔清洁无异味。必要时遵医嘱予以口腔护理 2 次/天。

3. 因病人鼻腔填塞后张口呼吸，导致口咽干燥，嘱病人多饮水。口唇干燥者予以唇膏或液体石蜡油保护。

难点 5　术后病人鼻腔自我保护的知识宣教

解析： 鼻窦炎术后如果出现鼻腔填塞物松脱、剧烈打喷嚏、碰撞鼻部等情况，会引起继发性鼻出血及疼痛不适，甚至影响手术效果。因此术后应教会病人做好鼻腔的自我保护。

对策：

1. 告知病人勿自行取出鼻腔填塞物，勿挖鼻及用力擤鼻，勿剧烈咳嗽及打喷嚏。

2. 告知病人避免外力碰撞鼻部，嘱病人尽量避免穿套头衫，暂停戴眼镜。

3. 鼻腔流出的分泌物及时用干净的纸巾或湿纸巾轻轻拭去，不可将卫生纸塞于鼻腔。

4. 遵医嘱使用鼻腔用药，并掌握滴鼻药及鼻喷剂的正确使用方法。

5. 教会病人清理鼻腔的方法，使其掌握鼻出血的简单处理方法。

【知识拓展】

慢性化脓性鼻窦炎的危害

1. 鼻窦化脓性分泌物从鼻咽部向下流注，可引起咽炎、扁桃体炎、中耳炎、气管炎等疾病。

2. 慢性化脓性鼻窦炎作为感染病灶，还可引起感染性关节炎、腱鞘炎和皮肤病。

3. 诱发颅内并发症。除鼻部症状外病人可有头痛加重（卧位尤甚）、恶心、呕吐、脉缓等症。并发硬脑膜下脓肿时，病人自觉有头痛、发热和脑膜刺激征。严重者可出现对侧面部及上肢肌肉瘫痪或抽搐，脓肿破溃后可引起化脓性脑膜炎。

4. 慢性化脓性鼻窦炎经久不愈者易引起额窦、蝶窦、筛窦以及上颌骨骨髓炎。以额骨骨髓炎常见，除鼻窦区压痛外，头痛性质是闷胀样钝痛，X 线拍片显示骨质结构不清、死骨形成和鼻窦骨壁缺损。

（周　琦）

第四节　鼻源性眶内并发症病人的护理

【概述】

鼻窦与眶相邻，仅一骨板之隔，骨板菲薄，且鼻眶之间有血管神经的自然通道，急、慢性鼻窦炎均可引起鼻源性眶内并发症（intra orbital complications of sinusitis），包括眶内炎性水肿、眶壁骨膜下脓肿、眶内蜂窝织炎、眶内脓肿、球后视神经炎，可通过海绵窦发展为颅内并发症。其临床表现为眶周胀痛、跳痛，伴皮肤红、肿、热、痛。其常见的病因为鼻窦引流障碍、鼻窦外伤或手术损伤累及相关眶壁、机体免疫力降低等。治疗方法主要为足量有效使用抗生素、脓肿切开引流术、视神经减压术等。

【护理难点及对策】

临床病例

病人，女，17 岁，因"急性鼻窦炎伴眶内并发症"住院，入院时自述左眼眶胀痛明显，NRS 疼痛评分为 4 分，睁眼困难，视物清晰。完善术前检查后在全麻下行"鼻内镜下左侧鼻窦开放术"。术后第 1 天，病人神志清楚，情绪稳定，口唇、面色红润，无气紧，瞳孔等大等圆，对光反射灵敏，自述视物清晰，左眼睑肿胀，鼻腔伤口少量渗血渗液，鼻腔填塞物无松脱，口腔分泌物带血丝、量少，半卧位休息。

难点 1　急性疼痛的护理

解析：鼻窦与眼眶的解剖关系极为密切。机体免疫力降低、鼻窦引流障碍以及鼻窦外伤、手术损伤相关眶壁、鼻窦感染均可引发眶内并发症，导致病人眶周胀痛、跳痛等不适。护士在临床观察中要正确评估病人疼痛的程度、部位、性质，并给予正确的护理干预，避免因护理观察不到位延误病情，造成病情加重甚至失明等严重后果。

对策：

1. 指导病人取半卧位休息，减轻头面部充血肿胀，以缓解疼痛。

2. 评估疼痛的程度。重视病人的主述，鼓励病人充分表达疼痛的感受，了解病人疼痛的程度、部位、性质，并通过病人的表情或 NRS 疼痛评分法准确进行疼痛评分。遵医嘱使用镇痛药物，但伴有剧烈头痛、恶心、呕吐的病人，要慎用镇静镇痛药物。

3. 炎症早期，给予局部热敷止痛，如炎症波及视神经引起神经性疼痛，则应给予冷敷止痛。

4. 早期足量有效使用抗生素为控制感染的关键。感染得到控制后疼痛便会减轻。抗生素必须根据脓液、引流液细菌培养及药敏结果有针对性地应用，同时给予营养支持治疗，保持水电解质酸碱平衡。

5. 有眶内脓肿形成时，应及早切开排脓，降低眶内压力，减轻疼痛。

6. 保持病室安静，减少探视，减少声光刺激。

难点 2　病人视力的评估及眼部护理

解析：前组鼻窦炎合并眶内并发症可表现为眼睑充血肿胀和压痛，筛窦炎引起者以内眦为重，上颌窦炎引起者以下睑为重，额窦炎引起者则以上睑为重。后组鼻窦炎引起者，则以眶组织深部的炎性症状为主，即视力减退、眼球突出和眼球运动障碍等，眼睑症状多不明显。少数因蝶窦炎引起者可波及视神经孔和眶上裂，此时可出现眶周皮肤麻木、上睑下垂、眼裂缩小、眼肌麻痹、复视甚至失明等症状，称为眶尖综合征。眼球移位是常见的症状，若炎症侵入眼球，可导致视力丧失。责任护士应密切观察病人的眼部症状，做好专科护理。

对策：

1. 观察患侧眼睑肿胀程度、眼球活动度、眼睑闭合情况以及瞳孔形状、大小、对光反射的变化等，评估患侧眶周疼痛程度，询问病人的视力情况，每日做好相关护理记录，对比视力及眼部症状的变化，判断视力有无进行性下降。可以将眼球突出和视力下降作为判断病情轻重的依据。

2. 炎症类眶内并发症出现眼睑充血肿胀的病人，早期给予30％～50％的硫酸镁局部热敷，使局部血管扩张，改善血液循环，增加血流量，促进炎性渗出和水肿的吸收，降低末梢神经的兴奋性，减轻疼痛。具体方法：将30％～50％的硫酸镁加热至30～40℃，适度浸湿纱布，敷于眼睑，2 次/天，15～20分钟/次。

3. 遵医嘱眶内滴入抗生素眼药水或涂眼膏以消炎止痛。注意操作时严格遵守无菌技术规范，每次点眼前需严格清洁手部，眼部分泌物多的病人，滴眼药前先用 0.9％氯化钠溶液无菌棉签擦去分泌物。眼膏宜在夜间睡前使用，以利于膏药充分吸收。

4. 眼球外突的病人，使用 0.9％氯化钠溶液纱布覆盖或戴护眼罩，以保护角膜。

5. 注意保护眼部，不要用手搓揉眼部，避免外力碰撞或异物刺入。

6. 有复视、视力下降明显或失明的病人，要有专人照护，防止跌倒、坠床、烫伤等意外事件发生。

难点 3　病人心理状态的评估及干预

解析：病人因眼痛、眼睑肿胀、眼球突出、视力下降、生活自理能力降低等问题，容易产生恐惧、焦虑、烦躁等不良情绪，影响睡眠、食欲。同时病人缺乏疾病的治疗及预防保健知识，往往会担心疾病的愈后，恐惧视力丧失。因此护士应鼓励病人表达自身感受，教会其自我放松的方法，减轻焦虑、恐惧心理。

对策：

1. 应用心理评估量表，评估病人的焦虑、抑郁情况。

2. 了解病人对疾病的认知程度、压力应对能力，有针对性地给予心理护理，最大限度地消除病人不良情绪。

3. 鼓励家属向病人提供情感支持。

4. 加强巡视，做好护患沟通，建立良好的信任关系，使病人积极配合治疗及护理。

5. 为病人提供优质护理服务，满足病人住院期间的合理要求，加速疾病康复。

6. 根据病情需要，24 小时留陪护 1 人。

难点 4　病人安全状态评估及护理

解析：近年来，病人的安全已成为世界各国医院质量管理的焦点问题，因为病人的安全关系到医疗、护理质量，疾病的预后及医院的信誉。鼻源性眶内并发症的病人因眶内疼痛、视力下降，生活自理能力降低，有发生跌倒、坠床、烫伤等安全事件的风险。如何做好病人安全管理，确保病人和医务人员的安全，是护士需要重视的问题。

对策：

1. 入院后对病人进行全面的入院评估，包括生理、心理、健康史、病情等，了解病人目前的身体状况、心理健康状态。

2. 针对病人的病情准确评估有无跌倒风险、有无自理能力缺陷，分析病人可能存在的安全风险，制订个性化的护理计划。

3. 评估病人有无视物不清，根据评估结果为病人提供安全的，可预防跌倒、坠床的诊疗环境。

（1）保持室内光线充足，恰当使用夜间照明设施。

（2）保持护理单元地面清洁干燥，及时清除水渍、污垢及行走途中的障碍物等。

（3）将常用物品置于病人易取放处，必要时协助病人大小便。

（4）应及时排除或尽量减少环境中的跌倒、坠床隐患，并恰当设置警示标志，提示跌倒、坠床风险。

4. 给病人做好安全知识健康宣教。

（1）穿长短合适的裤子，并穿大小合适的防滑鞋子，勿穿拖鞋。

（2）睡觉时将双侧床档拉起，下床时应有人陪护。

（3）病人上下病床、推车时，注意病床、推车处于制动状态。

5. 跌倒、坠床高风险的病人床头、腕带均粘贴预防跌倒、坠床的警示标识。

6. 病人病情变化时及时进行相应危险因素的评估，并做好护理记录。

7. 跌倒、坠床高风险的病人应严格交接班。

【知识拓展】

鼻源性眶内并发症的治疗原则

鼻源性眶内并发症的治疗原则主要是控制眶内感染，同时积极处理鼻窦感染。

1. 眶周蜂窝织炎和眶内蜂窝织炎应用足量抗生素结合鼻窦通气引流一般都可取得较好的治疗效果，一旦急性鼻窦炎得到迅速缓解，该并发症即可随之消退。极少情况下会出现眼睑脓肿，一旦出现需切开引流。

2. 眶壁骨膜下脓肿一旦形成即切开引流，同时加强全身抗感染治疗。手术可采用鼻内镜下眶壁切除术开放引流，其相对鼻外手术创伤小、安全性高。

3. 眶内脓肿应在施行鼻窦手术的同时，广泛切开眶骨膜，使创口向外暴露便于引流，同时全身抗感染治疗，必要时需请眼科医生协同处理。

4. 球后视神经炎应及早行蝶窦和筛窦开放术，术后不填塞鼻腔便于引流。重者同时行视神经减压术，手术前后应全身使用抗生素、糖皮质激素和神经营养药物。

（周　琦）

第五节　鼻出血病人的护理

【概述】

鼻出血（epistaxis）又称鼻衄，是耳鼻咽喉头颈外科最常见的临床症状，病因可分为局部因素和全身因素两种。局部因素引起的鼻出血，多限于一侧鼻腔，而全身因素引起者，可表现为两侧鼻腔内交替或同时出血。

鼻出血的程度视原发疾病而异。轻者仅表现为涕中带血，如干燥性鼻炎、鼻咽癌早期等。重者出血量可达到数百毫升，来势凶猛，表现为一侧或双侧鼻腔血流如注，并经口涌出，甚至可因出血过多而引起失血性休克，有些甚至可危及生命，如累及海绵窦内的颈内动脉破裂形成动脉瘤或颈内动脉－海绵窦瘘等。出血部位可发生在鼻腔的任何部位，大多发生于鼻中隔前下方利特尔区，少数严重出血发生在鼻腔顶部、后部。

鼻出血轻者多数情况下可自行停止，或使用指压止血法、局部应用减充血剂止血；出血较重者使用止血材料进行前鼻孔或后鼻孔填塞止血，必要时配合使用镇静、止血、抗炎药物治疗。

临床病例

> 病人，男，46岁，因鼻衄急诊住院，入院时病人神志清楚，精神较差，生命体征平稳，右鼻腔凡士林纱条填塞，鼻腔无活动性出血，口中分泌物带少许血丝。入院后第二天右鼻腔再次出现活动性出血，口中吐出大量鲜血，出血量约200mL，做好急诊术前准备后在全麻下行"鼻内镜下鼻腔探查止血术"。术后第1天，病人神志清楚，生命体征平稳，半卧位休息，右鼻腔凡士林纱条填塞，鼻腔无活动性出血，口中分泌物无血丝，病人自述口干、头痛等不适。遵医嘱给予抗生素抗感染治疗、止血对症支持治疗，鼻腔给予清鱼肝油滴鼻剂滴鼻，术后指导病人进温冷软食，漱口液漱口。

【护理难点及对策】

难点1　出血量的评估及止血配合处理

解析：鼻腔少量出血无明显症状；失血量达500mL时，可出现头昏、口渴、乏力、面色苍白等症状；失血量达500～1000mL时，可出现出汗、血压下降、脉速而无力；若收缩压低于80mmHg，则提示血容量已损失约1/4。临床上医生会根据出血部位及出血量，采取不同的止血方法。因此临床上护士如何正确判断鼻腔出血量、如何配合医生进行鼻腔止血成为该疾病的护理难点。

对策：

1. 严密监测病人的生命体征，包括神志、心率、呼吸、血压的变化。根据出血次数及出血量，病人的血压、心率、一般情况及实验室检查来综合判断出血量。

2. 观察病人鼻腔及口腔分泌物情况。病人仅前鼻孔流出少量鲜血，可以大致判断病人为鼻腔前部出血，可通过指压止血法及局部冰敷达到止血目的。具体做法：头稍向前倾，用拇指及食指压紧鼻翼两侧向鼻中隔方向捏紧压迫10～15分钟，同时用冰袋或冷毛巾敷于额部或颈部。

3. 鼻腔前部出血经过指压止血法及局部冰敷效果不佳时，应配合医生进行鼻内镜下鼻腔填塞止血，先备1%～2%麻黄素液或0.1%肾上腺素液的棉片收缩鼻腔黏膜，再使用凡士林纱条、膨胀海绵、止血纱布或明胶海绵等止血材料进行前鼻孔填塞。

4. 如大量鲜血经鼻咽部流入口腔，提示出血部位发生在鼻腔后部，需协助医生准备一次性硅胶尿管、纱球、凡士林纱条等进行后鼻孔填塞。

5. 口、鼻同时涌出大量鲜血，提示鼻腔出血量大，需警惕病人为颈动脉破裂导致的大出血，第一名到达床旁的护士应采用颈动脉压迫法止血（用拇指或四指并拢按压气管外侧胸锁乳突肌前缘，将颈动脉向后压于第5颈椎上，注意禁止双侧同时按压），同时尽快为病人解开衣领、取掉皮带，准备负压吸引装置，吸尽气道内及口腔内分泌物，保持呼吸道通畅。体位应取平卧位，头偏向一侧休息，发生休克时应取平卧头低位，保证脑部供血。建立静脉双通道，实施输液、输血、止血、扩容等治疗。早期补液速度宜快，但避免因输液输血过快、过多而引起肺水肿。

6. 对于反复鼻腔出血，经压迫及填塞止血均无效者，可进行鼻内镜下鼻腔探查止血术，协助医生做好术前各项检查及术前准备。

7. 鼻咽癌放疗后反复发生严重大出血而危及生命者，则尽快行血管栓塞术。血管栓塞术检查前后护理见第三章第四节的相关内容。

难点2 病人心理状态的护理评估及干预

解析：鼻出血病人因长期反复出血或突然发生来势凶猛的口鼻大量涌血，容易产生紧张、焦虑情绪，担心流血不止会危及生命。病人害怕如果鼻腔再次出血，需要再次行鼻腔填塞，恐惧因填塞鼻腔带来的痛苦。而情绪紧张、恐惧会使血压升高，导致鼻腔再次出血或使出血量增加。因此护士应洞悉病人的心理变化，采取正确的心理干预措施减轻病人的焦虑情绪和恐惧心理。

对策：

1. 入院时责任护士热情接待，认真倾听病人的陈述，主动向病人及家属介绍住院环境，消除病人的陌生感。

2. 频繁出血或突然大出血，会使病人产生紧张、恐惧心理。护士应告知病人过度紧张及焦虑会导致血压升高，从而诱发或加重鼻出血，故需稳定病人情绪，必要时使用镇静剂。

3. 耐心解答病人提出的疾病方面的问题，向病人讲解鼻出血的原因、预防措施、常用止血方法、止血配合、治疗用药及鼻内镜手术的原理、方法和临床优点，必要时可请治愈的病人现身说法，消除病人的焦虑情绪，使其以良好的心理状态配合治疗护理。

4. 向家属进行疾病健康知识宣教并安抚家属，避免因家属过度紧张造成病人的恐慌与不安。

难点3 鼻腔填塞的观察及护理

解析：对于鼻出血来说，鼻腔填塞是最主要的治疗手段，不管是止血棉、凡士林纱条还是膨胀海绵填塞，填塞期间都会造成病人鼻部、头部疼痛。如果填塞物为凡士林纱条，填塞48~72小时后需分次抽取，抽取纱条时病人容易发生鼻腔再次出血或晕厥。因此，鼻腔填塞期间维持填塞的有效性是护理工作的重点，配合医生在抽取纱条的过程中减少出血更是治疗成功的关键。

对策：

1. 鼻腔填塞后观察鼻腔有无活动性出血，嘱病人及时吐出口中分泌物，并观察分泌物的颜色、性质、量。若鼻腔填塞后鼻腔持续渗血且口中吐出鲜红色血液，应考虑填塞物未压迫出血点，及时通知医生给予处理。对于年龄较小的儿童来说，因配合度低，不能自行吐出口中分泌物，需观察病儿有无频繁吞咽动作，尤其是睡眠期间，如观察鼻腔并无鲜血渗出，但病儿频繁吞咽，应警惕是否有鼻腔活动性出血，病儿未能及时吐出而咽下，及时通知医生进行检查。

2. 观察鼻腔填塞物填塞的松紧度，判断有无纱条松脱或脱出。如纱条经前鼻孔或咽后壁脱出，应及时通知医生剪去脱出部分或抽出纱条重新填塞，切勿将脱出部分自行回填。

3. 做好病人的健康教育，告知病人鼻腔填塞的重要性以及填塞的时间，勿因填塞引起鼻部、头部胀痛便擅自抽取鼻腔填塞物。鼻腔填塞期间病人取半卧位休息，可减轻因填塞造成的鼻部、头部胀痛，疼痛明显时可采取鼻额部冷敷减轻疼痛，必要时使用镇痛药物，并观察药效及不良反应。

4. 保证足够的休息，注意保暖，预防感冒，避免剧烈咳嗽、擤鼻、打喷嚏，以免造成鼻腔填塞物松动。若出现打喷嚏前兆，嘱病人使用张口深呼吸、用舌尖顶住上腭部、按压人中穴等方法，缓解症状。

5. 指导病人进温凉软食，避免进食过硬的食物，以免因咀嚼过度造成鼻腔填塞物松动。

6. 鼻腔填塞期间使用清鱼肝油滴鼻剂滴鼻，保持鼻腔湿润，避免因纱条与鼻腔黏膜粘连造成抽取鼻腔填塞物时将已结痂的痂壳撕落造成鼻腔再次出血。

7. 鼻腔填塞后造成鼻腔鼻窦引流不畅，加之紧密填塞，容易造成鼻腔黏膜损伤或局部感染，因此鼻腔填塞期间常规使用抗生素预防感染，并观察用药期间有无不良反应。

8. 凡士林纱条填塞 48~72 小时后分次取出，病人在抽取填塞物时因鼻腔胀痛感、局部压力突然减轻易发生晕厥。为了避免抽取填塞物给病人带来不适感或可能危及病人安全的事件发生，应提前做好抽取填塞物的准备工作。

(1) 协助医生准备好用物，如光源、换药包、窥鼻器、凡士林纱条、膨胀海绵等。

(2) 抽取填塞物之前，监测病人生命体征，掌握病人脉搏、血压等指标有无异常。嘱病人抽取填塞物时不要过度紧张，可通过张口间断深呼吸缓解紧张及不适感，同时告知病人抽取鼻腔填塞物过程中可能出现的感受，如心慌、鼻腔胀痛感突然消失等，让病人有充分的准备。

(3) 抽取填塞物时病人宜取半坐卧位，并保证静脉通道通畅。

(4) 避免选择病人空腹时或刚进食后抽取填塞物。

难点 4　口腔清洁的维护

解析：病人鼻腔填塞后鼻腔堵塞，迫使病人经口呼吸，造成口咽干燥，加之口中血性分泌物的刺激，病人口腔容易存在异味。有效的口腔护理可保持口腔清洁、湿润，增进食欲，保持口腔正常功能。

对策：

1. 指导病人饭前饭后漱口，保持口腔清洁、湿润、舒适。必要时遵医嘱予以口腔护理 2 次/天。填塞物取出后宜早晚刷牙。

2. 鼻腔填塞后张口呼吸，导致病人口咽干燥，应嘱其少量多次饮温开水，可将湿纱布外盖于病人唇上，口唇干燥者可涂液体石蜡油或润唇膏。

3. 如发生鼻腔出血，指导病人及时吐出血性分泌物，避免血性分泌物刺激口腔黏膜引起不适。

难点 5　提高病人自护能力

解析：对于反复发作的顽固性鼻出血，应让病人掌握预防鼻腔出血的措施，以及鼻出血发生后的正确处理方法。

对策：

1. 告知病人此次鼻出血的原因，如有原发疾病应积极治疗。

2. 培养良好的生活习惯，保持健康的心理状态。注意休息，避免重体力劳动，适当锻炼身体，如散步、打太极拳等。

3. 高血压病人控制血压，保持积极乐观的心态，避免情绪激动。

4. 教会病人鼻出血的简易应对方法，指导病人少量出血可运用指压法、局部冰敷等有效止血。

5. 切口愈合期出现鼻腔干痂现象，告知病人不能挖鼻强行撕脱，避免引起出血。

6. 鼻腔干燥时可用油质滴鼻剂滴鼻保持鼻腔滋润，告知病人不可用力擤鼻，避免挖鼻，预防鼻腔再次出血。

7. 告知病人如果反复鼻出血或出血量多时，要及时到医院就诊。

【知识拓展】

鼻出血与性别的关系

鼻出血是一种多因素致病的疾病，致病因素包括环境因素（季节、温度等）、全身因素（高血压、糖尿病、心脑血管疾病、血液系统疾病、肝脏疾病等）和局部因素（鼻腔的炎症、外伤、肿瘤、结构异常等）。

鼻出血的患病率具有性别差异。Gilyoma 和 Chalya 认为 50 岁之前男性鼻出血发病率稍高于女性。分析原因可能有以下几点：一是与较多男性吸烟和（或）饮酒有关。香烟中的尼古丁及吸烟过程中产生的一氧化碳可使鼻腔黏膜血管收缩，导致黏膜缺血而出现鼻腔干燥；饮酒可致鼻腔黏膜充血，增加了患鼻出血的风险。二是雄激素及其受体可促进高血压病的发生和发展。而50岁以后鼻出血的发生没有明显性别差异，可能与女性50岁以后雌激素水平降低，对血管的保护作用减弱有关。

（顾　琴）

第六节　鼻中隔偏曲病人的护理

【概述】

凡是鼻中隔的上下或前后径偏离矢状面，向一侧或两侧偏曲，或者局部形成突起引起鼻腔功能障碍者，称为鼻中隔偏曲（deviation of nasal septum）。偏曲的鼻中隔可以呈现各种形状如"C"形、"S"形偏曲，如呈尖锥样突起，则称棘突（spur），如呈由前向后的条形山嵴样突起，则称嵴突（ridge）。也可以呈多种复杂的混合形态。鼻中隔偏曲常见的临床表现有鼻塞、鼻出血、反射性头痛等。

单纯性鼻中隔偏曲绝大多数是鼻中隔的骨和软骨发育不均衡所致。继发性鼻中隔偏曲主要是鼻中隔外伤、鼻内肿瘤或异物压迫鼻中隔以及儿童腺样体肥大、硬腭高拱限制了鼻中隔发育等原因所致。

鼻中隔偏曲诊断明确，且病人有明显的鼻塞、头痛或鼻出血症状时，应予以治疗。针对鼻中隔偏曲最好的治疗方法是在鼻内镜下行鼻中隔矫正术。

【护理难点及对策】

一、术前护理难点及对策

难点1　鼻腔通气状况的评估及处理

解析：鼻塞为鼻中隔偏曲最常见的症状。由于"C"形偏曲或嵴突引起同侧鼻腔堵塞，对侧鼻腔长期承担主要通气功能，使鼻腔黏膜持续处于充血状态而出现下鼻甲代偿性肥大，进而出现双侧鼻塞。"S"形偏曲多为双侧鼻塞。鼻塞可造成病人嗅觉减退、头昏、头痛、睡眠质量差等症状。术前评估病人鼻腔通气状况，了解鼻塞给病人带来的不适感，减轻病人症状，提供优质护理服务是护理工作的重点。

对策：

1. 评估病人鼻腔通气情况，如询问病人鼻塞的部位，鼻塞的严重程度，有无头昏、头痛症状，是否影响夜间睡眠等。

2. 鼻腔通气功能检测。通过鼻阻力检测仪、鼻呼吸量检测仪均能客观分析出鼻腔的通气状况，判断病人的主观症状是否与仪器检测结果一致，有利于医生制订手术方案。

3. 对于因鼻中隔偏曲引起的鼻腔黏膜充血肿胀而导致的鼻塞，可遵医嘱使用鼻腔减充血剂，以减轻鼻腔黏膜肿胀，改善鼻腔通气状况，同时减轻病人头部疼痛症状。

4. 对于因严重鼻塞影响夜间睡眠的病人，可给予经鼻导管低流量吸氧，减轻缺氧症状，促进睡眠。

二、术后护理难点及对策

临床病例

> 病人，男，35 岁，因"鼻中隔偏曲"住院，在全麻下行"鼻中隔偏曲矫正术＋双侧下鼻甲骨折移位术＋双侧下鼻甲部分切除术"。术后第 1 天，病人神志清楚，半卧位休息，口唇、面色红润，无气紧，双鼻腔填塞物填塞，无活动性出血，口中分泌物带少许血丝，双眼视力正常，眶周无青紫、肿胀。自述口干、头部胀痛等不适，遵医嘱给予抗生素抗感染治疗、止血对症支持治疗，清鱼肝油滴鼻剂 Qid 滴鼻，嘱病人进食温冷软食，勤漱口保持口腔清洁，鼻额部间断冷敷以减轻头部胀痛，涂润唇膏避免口唇干裂。

难点 2　鼻腔填塞后舒适度的评估及护理干预

解析：鼻中隔偏曲矫正术切除鼻部少量软骨及骨，术后为保持鼻中隔矫正后的位置，减少伤口出血，双鼻腔用可降解纳吸棉或膨胀海绵、止血纱条填塞 48～72 小时，病人因鼻腔填塞而出现鼻部、头部胀痛，口咽干燥等不适症状，同时因为血性分泌物的刺激，导致口腔异味。因此护士应准确评估病人病情，了解疼痛不适的原因，给予相应的护理。

对策：

1. 观察病人鼻腔渗血情况，嘱病人及时吐出口中分泌物，避免血性分泌物刺激口腔黏膜造成口腔不适或异味。

2. 全麻清醒后病人即取半卧位休息，以减轻鼻腔填塞后造成的鼻额部胀痛，间断给予鼻额部冷敷，减轻疼痛不适。

3. 重视病人的主述，鼓励病人充分表达疼痛的感受，并通过疼痛评估工具准确进行疼痛评分，根据疼痛评分遵医嘱规范使用镇痛药物，并观察药效和不良反应。必要时可安置镇痛泵，做到超前镇痛。

4. 向病人介绍鼻腔填塞的必要性，告知鼻腔填塞的时间，观察鼻腔填塞物的松紧度，嘱咐病人勿自行取出鼻腔填塞物，勿用力咳嗽及打喷嚏，防止填塞物松动、脱落。

5. 指导病人进食温凉软食，勿进食过硬食物，避免因过度咀嚼加重牙痛或鼻额部胀痛。

6. 鼻腔填塞期间正确使用清鱼肝油滴鼻剂滴鼻。白天可间隔 2 小时滴鼻一次，增加鼻腔的湿润度，避免因鱼肝油使用剂量不足造成鼻腔干燥。如鼻腔置入鼻中隔夹板，注意鱼肝油应从鼻中隔夹板与鼻腔黏膜之间的缝隙滴入。

7. 鼻腔填塞期间经口呼吸易造成咽干不适，嘱病人多次少量饮水，进食时宜取半卧位，避免发生呛咳。口唇干燥者可涂抹唇膏或凡士林软膏，同时用无菌生理盐水浸湿纱布覆盖口唇，减轻口腔不适感。

8. 为病人提供安静、整洁、舒适的病房环境，光线柔和，空气清新，鼓励病人通过听音乐、看书等来缓解紧张、焦虑情绪。

难点 3　抽取填塞物后鼻腔出血的预防

解析： 鼻中隔偏曲矫正术后鼻腔填塞物多为凡士林纱条，将于术后 48~72 小时分次抽出，在抽取填塞物的过程中有可能将伤口处干痂撕脱，造成伤口出血，或者抽取填塞物后因为病人行为不当导致鼻腔出血。因此抽取填塞物后预防鼻腔出血是护理工作的重点。

对策：

1. 鼻腔填塞物取出后嘱病人尽量卧床休息，保暖，预防上呼吸道感染，术后 3 个月内不可剧烈运动、做重体力劳动，以免引起鼻腔出血。

2. 填塞物取出后鼻腔仍存在干燥不适症状，遵医嘱继续使用清鱼肝油滴鼻剂滴鼻，保持鼻腔湿润，嘱病人不可用手挖鼻、用力擤鼻，注意鼻腔卫生。

3. 鼻腔填塞物取出后饮食宜清淡、温凉，不可进食辛辣刺激、过烫食物，中药类滋补药膳在伤口愈合前都不宜食用。

4. 保持大便通畅。

5. 注意保护鼻部，避免鼻部发生碰撞。

6. 嘱病人术后洗头沐浴时温度适宜，禁止按摩头部，以免促进头部血液循环引发鼻腔出血。

【知识拓展】

鼻中隔贯穿连续缝合法

根据病人实际情况使用 5-0 可吸收缝线对中隔切口上方进行缝合，打结后从左侧鼻腔鼻中隔前上方顺着病人鼻顶缝合鼻中隔，至中鼻甲前缘，缝合应平面向下贯穿进行，使用"之"字形对中隔进行贯穿缝合，接近切口贯穿右侧鼻腔至鼻中隔，达到病人左侧鼻腔切口处，于切口前方实施贯穿缝合，将切口闭合。于病人鼻前庭皮肤处挂一小块皮肤，实施固定并进行缝合。

贯穿连续缝合法较鼻腔填塞法应用于鼻中隔偏曲矫正手术可更有效地缓解病人术后主观症状，减轻术后痛苦；同时减少鼻中隔术后出血、鼻中隔穿孔等并发症的发生。

（顾　琴）

第七节　外鼻恶性肿瘤病人的护理

【概述】

外鼻恶性肿瘤（external nasal malignant tumor）多为原发性，见于 40 岁以上中老年人，以基底细胞癌、囊性腺样基底细胞癌、鳞状细胞癌较多见，恶性黑色素瘤和肉瘤少见。

外鼻恶性肿瘤多有皮肤感染、溃烂等临床表现，少有淋巴结转移，而恶性黑色素瘤在早期多有淋巴结转移，晚期可转移至全身。

外鼻恶性肿瘤属皮肤癌，恶性程度较低，发展慢，易发现，早期放射治疗或手术切除，预后较好。凡对放疗敏感的病人可采取单纯放疗或手术切除后放疗。对放疗不敏感的病人行根治性切除再辅助放疗。

【护理难点及对策】

一、术前护理难点及对策

难点 1　病人心理状态的评估及干预

解析：外鼻恶性肿瘤属于皮肤癌，生长于面部，手术后会影响面部容貌，且该病属于恶性肿瘤，手术之后还需放射治疗，病人往往容易产生抵触情绪，不愿接受事实，产生巨大的心理压力，甚至有偏激行为，不配合治疗。护士应正确引导病人，培养其乐观情绪，使病人的心理处于健康的状态。

对策：

1. 病人入院后即进行心理状态的评估，了解病人对疾病的认知及态度，必要时于入院后 1 周进行复评，再次了解病人心理状态有无变化，对存在心理健康问题的病人，必要时请心理卫生中心会诊。

2. 根据病人文化层次、职业、生活环境、卫生习惯，以及病人对疾病的认知程度、手术的期望值、焦虑及压力应对能力，有针对性地给予心理护理。

3. 鼓励病人表达内心的不适感受，引导病人正确地宣泄负面情绪。

4. 讲解疾病的可能致病因素、疾病发展、早期手术治疗的重要性，使病人以积极的心态配合手术治疗和术后康复治疗。

5. 教会病人通过聊天、听音乐、看书等方法转移注意力。

二、术后护理难点及对策

临床病例

> 病人，男，46岁，因"鼻翼基底细胞癌"住院，在全麻下行"鼻背部基底细胞癌切除术＋右侧鼻唇沟瓣转移修补术＋左侧移行转移皮瓣修补术"。术后第1天，病人神志清楚，半卧位休息，口唇、面色红润，无气紧，面部肿胀，面部敷料加压包扎，伤口无渗出及红肿，皮瓣肿胀，无水疱，颜色呈暗红色，温度在正常范围内，皮瓣毛细血管反应正常，遵医嘱给予抗感染、止血、化痰、抗血栓、营养支持治疗，加强口腔护理，进食流质饮食。

难点2　皮瓣的观察及供皮区伤口的护理

解析：对于外鼻恶性肿瘤范围较广泛者，术后局部组织缺损较大，不可直接缝合，需行皮瓣移植，术后皮瓣存活是手术成功的关键所在。外鼻恶性肿瘤发生于面部最为突出的鼻部，如果皮瓣移植失败将会影响病人的面容。因此对于进行皮瓣移植的病人来说，术后观察皮瓣的血运情况，早期发现血管危象是皮瓣护理的重点。

对策：

1. 术后24～72小时最容易发生血管危象，因此术后第一个24小时每隔30分钟观察皮瓣血运一次，72小时内每隔1小时观察皮瓣血运一次。主要观察皮瓣的温度、颜色、张力、毛细血管反应等，耐心细致地全面观察，综合判断，做到早期发现问题、早期处理，避免发生皮瓣坏死。

2. 皮瓣颜色的观察：观察皮瓣的颜色时应在自然光线下进行，皮瓣表面要避免涂擦聚维酮碘等有色消毒剂，以免影响观察结果。正常皮瓣为淡红色，色泽红润。当动脉供血不足时皮瓣颜色变白。当静脉回流不畅时皮瓣呈暗红色或暗紫色。如发现上述情况，应及时报告医生进行相应的处理。

3. 皮瓣温度：一般移植皮瓣与健侧皮温相差0.5～2.0℃，若与正常皮温相差大于2.0℃，则提示发生血液循环障碍；如皮温突然增高超过正常范围，且局部有刺痛感或疼痛持续加重，提示可能发生皮瓣感染。

4. 皮瓣张力：皮瓣转移、移植术后因静脉回流障碍可有不同程度的水肿，根据肿胀程度可有皮纹存在、皮纹消失、水疱等表现。术后3～4天静脉逐渐沟通，皮瓣静脉沟通回流即可迅速消肿。如动脉血供不足，则皮瓣塌陷，皮纹增多。

5. 皮瓣毛细血管反应：用棉签压迫皮瓣皮肤，使皮肤颜色变白后移去棉签，1～2秒皮肤颜色即转为红色为正常。如果皮瓣毛细血管充盈时间超过5秒，提示皮瓣动脉供血障碍。

6. 针刺出血试验：对颜色发生改变的皮瓣，无法马上判断是否有血管危象时，可协助医生采用针刺出血试验判断移植皮瓣血供情况。皮瓣表面消毒后，用7号针头刺入皮瓣约0.5cm。针头拔出后如见鲜红血液流出，提示动脉血供正常；若反复针刺后不见血液渗出，说明可能存在动脉危象；如血液暗红，出血较快则提示有静脉栓塞的可能。

7. 供皮区伤口敷料加压包扎，观察敷料有无渗血渗液，如敷料渗血明显，伴有异味、疼痛，应及时拆除敷料，检查伤口，协助医生换药。

8. 遵医嘱正确使用抗感染、抗血栓、抗痉挛及扩血管药物。用药期间注意观察出血倾向，及时补液及营养治疗，维持水电解质平衡。

难点3 用药的护理

解析：皮瓣移植术后用药复杂、注意事项多，因此需重点关注病人术后用药情况。

1. 术后需规范使用抗生素预防感染，必要时使用抗厌氧菌的抗生素，如甲硝唑或替硝唑等。

2. 遵医嘱使用扩血管药物，如低分子右旋糖酐，使用过程中注意首次使用开始滴速要慢，观察5~10分钟后如无不良反应可适当调快滴速，如出现皮疹、寒战等不适应停药。

3. 根据医嘱使用抗凝药物，注意观察用药效果及抗凝治疗的不良反应，密切关注伤口有无渗血、全身有无淤血瘀斑、口腔黏膜有无出血等。抗凝治疗期间动态监测凝血机制，如凝血时间延长或病人出现出血征象，应立即停药并通知医生。

4. 禁止使用止血药物。

难点4 出院后的延续治疗及自护知识宣教

解析：外鼻恶性肿瘤虽恶性程度低、发病慢，但术后还需根据病理检查结果，决定是否要进一步行放射治疗。对于肿瘤侵犯范围广的病人，手术切除肿瘤后还需二次行外鼻成形术。因此病人有必要掌握出院后的延续治疗方法。

对策：

1. 告知病人出院后持续关注病理检查结果，尤其是术中冰冻示恶性黑色素瘤的病人，及时到肿瘤科就诊，拟定放疗方案及时间。

2. 为病人办理慢性病管理全程服务，根据病人的病情制订随访及康复计划。

3. 养成良好的卫生习惯，洗脸时防止用力过大，建议使用小毛巾浸湿温水后轻轻擦拭。

4. 皮瓣移植的病人，短时间内防止局部受到外力碰撞、揉搓、阳光暴晒，禁止游泳。

5. 加强营养，提高机体免疫力，饮食营养丰富、清淡、温凉、易消化，忌烟酒以及坚硬、辛辣刺激食物。

6. 外鼻恶性肿瘤手术造成面部缺损、畸形的病人，建议放疗结束后 1 年内若疾病无复发，可就诊整形外科行外鼻整形修复术。

【知识拓展】

外鼻恶性肿瘤皮瓣移植的选择

外鼻恶性肿瘤以手术切除为首选治疗方式，但由于鼻部的解剖位置，术后易造成面部缺损，影响外观，因此在完整切除病变的前提下，还应注重缺损的修复。外鼻恶性肿瘤切除后的缺损区选用邻近带蒂皮瓣修复，基本可保持外鼻原形态。鼻唇沟面部供皮区的皮肤颜色、质地与鼻翼皮肤相同，此外组织疏松便于分离，分离后皮瓣移动性大，易扭转，皮瓣成活率高，且供皮区皮瓣组织较厚，皮瓣与衬里的内面相向并与缺损缘缝合，中间不夹持软骨，可起到支撑作用，面部也不会塌陷。鼻唇沟皮瓣以鼻唇沟动脉为血供基础，保证了皮瓣有良好的动脉血供。由于中老年人的血管弹性差，血管壁张力下降，皮瓣蒂要比常规设计的稍长些，而且要在血管蒂的边缘带有与皮瓣宽度大致相等的筋膜组织，并保持一定的厚度，以减少对血管的损伤，防止皮瓣术后肿胀、瘀血及坏死。植皮区打包加压缝合，鼻唇沟面部供皮区基本能直接缝合，尤其是老年人供皮区皮肤松弛，供皮区创面能直接拉拢缝合，不影响面部外形，从而达到一定的美容效果。Ⅰ期修复成功率高，可减少Ⅱ期修复成形术的痛苦，同时大大缩短病程，节约时间，减轻病人的经济负担，是值得临床推广的皮瓣选择。

（顾 琴）

第八节 鼻腔及鼻窦恶性肿瘤病人的护理

【概述】

鼻腔及鼻窦恶性肿瘤（malignant tumor of nasal cavity and nasal sinuses）的发病率占全身恶性肿瘤的 1％～2％，占耳鼻咽喉部恶性肿瘤的 25％～50％，发病年龄为 40～60 岁。在鼻腔及鼻窦恶性肿瘤中，原发于鼻窦者约占 70％，其中以上颌窦癌最为多见，约占全部鼻窦肿瘤的 80％～85％。鼻腔及鼻窦恶性肿瘤大多为鳞癌，其次是腺癌，肉瘤和恶性黑素瘤等较少见。

鼻腔及鼻窦恶性肿瘤解剖部位隐蔽，早期症状少，且常伴有慢性炎症，早期不易确诊。鼻腔、鼻窦与眼眶、颅脑相邻，晚期肿瘤常侵犯邻近组织，难以判断原发部位，诊断棘手，且预后较差。

鼻腔及鼻窦恶性肿瘤的治疗方式有手术、放射治疗和化学治疗，应根据肿瘤的病理类型、部位、累及范围、分期和病人的全身情况选择合适的治疗方式。

【护理难点及对策】

一、术前护理难点及对策

难点1　术前护理评估与风险预测

解析：肿瘤病人因肿瘤消耗，术前全身营养状况较差，且很多病人存在全身多系统疾病，为了降低手术风险，术前对病人的评估应结合病史、体格检查、实验室检查、重要器官功能评估及与疾病相关的特殊检查，明确病人目前全身状况对拟行手术的影响。同时做好病人的安全评估，进行适当的护理干预，确保手术顺利安全。

对策：

1. 入院评估时了解病人是否合并心血管系统、呼吸系统、消化系统、内分泌系统、泌尿系统等的基础疾病，病人目前的用药、治疗情况等，并将所了解到的第一手资料汇报主管医生。

2. 协助完成术前的各项检查，了解病人疾病进展及全身状况，做好病情观察，发现异常及时汇报。

3. 应做好各项指标的监测，如血压、血糖的监测，并指导病人规范用药，将血压、血糖控制在理想范围。同时协助医生纠正病人的低营养状态、贫血、脱水等。

4. 对于高龄者、儿童或视力障碍的病人，入院后做好跌倒、坠床危险因素评估，并做好相应的健康宣教，降低发生外伤的风险。

难点2　口腔清洁的维护

解析：根据鼻腔及鼻窦恶性肿瘤侵及范围决定手术方式，包括鼻内入路、鼻侧切开入路、经口入路、面中掀翻入路、上颌骨切开入路、颅面联合入路等，这些径路均对口腔清洁度有较高的要求。部分病人术前因张口困难导致进食少，口腔清洁存在问题，为了避免术后因口腔清洁问题导致伤口感染，术前加强口腔护理非常重要。

对策：

1. 入院后评估病人有无张口受限、口腔清洁状况等。

2. 加强健康教育，让病人认识到口腔清洁的重要性，不仅提高病人自身的舒适度，同时降低术后的感染率。

3. 根据病人口腔情况选择合适的漱口液及口腔护理方法。

4. 对于张口受限无法配合完成口腔护理的病人，应采取口腔冲洗法保持口腔清洁。具体方法：使用20mL注射器抽取0.9%生理盐水10mL，缓慢由口角向口腔内注射，边冲洗边吸引，及时吸净口腔内液体，冲洗液应避开舌根及咽后壁，以免病人发生误吸及呛咳等不适。反复多次冲洗直至口腔无食物残渣为止。

5. 术前已戴义齿的病人，每晚睡前取下义齿，清洗干净后浸泡于冷开水中。

难点3 肿瘤侵犯范围的评估及观察

解析：当肿瘤侵入鼻腔或鼻窦时，会出现相应的鼻腔或鼻窦症状。术前的鼻窦CT扫描可明确肿瘤的大小及范围，有利于确定手术方式。于护理而言，了解肿瘤侵犯范围，有利于有针对性地重点观察病情，及时发现病情变化，及时处理。

对策：

1. 与主管医生共同查房，及时沟通，了解病人目前的病情，掌握病人病情变化。

2. 观察记录病人生命体征、意识、瞳孔，以及有无剧烈头痛、恶心、呕吐等。对于有牙痛、牙齿麻木感的病人，指导其进软食，避免过度咀嚼，防止疼痛加重或牙脱落。疼痛剧烈的病人在排除颅内转移、颅内高压等情况下，可遵医嘱使用镇痛药物。

3. 掌握肿瘤侵犯范围所致临床表现及病情观察重点。

（1）鼻腔及鼻窦恶性肿瘤早期多表现为单侧鼻塞，初为间歇性，后为持续性，病人有黏脓液、涕血、鼻出血、头痛、嗅觉丧失等。

（2）肿瘤向面部或眶底发展，侵犯眶下神经可出现单侧面颊部胀痛感或麻木感。肿瘤压迫或侵犯面颊部软组织可出现面颊部隆起或发生瘘管、溃烂。

（3）肿瘤压迫鼻泪管，向上压迫和破坏眶底、侵入颅内可出现眼部症状如溢泪、复视、眼球向上移位、眼肌麻痹、眼球运动受限、眶下缘变钝或饱满。视力很少受影响。

（4）肿瘤位于上颌窦底时，压迫上牙槽神经或向下侵及牙槽可出现单侧上磨牙疼痛或松动。肿瘤向下发展压迫或破坏硬腭和牙槽可出现硬腭隆起或溃烂，牙槽变形、增厚和牙齿松动。

（5）当肿瘤穿破上颌窦后外壁侵入翼腭窝、颞下窝、颞窝、翼内肌时可出现顽固性"蝶腭神经痛"和张口困难。

（6）肿瘤侵犯咽鼓管可出现耳部症状，如耳闷、听力减退等。

（7）肿瘤侵犯颞下窝抵达颅中窝底和颅前窝底，出现颞部隆起、头痛、耳痛、内眦部隆起。晚期因肿瘤侵犯眶内或颅底而常有难以忍受的疼痛。

（8）后组筛窦肿瘤侵入球后、眶尖，出现眶尖综合征，表现为突眼、眼眶深部疼痛、眶周皮肤麻木、动眼神经瘫痪、上睑下垂、视力减退甚至失明。

二、术后护理难点及对策

临床病例

病人，女，69岁，因"鼻腔、鼻窦、外鼻肿瘤放疗后复发"住院，病人消瘦，营养状况差，在全麻下行"右侧上颌骨全切＋外鼻、鼻腔、鼻窦、硬腭肿瘤切除＋股外侧游离皮瓣修复＋气管切开术"。术后第1天，病人神志清楚，生命体征平稳，半卧位休息，口唇、面色红润，无气紧，面部、右颌下及大腿伤口对合好，无红肿、无渗出，胃管、气管套管固定通畅，给予抗感染、止血、化痰、抗血栓、营养支持治疗等，加强口腔护理、呼吸道管理、管道护理，鼻饲流质饮食。

难点 4　持续低营养状态的纠正

解析：鼻腔及鼻窦恶性肿瘤病人由于肿瘤侵犯伴有牙痛、张口困难等症状导致术前便存在食物摄入不足问题，加之术后鼻面部伤口疼痛、肿胀，特别是经口腔入路病人伴有咀嚼困难、吞咽困难等症状，导致病人营养状况低下，从而延缓病人康复，延长病人住院时间，并增加住院费用。

对策：

1. 评估病人精神状态，询问病人有无消化道不适症状，及时关注各项实验室检查结果。

2. 围术期使用 NRS 2002 营养评估量表，动态评估病人的营养状态。

3. 根据营养评估结果，联合主管医生、营养师共同拟订饮食计划。为病人创造良好的就餐环境，提供形式多样的营养餐，鼓励病人经口进食。饮食以清淡温凉流质、半流质饮食为主。术后敷料拆除、伤口疼痛及肿胀减轻后，可逐渐过渡至软食，最后普食。

4. 因伤口肿胀导致张口受限、进食困难者，应协助其从健侧进食流质饮食，最好选用吸管吸入。

5. 安置鼻饲管者，由营养科营养师配置营养餐，经鼻饲管管饲流质饮食。

6. 经口不能满足病人营养需求时，遵医嘱进行肠外营养，如氨基酸、脂肪乳、卡文或全胃肠外营养液等。

7. 对存在胃肠道不适如恶心、呕吐的病人，遵医嘱使用止吐药物或保胃药物。

8. 进食后加强口腔护理，保持口腔清洁，增进食欲。

难点 5　呼吸道梗阻的预防

解析：全麻手术经口气管插管会对病人呼吸道黏膜造成不同程度的损伤，术后咽部、舌部、喉部水肿反应重，甚至合并血肿，加之术后鼻腔填入膨胀海绵、止血纱条等使病人鼻腔通气功能丧失。口腔、咽部有丰富的腺体，在填塞物刺激的情况下，会分泌大量唾液，加上术后排痰功能受限，分泌物易潴留在下咽部甚至喉腔，容易造成病人呼吸不畅甚至发生呼吸道梗阻。

对策：

1. 全麻术后未清醒前病人取平卧位休息，头偏向一侧，避免术后呕吐造成误吸。全麻清醒后病人取半卧位休息，以利于减轻鼻面部胀痛，同时有利于保持呼吸道通畅。

2. 经口吸氧 $2\sim3L/min$，心电监护仪监测生命体征，注意氧饱和度变化，观察病人的口唇，面色，呼吸频率、节律、动度，注意有无缺氧表现。

3. 对于老年病人，如有舌肌松软，鼾声明显，配合医生安置口咽通气管，需要护士经常检查通气管是否固定稳妥、管道是否通畅。

4. 鼓励病人自行咳痰，对于咳痰困难者给予吸痰以保持呼吸道通畅。

5. 持续经口吸氧及张口呼吸会造成口咽干燥不适，指导病人多饮水，并给予湿纱布覆盖口唇，加强气道的湿化。

6. 遵医嘱给予雾化吸入治疗，减轻咽喉部不适症状。

7. 行气管切开的病人，气管切开常规护理。气管切开护理见第四章第六节的相关内容。

难点 6　疼痛的评估及干预

解析：手术造成组织和末梢神经损伤，物理切割因素可引起炎性反应，炎性反应使血小板和局部肥大细胞释放化学介质缓激肽、5－羟色胺、组胺、白三烯等，这些介质刺激痛觉神经终末感受器而产生疼痛。术后鼻腔的填塞物加重局部的反应性水肿，加之病人多存在紧张、焦虑等不良情绪，导致机体疼痛阈值降低，疼痛敏感性增加，过度的疼痛会给病人的身体及心理造成不良的影响，因此要重视对病人疼痛的评估和干预。

对策：

1. 全麻清醒后病人取斜坡卧位或半卧位，以减轻鼻腔填塞后造成的鼻额部胀痛，缓解面部充血，间断给予鼻额部冷敷，减轻疼痛不适。

2. 做好病人的健康宣教，告知病人术后鼻面部加压包扎的重要性，不可自行拆除鼻面部敷料。

3. 重视病人的主述，鼓励病人充分表达疼痛的感受，并通过病人的表情或 NRS 疼痛评分法准确进行疼痛评分，在排除颅内转移、颅内高压的情况下，根据疼痛评分遵医嘱规范使用镇痛药物，并观察药效和不良反应。

4. 为病人提供安静、整洁、舒适的病房环境，通过交流、听音乐等手段来分散病人的注意力，降低疼痛程度。

5. 注意保护鼻面部不受外力及物品碰撞，不要压迫或推揉鼻部。

6. 对于安置各引流管的病人，应妥善固定各引流管，避免管道牵拉、扭曲、刺激加重疼痛。

难点 7　脑脊液鼻漏与颅内感染的观察及护理

解析：脑脊液鼻漏与颅内感染是鼻腔及鼻窦恶性肿瘤术后的严重并发症。肿瘤侵及脑膜甚至颅内，破坏颅底骨质，或与硬脑膜、鞍隔有粘连，切除肿瘤时易损伤脑膜，如术中处理不当，术后可能会导致脑脊液鼻漏。脑脊液鼻漏逆行容易引起颅内感染，加之术中手术径路从鼻腔、唇下、筛窦等污染区进入，虽经术前消毒，手术却难以保证完全无菌。因此，术后严密观察病人的病情，早期发现并发症，及早处理至关重要。

对策：

1. 及时与主管医生沟通交流，了解病人术中的情况及肿瘤侵及范围。

2. 严密观察病人意识、瞳孔变化，注意有无剧烈头痛、喷射性呕吐、颈项强直、高热等颅内压增高症状。

3. 观察病人鼻面部敷料有无浸湿，若有淡血性液或清亮液体不断渗出，要警惕脑脊液鼻漏发生，及时通知医生，对渗出液进行脑脊液定性实验确诊。

4. 发生脑脊液鼻漏的病人应绝对卧床休息 1 周，床头抬高 $20°\sim30°$。告知病人应避免一切可能导致颅内压升高或引起颅内感染的行为，如避免打喷嚏及咳嗽，预防上呼吸道感染，保持大便通畅，忌增加腹压等。

5. 遵医嘱使用能通过血－脑屏障的抗生素，限制饮水量，给予甘露醇静脉快速滴入降颅内压治疗。

6. 高热病人给予物理或药物降温，并注意保暖，必要时行血培养，根据培养结果调整抗生素。

7. 怀疑脑脊液鼻漏时的饮食要求见第二章第二节的相关内容。

难点 8　眼部症状判断及护理

解析：鼻腔及鼻窦恶性肿瘤侵及眶底，破坏和损伤眶骨板和筛板，术中有可能损伤眶纸板或视神经。术后应观察病人眼部症状及视力情况。

对策：

1. 向主管医生了解术中情况、有无视神经受损、眶内容物处理等，以便术后观察病人眼部症状。

2. 观察病人术侧眼部症状。观察眼部有无肿胀、疼痛、溢泪，眶周有无青紫，检查眼球运动情况，眼球有无下陷、突出，询问病人有无视力下降、视力模糊、复视等。发现眼部异常应及时通知医生处理。

3. 眶周青紫、眼睑肿胀者，术后 24 小时内冰敷眼部以减轻肿胀，眶内滴入抗生素眼药水。

4. 眼球外突者，眼部用药后给予生理盐水纱布覆盖或戴护眼罩，保护眼角膜。保持病室光线柔和，避免声光刺激。保护眼部不受外力碰撞，避免异物刺入。不要揉搓眼部，用湿纸巾轻轻拭去眼部分泌物。

5. 术后出现视力进行性下降、复视等，考虑出现眶内血肿，应尽早抽出鼻腔填塞物，必要时手术探查，行眶内减压术。

6. 术后出现眶内并发症，应立即请眼科会诊，加强抗感染治疗，并给予糖皮质激素减轻水肿，维生素 B_1、维生素 B_{12} 营养神经。

7. 视力障碍者应专人护理，防止坠床、跌倒、烫伤等不良事件发生。

难点9 口腔功能及言语恢复训练

解析：如果手术中切除硬腭，术后则因腭部缺损，口鼻贯通，口腔共鸣破坏，出现开放性鼻音或鼻漏气现象，造成病人言语不清。同时手术中不同程度的咀嚼肌切除，易导致术后张口受限，伴咀嚼、吞咽、舌运动功能下降。术后若不及时锻炼可能导致永久性张口受限和言语障碍。因此应加强术后的功能锻炼，向病人及家属讲明功能锻炼的重要性，增强病人的自我康复意识，提高生活质量。

对策：

1. 坚持进行张口训练，防止术后翼腭窝瘢痕挛缩引起的张口困难和吐字不清。

2. 教会病人张口训练的具体方法：使用压舌板或将软木塞削成几个大小不等的楔形备用，在病人拆除鼻面部敷料和拆线后（一般为术后6～8天），将最小的软木塞放在健侧上下牙列之间，向内楔入，至病人感觉不适但无明显疼痛为宜，约半小时后取出，休息半小时再次放入，如此反复即可。随着张口度的增加，逐步更换稍大的软木塞，反复训练，至病人张口基本正常，以便术后到口腔科行颌骨修复体制作。

3. 指导病人按时行鼓腮、叩齿、弹舌、咽津等，以锻炼舌、牙齿、咬肌、咀嚼肌、颞肌、颊部肌肉的功能及吞咽功能。

4. 戴义齿的病人，观察牙托是否在位、有无松动，保持口腔清洁卫生，教会病人及家属清洗义齿的方法。

5. 言语功能锻炼：指导病人正确呼吸。先深吸一口气，再屏气，然后用力呼出，并同时进行发音训练，由单音到多音，由短句到长句，逐渐提高语音清晰度。

【知识拓展】

鼻腔及鼻窦恶性肿瘤的年龄、性别相关性病理学特征

鼻腔及鼻窦恶性肿瘤病人的年龄分布有明显的特征性。鼻腔及鼻窦恶性肿瘤的高发年龄集中在41～60岁，该年龄段排列前五位的病理类型依次为鳞状细胞癌、腺样囊性癌、黑色素瘤、腺癌、乳头状瘤恶变。研究发现，青少年组和中青年组均以横纹肌肉瘤、嗅神经母细胞瘤等间叶组织来源的恶性肿瘤多见，而中老年组以上皮组织来源的鳞状细胞癌、腺样囊性癌等为主。

鼻腔及鼻窦恶性肿瘤的发病率不仅存在年龄差异，而且也存在性别差异，男性明显高于女性。男性病人中位列前五位的鼻腔及鼻窦恶性肿瘤的病理类型分别为鳞状细胞癌、腺样囊性癌、嗅神经母细胞瘤、腺癌，神经内分泌癌与横纹肌肉瘤并列第五；女性高发病理类型的前五位依次为鳞状细胞癌、腺样囊性癌、黑色素瘤、横纹肌肉瘤、腺癌。

（顾 琴）

第九节 变应性鼻炎病人的护理

【概述】

变应性鼻炎（allergic rhinitis，AR）是指特应性个体接触变应原后，主要由IgE介导的以炎性介质（主要是组胺）释放为主，有免疫活性细胞和细胞因子等参与的鼻黏膜慢性炎症反应性疾病。本病以鼻痒、阵发性喷嚏、大量水样鼻涕、鼻塞、嗅觉减退、眼结膜充血红肿为临床特征，部分病人伴有下呼吸道症状，如喉痒、胸闷、咳嗽、哮喘发作等。

变应性鼻炎的治疗原则为避免接触变应原，合理使用抗组胺药物和糖皮质激素，有条件的病人可以应用特异性免疫疗法。药物治疗是本病的首选治疗措施。常用的药物包括抗组胺药、糖皮质激素、减充血剂、抗胆碱药、肥大细胞稳定剂、抗IgE抗体等。

【护理难点及对策】

难点1 心理评估及护理干预

解析：变应性鼻炎是一种免疫性疾病，会引起多种鼻部症状，如阵发性喷嚏、大量清水样鼻涕及鼻塞、嗅觉减退和头痛等，严重影响病人的生活质量。目前的治疗方法只能控制症状但不能根治，需要病人长期使用药物治疗。这些因素会导致病人产生烦闷、焦虑、抑郁、抗拒等不良情绪，严重影响病人的感知能力和遵医行为。

对策：

1. 综合评估病人的心理状态、家庭经济条件、工作学习条件、社会环境等，向病人提供更多的疾病相关知识。

2. 了解病人及家属对治疗的期望值，通过提供疾病预防治疗知识以矫正病人及家属的错误认识，确立适当的期望值。

3. 向家属讲解家庭支持的重要性，鼓励家属多关爱、安慰病人，使其感受到家庭的温暖和支持，增强其战胜疾病的信心，避免产生负面情绪。

4. 对已出现负面情绪的病人，应主动与病人沟通，了解导致问题的原因，采取有针对性的心理护理措施，必要时寻求专业的心理疏导。

难点 2　过敏原检测及护理

解析：变应原是引发变应性鼻炎的主要原因。过敏原检测是临床上常用的查找变应原的方法。过敏原检测包括皮肤点刺试验、血清特异性 IgE 浓度测试、血清总 IgE 浓度检测、鼻腔黏膜激发试验等。其中皮肤点刺试验因为操作方便快捷、费用低在临床中广泛使用。

对策：

1. 评估病人及家属对变应原的认知水平，有针对性地提供相关知识及信息。

2. 向病人解释过敏原检测的目的、方法、感受、需用时间以及检查前的注意事项等，缓解病人紧张情绪，使其充分接受并配合检查。

3. 严格按操作规程完成护理操作，操作过程中做好病情观察及护理。

4. 皮肤点刺试验后嘱病人出现不适时及时告知医务人员。

难点 3　健康知识宣教

解析：本病目前尚不能彻底治愈，但通过规范化的综合治疗，病人的各种症状可得到良好控制，并显著改善生活质量。对病人应开展有针对性的健康教育，加强疾病随访管理。

对策：

1. 加强常见变应原自我防护的相关知识宣教，嘱病人改善工作和生活环境，注重个人防护，尽量避免接触明确的变应原和环境。

（1）预防螨尘：定期打扫房间，保持室内清洁卫生。清扫要用湿抹布，养成"湿式作业"的习惯，避免灰尘扬起，清洁时最好戴上防护面罩，避开烟尘多的环境。勤晒被褥，勤换勤洗床单被罩，最好不要养花草和宠物，保持个人卫生。

（2）避开花粉：花粉飘散季节白天尽可能少待在室外，尤其是每日花粉指数高的时间，如晴天时的傍晚。花粉飘散季节不要在室外晾晒衣物，尽可能在屋内晾干衣服（用干衣机更好），以免衣服、被单、床单等沾染花粉。因花粉飘散季节比较固定，可提前半个月左右使用抗过敏药物减轻或避免接触后过敏发作。

（3）预防霉菌：保持室内通风干燥，可使用除湿机，保持室内湿度在 50% 左右。室内和阳台尽量不要摆放盆栽，因为土壤里也可能孳生大量霉菌。洗澡和烹饪时使用通气扇通风和除湿，尽量避免在室内游泳池、蒸汽浴室、温室花房和枯草较多的地方逗留。

2. 保持鼻部卫生，不要用手用力搓揉鼻部，掌握正确的擤鼻方法。

3. 养成良好的生活习惯，饮食规律，忌烟酒，少食辛辣刺激性食物。注意保暖，预防上呼吸道感染，减少诱发因素。

4. 保持心情愉快，注意劳逸结合，增强体能锻炼，提高机体免疫力，

5. 变应性鼻炎需持续药物治疗，药物疗效在不同病人之间可能有差异，停药后无长期持续疗效，应指导病人遵医嘱规范使用药物，治疗期间不可随意减量

或停药。

难点 4　治疗依从性的干预

解析：变应性鼻炎的治疗周期长，需要病人长期用药，且由于个体差异，治疗效果不同，用药后反应也不同，病人不容易长期坚持按时按量用药。良好的依从性是确保疗效的关键。

对策：

1. 通过发放知识手册、知识讲解、电话指导等各种形式的健康教育，使病人了解自身疾病的相关知识，意识到坚持用药的重要性。

2. 指导病人观察用药后的不良反应，教会病人缓解轻微不良反应的方法，如果出现严重不良反应，应立即停药，前往正规医疗机构处理。

【知识拓展】

淋巴结内免疫治疗

目前特异性免疫治疗（SIT）已成为变应性鼻炎（AR）的一线治疗方案。传统的皮下免疫治疗（SCIT）和舌下免疫疗治疗（SLIT）疗程长，病人依从性差，部分病人无法坚持整个疗程，影响治疗效果。近年来新兴的淋巴结内免疫治疗（ILIT）直接将变应原免疫制剂注射到外周淋巴结，所需药物剂量小、疗程短、见效快、操作简单，成为 AR 治疗方案的重要补充。

淋巴结内免疫治疗一般用于中重度变应性鼻炎病人，禁用于活动期哮喘病人、严重的心脑血管疾病病人、正在使用 β 受体阻滞剂或血管紧张素转化酶抑制剂（ACEI）病人、恶性肿瘤病人、妊娠期或哺乳期妇女等。考虑到淋巴结注射的特殊性，ILIT 一般用于成年人，采用 B 超进行浅表淋巴结的定位，一般选择颈部淋巴结或腹股沟淋巴结，易于穿刺操作，且整个疗程最好选择同一淋巴结。因 ILIT 目前没有专门的药物，多以 SCIT 的国际标准化变应原制剂代替，但剂量较小，每次 B 超引导下淋巴结内注射 0.1mL（1000 SQ－U），共注射 3 次，每次间隔 4 周，即治疗当周、第 4 周、第 8 周，总疗程 2 个月左右。在注射之前，需观察病人的身体状况，如有发热、局部感染或合并其他疾病，需要延缓或停止注射治疗。治疗期间需密切观察，备好急救药物和设备，如肾上腺素、糖皮质激素、监护及插管设备等，一旦发生严重过敏反应可以及时抢救，治疗后也需要留观一段时间。局部的不良反应包括穿刺点的少量渗血、疼痛、红肿、瘙痒、皮疹等，可予以加压包扎、局部对症处理。

（邓　欣　张小燕）

第三章　咽部疾病护理

第一节　慢性扁桃体炎病人的护理

【概述】

慢性扁桃体炎（chronic tonsillitis）多由急性扁桃体炎反复发作或因扁桃体隐窝引流不畅，窝内细菌、病毒滋生感染演变为慢性炎症所致，也可能与自身变态反应有关，鼻腔及鼻窦感染也可伴发本病。儿童多表现为腭扁桃体的慢性增生肥大，成年人多表现为腭扁桃体炎所致白色条纹瘢痕。链球菌和葡萄球菌为其主要致病菌。病人平时自觉症状少，可有咽干、咽痒、异物感、刺激性咳嗽等轻微症状。若扁桃体隐窝内潴留干酪样物或大量厌氧菌，则出现口臭。儿童扁桃体过度肥大，可能出现呼吸不畅、睡眠时打鼾、吞咽或言语共鸣障碍。

慢性扁桃体炎是临床常见病，为感染－变应性疾病，首推手术治疗，包括剥离法、挤切法、CO_2 及 YAG 光纤激光切除法、电刀切除法及低温等离子消融术。非手术治疗包括抗菌药物治疗，结合各种增强免疫力的药物（如注射胎盘球蛋白、转移因子等），加强体育锻炼，以增强体质和免疫力。

【护理难点及对策】

一、术前护理难点及对策

难点 1　咽部症状及合并症的评估及护理

解析：术前及时准确地评估病人咽部症状、有无全身性疾病及其控制情况等，为医生掌握手术时机提供第一手临床资料；同时给予必要的、有针对性的术前护理干预，以确保手术顺利安全。

对策：

1. 评估病人有无感冒、咳嗽、发烧、咽喉疼痛症状，有无出血性疾病、风湿热及肾炎等病史，女性病人酌情询问月经来潮情况，并做好入院护理评估记录。

2. 对合并有高血压、肾炎、心肌炎等疾病的病人应询问其用药疗效情况，并及时与主管医生沟通。

3. 积极做好健康宣教：告知病人术前准备内容，监测生命体征，行饮食及口腔卫生指导，嘱咐劳逸结合，预防感冒等。

难点 2　病人免疫功能检查

解析： 腭扁桃体是一对卵圆形的淋巴器官，可产生淋巴细胞和抗体，故具有抗细菌抗病毒的防御功能。儿童因生长发育不成熟，免疫力较差。免疫功能障碍及自身免疫性疾病者是扁桃体摘除术的禁忌证，故建议病儿术前尽量做免疫功能检查，以了解免疫功能情况。

对策：

1. 提供相关健康信息以提高病人及家属对扁桃体手术的认知。

2. 遵医嘱完善病儿的免疫功能检查，以了解病儿免疫功能，并根据病情及检查结果与家属做好充分沟通，指导其权衡利弊，必要时可暂缓手术。

3. 了解病人及家属对手术的期望值，通过提供有关的信息矫正病人及家属的不正确认识，确立适当的预期。

二、术后护理难点及对策

临床病例

> 病人，男，8 岁，因"慢性扁桃体炎"住院，在全麻下行"双侧扁桃体切除术"。术后第 1 天，病人神志清楚，体温正常，自动体位，口腔内分泌物多，偶带血丝，述咽部疼痛，吞咽时加重，不愿进食及饮水。咽部检查见扁桃体窝白膜生长较好，颜色正常，无伤口出血及异常分泌物。

难点 3　白膜生长状态的观察及护理

解析： 扁桃体切除术后 6~12 小时扁桃体窝会出现一层白膜，是手术后形成的伪膜，对创面有保护作用。若术后创面不生长白膜，或白膜生长不均匀、颜色灰暗，腭弓肿胀，表明创口有可疑感染。

对策：

1. 术后第 1 天起观察创面白膜生长情况，若发现病人创面无白膜生长或生长不均匀，及时与医生沟通。

2. 向病人及家属介绍创面形成白膜的原因、作用、脱落时间，切勿触动或人为去除，以免造成伤口出血、感染。

3. 告诉病人及家属术后 5~6 天起会有白膜从口中脱出属正常现象，勿惊慌，若出现发热、咽痛加重、口吐鲜血等症状要及时就诊。

4. 向病人及家属讲解口腔清洁对白膜生长的重要性，嘱其勤漱口，尤其在餐后，多饮水，以保持口腔清洁。

5. 指导病人术后当天进无渣流质饮食，术后第 1 天起进流质或半流质饮食，逐步过渡到软食，避免划伤白膜引起创面出血。

难点 4　继发性出血的预防

解析： 扁桃体切除术后并发继发性出血，常见于术后 5~6 天。饮食不当及创口感染是诱发继发性出血的主要因素。此时白膜开始脱落，若进食不慎可擦伤创面而引起伤口出血。因此，应强化病人及家属出院后的饮食指导。

对策：

1. 术后指导病人及家属正确选择食物，合理进食，预防创口继发性出血。

（1）全麻术后 4~6 小时可进温凉的无渣全流质饮食，少量多餐，酌情吃适量冰激凌，尽量多喝水，尤其在进食后。

（2）术后第 1~3 天可进温凉的半流质饮食。

（3）3 天后逐步过渡到软食，注意营养丰富，多喝水，食物忌过热，以温热为宜。

（4）2 周内禁辛辣、粗糙、硬性、刺激性食物，禁烟酒。

（5）2 周后可改为普食。

2. 保持口腔清洁，预防创口感染。术后当天暂不宜漱口，进食后可多喝水。术后第 1 天起指导病人用漱口液、生理盐水或淡盐水漱口，至少 3 次/天，特别是在进食后要及时漱口，多喝水，保持口腔清洁湿润。

3. 避免剧烈咳嗽、咯痰、哭闹、大声说话、剧烈活动。学生病人建议术后 2 周内不宜上体育课，避免过度活动。

难点 5　疼痛的护理评估及干预

解析： 因扁桃体位于咽部，扁桃体切除术后说话、吞咽都会牵拉创口引起疼痛不适，影响病人进食、饮水，术后约 2 周时间才能完全恢复。

对策：

1. 评估病人疼痛的程度，积极共情，做好解释疏导。

2. 协助及指导家属适时采取颈部冷敷、进食适量冰激凌或冰水、看电视或书报、听音乐等减轻疼痛的措施。

3. 嘱咐病人勿大声说话、勿哭闹或用力咳嗽，以减轻创面张力。

4. 遵医嘱予以康复新药物喷创口或含服，促进创口恢复，减轻疼痛。

5. 必要时遵医嘱予以镇痛药物。儿童病人可遵医嘱口服美林，按说明书剂量服用。

【知识拓展】

慢性扁桃体炎与全身健康的关系

目前，大量的研究发现慢性扁桃体炎对人体其他重要器官的功能具有重要

影响，如心脏、肾、肝脏、脾等器官的功能。慢性扁桃体炎不仅由于炎症蔓延可引起邻近器官的感染，更重要的是其为人体常见的感染"病灶"之一，与肾炎、风湿性关节炎、风湿热、心脏病等疾病关系密切。由于隐窝脓栓被咽下，刺激胃肠，或隐窝内细菌、毒素等被吸收引起全身反应，可有消化不良、头痛、四肢乏力、容易疲乏或低热等症状。慢性扁桃体炎肾病病人由于反复发作，手术的时机难以掌握。鉴于慢性扁桃体炎病人早期肾损坏的可逆性，有文献报道，提倡肾功能损害早期行扁桃体切除术，以免错过治疗时机而耽误病情，失去手术时机。

（辜德英）

第二节　腺样体肥大病人的护理

【概述】

腺样体肥大（adenoid hypertrophy）是腺样体因炎症反复刺激而发生的病理性增生，本病多见于儿童，常与慢性扁桃体炎、扁桃体肥大合并存在。病儿说话时呈闭塞性鼻音，睡眠时发出鼾声，严重者可引起阻塞性睡眠呼吸暂停低通气综合征。长期鼻塞、张口呼吸，可影响面骨发育，出现上颌骨变长、腭骨高拱、牙列不齐、上切牙突出、唇厚、缺乏表情，即所谓的"腺样体面容"（adenoid face）。也可出现全身症状，如营养不良、反应迟钝、注意力不集中、夜惊、磨牙、遗尿等。腺样体肥大还可导致传导性耳聋、耳鸣等分泌性中耳炎症状，甚至导致化脓性中耳炎。

4～10 岁病儿诊断为腺样体肥大后，应尽早行腺样体切除术或低温等离子消融术，以控制症状，促进机体发育。手术时腺样体通常同扁桃体一并切除，如扁桃体非增生性肥大且很少发炎可单独切除腺样体。

【护理难点及对策】

一、术前护理难点及对策

难点 1　呼吸道阻塞程度的评估及干预

解析：腺样体肥大堵塞后鼻孔，表现为睡眠时张口呼吸，舌根后坠常有鼾声，缺氧而憋醒，夜寐不宁，说话时有闭塞性鼻音，语音含糊。家属常因担心病人出现意外而寝食难安。

对策：

1. 观察病人的呼吸情况，有无张口呼吸，入睡后有无憋气、呼吸暂停症状，必要时给予经口腔或面罩吸氧，监测其血氧饱和度。

2. 指导及协助病人采取侧卧位入睡，枕头不宜过高。

3. 向家属及病人提供相关健康知识，协助其确立适当的预期、应对方式或心理防御机制。

难点 2　生长发育状况的评估

解析：由于儿童时期是生长发育较为快速的阶段，而打鼾会使病儿在睡眠中严重缺氧，直接导致脑部供氧不足，引起促生长激素分泌减少，不但影响其身高，使其免疫力下降，还将影响到病儿今后的智力。这类病儿不仅易患呼吸道感染，而且易患鸡胸、漏斗胸，甚至诱发肺源性心脏病。

对策：

1. 观察病人全身营养情况，有无瘦小、面色蜡黄、食欲差等表现，有针对性地予以饮食指导，促进病人改变不良饮食习惯。

2. 观察病人发育状况，是否面部发育畸形，如牙齿排列不整齐、上切牙突出、咬合不良、面部缺乏表情，是否时常发生呛咳，有无鸡胸或桶状胸等。

3. 评估病人自理能力，对生活不能自理的病人嘱咐家属 24 小时陪护，预防感冒。

4. 向家属及病人提供相关健康信息，使其对疾病有正确认识，认识到手术治疗的必要性，积极配合治疗及护理。

二、术后护理难点及对策

临床病例

> 病人，男，5 岁，因"腺样体肥大"住院，在全麻下行"腺样体刮除＋双侧扁桃体切除术"。术后第 1 天，病人神志清楚，自动体位，体温正常，平卧时张口呼吸，口唇、面色红润，血氧饱和度 95％，鼻腔无出血，口腔内分泌物多，偶带血丝，伤口疼痛，扁桃体窝白膜生长较好，颜色正常，流质饮食。

难点 3　呼吸道通气状态改善的评估

解析：由于手术是在全麻插管下完成，插管对病人呼吸道黏膜有损伤，加之腺样体肥大病人常伴有扁桃体肥大，常常同时行腺样体刮除及扁桃体切除术。手术后创口周围组织肿胀，可因上呼吸道水肿导致病人呼吸道梗阻的发生。

对策：

1. 术后安置病人取适当的卧位。

（1）对于麻醉尚未恢复者，采取去枕平卧，头偏向一侧，以免因舌后坠而堵塞呼吸道，有利于防止因呕吐物及分泌物所致的误吸。

（2）全麻清醒以后，病人应保持头高位或半卧位。

（3）小儿可采取侧卧位或俯卧位，以利于分泌物流出。

2. 严密监测生命体征、血氧饱和度的变化，观察病人有无呼吸急促，口唇、面色有无苍白或发绀等征象。

3. 予以适时吸氧，并经常检查氧气管道是否通畅、固定稳妥。

4. 观察创口有无出血现象，及时有效地清除口腔内分泌物，嘱咐病人轻轻吐出口腔内分泌物，勿咽下。

5. 观察病人入睡后打鼾、憋气症状的改善情况，向家属及病人做好健康宣教。

难点4 改善生活习惯的护理干预

解析：腺样体肥大病儿，常有偏食、厌食、喜欢吃零食等不良饮食习惯，常有消化不良等症状，长得比较瘦弱或过度肥胖。多数病儿亦不爱活动。因此，纠正其不良生活习惯也是治疗的重要部分。

对策：

1. 指导家属正确选择饮食。对于行扁桃体切除术的病人，按扁桃体切除术后饮食要求进行护理。

2. 嘱咐家属及病人尽量少吃或不吃炒货、膨化及油炸食品，以清淡、高蛋白、易消化食物为宜，多吃蔬果类食物。

3. 保证病人一日三餐吃饱吃好，多喝白开水，中途加餐以果汁、酸奶为主。

4. 适时加强锻炼，提高免疫力。

5. 养成良好的睡眠习惯，按时睡觉，睡前勿看刺激的动画片，勿让其带着不良的情绪入睡。

【知识拓展】

腺样体肥大的预防与诊断

在日常生活中，家长应特别注意避免小孩长期、频繁感冒。尤其是小孩在2~10岁期间，应注意预防感冒。若发生感冒，应注意观察小孩流鼻涕、鼻塞、咳嗽、搓鼻子、揉眼睛、打喷嚏等的严重程度。

当儿童有睡眠时打鼾、憋气、听力不好或经常鼻塞时，要想到可能不仅仅是耳或鼻的疾病，还要检查是否有腺样体肥大。可行鼻咽部三维CT检查、侧颅底X线检查、纤维鼻咽镜检查，以判断腺样体大小；行睡眠监测（PSG）检查，以判断儿童有无阻塞性睡眠呼吸暂停低通气综合征。

（辜德英）

第三节　阻塞性睡眠呼吸暂停低通气综合征病人的护理

【概述】

阻塞性睡眠呼吸暂停低通气综合征（obstructive sleep apnea-hypopnea syndrome，OSAHS），简称鼾症，一般是指于 7 小时的夜间睡眠时间内，至少有 30 次呼吸暂停，每次发作时口、鼻气流停止流通至少 10 秒以上，或呼吸暂停指数（AHI）（每小时呼吸暂停的平均次数）大于 5 次，表现为睡眠时出现严重打鼾、阵发性呼吸暂停以及白昼嗜睡等。病人因白天乏力或嗜睡，活动减少，工作效率降低，可出现脾气暴躁、智力和记忆力减退以及性功能障碍等。较重的病人因憋气常有濒死感，个别病人出现遗尿。由于缺氧，病人常出现晨起头痛。严重者可引起高血压、冠心病、糖尿病和脑血管疾病。其病因很多，包括鼻腔阻塞、鼻部病变、咽部病变、舌部因素、喉部疾病及先天性面颈部畸形综合征等。

OSAHS 一旦确诊，应积极解除病因，预防或减轻并发症。治疗包括保守治疗和手术治疗两种方法。保守治疗包括避免使用降低中枢神经系统兴奋性的药物（安眠药、乙醇等）、降低体重、鼻内持续正压通气（CPAP）。手术治疗包括鼻部手术，腺样体、扁桃体切除术，改良悬雍垂腭咽成形术（H-UPPP），舌缩小成形术，舌骨技术，气道造口术等。临床上确诊、收治的 OSAHS 成年人病人，手术以 H-UPPP 为主。

【护理难点及对策】

一、术前护理难点及对策

难点 1　睡眠监测及护理

解析：多导睡眠图监测仪（PSG）是诊断 OSAHS 最重要的方法，整夜 PSG 监测是诊断 OSAHS 的"金标准"，它不仅可判断疾病严重程度，还可全面评估病人的睡眠结构、睡眠中呼吸暂停、低氧情况以及血压的变化。某些情况下借助食管压检测，还可与中枢性睡眠呼吸暂停综合征相鉴别。因此，为保证监测结果的准确性，做好病人监测过程中的护理非常重要。

对策：

1. 向病人讲解睡眠监测的目的和方法，介绍监测要求及注意事项，提高病人配合度。

2. 提供适宜的睡眠监测环境。

3. 操作者熟练操作多导睡眠仪，妥善连接好各个导联，密切监测、观察病情变化，并详细记录。若发现病人呼吸暂停时间延长、次数增加，出现严重的低氧血症，心律失常，抽搐，心前区疼痛等异常情况要到床旁观察，并立刻通知医生进行处理。监测完毕于病人睡醒后即关闭多导睡眠仪，为病人擦净导电膏，做好皮肤护理及整理维护导联电极。

难点2　病人身心状况及生活习惯的全面评估和护理干预

解析： OSAHS病人常伴有高血压或冠心病、糖尿病等，这些合并症未得到有效控制是手术的禁忌。OSAHS病人因长期睡眠紊乱，生活、工作和学习质量下降，对手术期望值偏高；对并发症缺乏正确的认识，心理上又常产生紧张、恐惧情绪。医护人员应高度关注病人的心理状况，有针对性地采取不同的心理疏导措施，使病人以最佳的心理状态接受手术。

对策：

1. 评估病人有无感冒、咳嗽、发烧、咽喉疼痛等症状，有无心血管系统、内分泌系统疾病病史，女性病人询问月经来潮情况，并做好入院护理评估记录。

2. 对合并有系统性疾病的病人应询问其治疗用药及疗效，并及时与主管医生沟通。

3. 评估病人有无吸烟、酗酒、晚上加餐、活动过少以及睡前服用安眠药等不良习惯。根据情况及时予以护理干预，改善其生活习惯。

4. 根据病人的现状评估手术风险，并积极做出相应护理处置。

（1）监测生命体征、血糖的变化，为医生的手术时机的掌握提供第一手临床资料，协助医生告知手术风险，以确保手术顺利安全。

（2）提供相关健康信息纠正病人不良心理。了解病人对手术和麻醉的期望，以及紧张、恐惧心理防御的特点，通过提供有关的信息矫正病人的不正确认识，确立适当的预期、应对方式或心理防御机制。

（3）示范与脱敏：向病人及家属介绍做过相同手术的康复期的病人与之认识，请已做手术的病人或家属现身说法，以逐渐消除病人对手术的异常恐惧。

（4）行为应对方法训练：术前教病人学会配合手术、应对痛苦和不适的具体方法，如腹式呼吸、肌肉松弛法、咳嗽咳痰法等。

（5）进行相应健康教育，如口腔卫生、饮食卫生、劳逸结合等。

二、术后护理难点及对策

临床病例

> 病人，男，45岁，因"阻塞性睡眠呼吸暂停低通气综合征"住院，在全麻下行"双侧扁桃体切除＋悬雍垂缩短＋腭咽成形术"，术后转入 SICU 监护。术后第1天拔出麻醉插管返回病房，病人神志清楚，精神较差，体温37.6℃，口

唇、面色红润，持续心电监护，鼻导管吸氧 2L/min，血氧饱和度 96%，口腔内分泌物多，偶带血丝，能自行吐出，述伤口疼痛，不愿吞咽及饮水，疼痛评分 6 分，扁桃体窝白膜生长较好，颜色正常，半卧位休息。

难点 3　术后呼吸支持及预防呼吸道梗阻的发生

解析：H-UPPP 是目前处理阻塞平面位于软腭后区、悬雍垂区的 OSAHS 的主要手术方式。H-UPPP 的具体方法：分别于悬雍垂两侧倒"U"形切开软腭口腔面黏膜，行扁桃体切除及两咽侧松弛黏膜的部分切除术以扩大口咽腔有效通气截面积，解剖腭帆间隙，剔除脂肪组织，保留腭帆张肌与腭帆提肌，完整保留悬雍垂黏膜及肌肉，沿悬雍垂肌肉两侧切开软腭鼻咽侧黏膜，修整缝合腭帆间隙、咽侧，成形悬雍垂。H-UPPP 术后易因局部反应性水肿引起呼吸困难，甚至窒息。

对策：

1. 全麻术后恢复期极为关键，H-UPPP 病人术后麻醉插管拔管的时间和指征与普通病人不同，应相应延缓拔管时间，切实做好麻醉插管护理的"五必须"要求（必须床旁备气管切开包，必须给予持续低流量吸氧，必须定时给予雾化吸入，必须适时吸净麻醉插管内及口腔内分泌物，必须准确记录分泌物的量及性质），以确保呼吸道通畅。

2. 拔管后持续低流量吸氧，并根据病人缺氧程度调整氧流量及吸氧时间。

3. 安置床旁心电监护，监测血压、脉搏、心率、血氧饱和度，保持血氧饱和度在 95% 左右，对入睡后血氧饱度低于 90% 者应及时唤醒病人，嘱其张口深呼吸，及时对症处理，以改善通气状态。

4. 严密观察病人面色，呼吸节律、频率，有无打鼾、呼吸暂停等征象，并做好气管插管、气管切开急救的准备。

5. 咽腔肿胀明显者遵医嘱可给予激素类药物雾化吸入；嘱病人采取 30°～45°的半卧位睡姿，以防舌根、软腭、腭垂后坠及松弛的上气道压迫造成咽腔狭窄；慎用镇静剂。

6. 认真听取病人主述，发现异常及时给予相应处理；对术中已行气管切开的病人，严格做好气管切开护理，保持气管套管通畅。

难点 4　咽喉部疼痛的评估及护理干预

解析：H-UPPP 创面较大，手术部位是呼吸及进食的通道，说话、吞咽都会因创口周围组织的牵拉引起剧烈疼痛。疼痛是一种非常复杂的生理和心理过程，影响病人的饮食及睡眠，诱发高血压及心脏病等。良好的术后镇痛可抑制机体应激反应，有利于术后病人呼吸、循环的稳定，减少术后并发症，加快病人免疫功能的恢复。

对策：

1. 评估病人疼痛情况，及时与医生沟通。遵医嘱给予镇痛药物，或请麻醉科会诊安置镇痛泵，并保持镇痛泵固定、通畅，适时调整用药剂量。

2. 向病人及家属说明疼痛的原因及减轻疼痛的方法，提高其对疼痛的耐受性。

3. 适时给予颌下及颈部冷敷，提供安静舒适的环境。

4. 指导病人及家属正确选择食物，按扁桃体切除术后饮食要求进行护理，以减轻伤口疼痛，避免伤口出血。

难点 5　口腔清洁的保持及维护

解析： 因手术创伤，口腔黏膜完整性受损，口腔分泌物增多，口腔自洁功能降低，加之病人术后机体免疫力下降，创口易感染影响病人康复。因此，保持口腔清洁是预防创口感染的重要措施。

对策：

1. 对于带麻醉插管安置呼吸机的病人，应及时清除其口腔分泌物，可用棉签或棉球清除，慎用吸痰管吸引。

2. 拔管后，嘱病人将口中分泌物轻轻吐出，协助用生理盐水或漱口液漱口，至少 3 次/天，特别是在进食后要及时漱口，多喝水，保持口腔湿润，口唇干裂者可涂抹润唇膏或石蜡油。

3. 手术 3 天以后，可酌情用软毛刷刷牙，但动作轻柔，切勿损伤创口处生长的白膜，餐后勤用生理盐水或漱口液漱口。

4. 密切观察扁桃体窝创口白膜生长情况，有无口腔异味，有无发热，发现异常及时协助医生处理。

难点 6　饮食状况的评估及干预

解析： 因术后伤口及吞咽疼痛，病人往往不愿进食。部分病人因创口周围局部组织肿胀等原因可使提腭帆肌活动受限，引起进食、饮水时发生暂时性鼻咽反流而恐慌，导致进食不足，诱发水电解质紊乱。合并有糖尿病者，有发生低血糖的危险。所以，应重视病人的饮食评估及护理，预防并发症的发生。

对策：

1. 向病人及家属说明保证饮食摄入的重要性，指导其选择合理的饮食。

（1）术后第 1 天进温凉、无刺激的无渣流质饮食，可适当吃冰激凌或饮冰水。

（2）术后第 2~3 天可进温凉的半流质饮食。

（3）1 周以后逐步过渡到软食，注意营养丰富，多喝水，忌过热、粗糙、硬性、刺激性食物，禁烟酒。

（4）1 个月后可改为普食。

2. 指导病人进食、饮水时应小口、慢咽，在病情允许的情况下尽量早开始做吞咽动作及发"啊"音的训练，以促进口咽部肌群功能尽早恢复，防止瘢痕挛缩。

3. 合并有糖尿病者应监测血糖的变化，预防低血糖或高血糖的发生。

4. 对进食不足的病人，通知医生酌情静脉补充营养液，以维持身体需要量。

【知识拓展】

OSAHS 与全身健康的关系

OSAHS 是一种慢性疾病，且发生于睡眠中，不易引起人们的重视，仅有部分人群被诊断出来。公众对该病认识不足。OSAHS 在成年人的患病率为 2%～4%。

大量研究数据表明，OSAHS 与心血管疾病具有密切关系。有观点认为治疗 OSAHS 可预防和治疗心血管疾病。对于确认为高血压的病人，应注意有无合并 OSAHS 的可能，若出现降压药物药效不明显，夜间血压不降反升，更应加以注意。

近年来，2 型糖尿病与 OSAHS 之间的联系越来越受到广泛关注。研究表明，OSAHS 是 2 型糖尿病或胰岛素抵抗的危险因素，在 2 型糖尿病病人中 OSAHS 患病率较高。

（辜德英）

第四节　鼻咽纤维血管瘤病人的护理

【概述】

鼻咽纤维血管瘤为鼻咽部最常见的良性肿瘤，与一般纤维瘤不同，此瘤由致密结缔组织、大量弹性纤维和血管组成，好发于 10～25 岁青少年男性，故又名"男性青春期出血性鼻咽血管纤维瘤"。肿瘤源于枕骨底部、蝶骨体及翼突内侧的骨膜，常向邻近组织扩张生长，通过裂孔侵入鼻腔、鼻窦、翼腭窝、颞下窝、眼眶及颅内，引起一系列症状。常见临床表现有反复大量鼻腔或口腔出血、不同程度贫血、进行性鼻塞、流涕、闭塞性鼻音、嗅觉减退，可有相邻结构畸形与功能障碍，如颊部畸形，耳鸣耳闷、听力减退，眼球运动障碍，视力下降及眼球移位突出等。

鼻咽纤维血管瘤主要采取手术治疗，根据肿瘤的范围和部位采取不同的手术入路，包括传统的鼻外入路（如经硬腭入路、鼻侧切开入路等）和鼻内镜下鼻咽纤维血管瘤切除术。少数不能立即手术的病人，可酌情用放射治疗、注射硬化剂、内服激素等治疗，等待手术时机。由于肿瘤位置深，不易暴露，术中常有大量出血，使手术操作有一定的困难和风险，有时因肿瘤切除不彻底而复发。因此，需要术前进行血管栓塞，术中控制低血压，采用优良的麻醉方法，选择适当的手术途径暴露肿瘤及熟练的手术操作，以避免危险及减少术后并发症的发生。

【护理难点及对策】

一、术前护理难点及对策

难点 1　鼻腔出血的评估及护理

解析：鼻腔反复出血，是鼻咽纤维血管瘤病人的重要症状之一。肿瘤较小仅局限在鼻咽者，出血量并不多，有时仅涕中带血；待瘤体长大，则易反复鼻出血，或鲜血由口中吐出，有时出血量可达数百毫升，往往不易止住，即使填塞鼻腔出血也难以控制。因此，应做好鼻出血的评估及护理，以保证鼻咽纤维血管瘤病人围术期的安全及手术的顺利开展。

对策：

1. 询问病人及家属入院前鼻出血的情况，做好记录。

2. 观察病人鼻腔有无活动性出血、鼻腔填塞者填塞物有无松脱，观察口腔分泌物的颜色、性质及量。

3. 询问病人大便颜色，以判断有无吞咽血液，以免影响出血量的评估。

4. 嘱咐病人勿用力擤鼻、咳嗽及过度活动，预防感冒，进食清淡、温热软食，保持大便通畅，勿用力解便，必要时予以泻药，以防止鼻腔出血。

难点 2　营养状况的评估及干预

解析：鼻咽纤维血管瘤病人由于鼻腔反复出血，大多数病人身体状况较差，消瘦、贫血，常不能耐受手术创伤，存在生命危险。术前应做好全面评估，改善病人身体状况，完善手术准备工作，以保障手术顺利进行。

对策：

1. 收集病人营养方面的健康史，采取人体测量法及实验室检查的结果评估病人是否存在营养不良。

2. 护士应根据营养评估结果，与家属及营养师拟定营养食谱，鼓励病人多进食。

3. 贫血严重者，应采取多种方式补充营养，如静脉补充营养、静脉输血。严格执行输血制度，纠正病人低营养状态，提高其手术承受能力。

难点 3　血管造影及栓塞介入治疗的护理

解析：对于体积较大的鼻咽纤维血管瘤，因其血供异常丰富，单纯手术切除常并发大出血而被迫终止，或因出血量大造成手术视野不清，导致瘤体切除不全，术后残留肿瘤复发。术前血管内栓塞治疗能够栓塞肿瘤血管床及肿瘤供血动脉，减少术中出血量，缩短手术时间，提高手术成功率，已经被广泛应用并被认为是一种安全有效的手术辅助治疗方法。

对策：

1. 做好血管造影及栓塞介入前护理。

（1）协助医生向病人及家属讲解血管造影及栓塞介入治疗的目的及作用，取得理解配合。

（2）术前一天做好腹股沟皮肤的准备工作，剃净会阴部及大腿的毛发，保持皮肤清洁；备好用于局部压迫的沙袋或压迫器等；指导练习床上使用便器。

（3）术前穿宽松病员服，建立静脉通道。

2. 落实血管造影及栓塞介入后护理。

（1）病人术后绝对卧床休息 24 小时，保持患肢伸直。

（2）观察穿刺点敷料渗血情况，注意有无皮下血肿形成。

（3）观察穿刺处压迫器是否固定有效，一般压迫 6～8 小时，并按要求定时调节压迫器的压力，在解除压迫器后必要时予以沙袋或盐袋局部压迫 1～2 小时。

（4）观察患肢的血运情况，了解其足背动脉的搏动、皮肤颜色、温度、感觉等。监测生命体征的变化，详细记录体温、脉搏、血压及足背动脉的搏动情况。

（5）观察病人神志，有无头痛、头晕、失语、偏瘫等脑梗死症状。

（6）加强巡视及生活照顾，及时满足病人的合理需求。

二、术后护理难点及对策

临床病例

> 病人，男，16 岁，因"鼻咽纤维血管瘤"住院，在全麻下行"经鼻外径路＋鼻内镜下鼻咽纤维血管瘤切除术"。术后第 1 天，心电监护，血氧饱和度 96%；病人神志清楚，贫血貌，口唇及甲床较苍白，鼻面部敷料有少许渗血，双侧鼻腔填塞物无松脱，鼻腔有少量血性分泌物渗出，张口呼吸，口腔内分泌物带血，量不多；眼睑及鼻面部肿胀，自述头晕、伤口及头部疼痛，疼痛评分 5 分，有咽干咽痛，无恶心、呕吐，半卧位休息，进食困难，能少量饮水。

难点 4　鼻腔填塞物的观察及护理

解析：鼻咽纤维血管瘤病人术后鼻腔填塞止血海绵、碘仿纱条及油纱条等止血，过度的活动、打喷嚏或擅自取出填塞物易致填塞物松脱而导致创口出血，甚至引发失血性休克。应密切观察鼻腔填塞物情况，做好健康宣教，预防鼻腔出血的发生。

对策：

1. 向病人及家属讲解鼻面部敷料加压包扎、鼻腔填塞的目的及重要性，嘱病人勿自行拆除敷料或拔除填塞物。

2. 观察病人鼻腔填塞物有无松脱、鼻腔有无活动性出血，若有，通知医生予以鼻腔加压或重新填塞等处理，酌情鼻额部冷敷。鼻侧切开者观察面部伤口渗血渗液情况，敷料有松脱者酌情更换敷料。

3. 观察口腔分泌物的颜色、性质及量，嘱病人勿过度活动及避免打喷嚏，指导其轻轻吐出口中分泌物，勿咽下，以免引起胃部不适，影响出血量的观察。

4. 予以充分的鼻腔湿润：

（1）术后第1天起清鱼肝油滴鼻2~3滴/次，3~4次/天。

（2）抽取鼻腔填塞物前先湿润鼻腔，分期逐步取出填塞物，抽取后嘱病人卧床休息，避免擤鼻、挖鼻、打喷嚏等。

5. 保持大便通畅，预防由便秘增加腹压导致血管破裂引起鼻腔再次出血。

难点5　低营养状态的纠正

解析：鼻咽纤维血管瘤病人术中往往出血量大，常大于1000mL，尽管术中输注了一定量的血液，但病人仍因急性失血，贫血症状严重。持续低营养状态将导致病人术后恢复困难。

对策：

1. 做好健康宣教。向病人及家属讲解纠正低营养状态的重要性，提高其依从性。

2. 关注病人的实验室检查结果，适时评估营养状况，配合营养师制定营养食谱，采取多种方式补充营养，纠正病人低营养状态。

3. 鼓励病人经口进食。若进食困难可用汤匙喂入口腔，使流质慢慢吞下，少量多餐，进食后应漱口，以保持口腔卫生。

4. 适时静脉补充营养液体。对于经口摄入营养不足的病人，可选择静脉补充脂肪乳、氨基酸等，以及时补充机体所需能量，改善营养指标。在静脉输注过程中，应加强观察有无不适反应，保证输注通路顺畅，穿刺部位无渗出及红肿等，发现异常及时处理。

难点6　口腔清洁的保持及维护

解析：鼻咽纤维血管瘤病人术后鼻咽部完全填塞，鼻腔通气、湿化、加温功能暂时性丧失，需经口呼吸，口腔黏膜干燥，加上口咽部的血性分泌物，容易导致细菌滋生产生异味。因此，必须做好口腔护理。

对策：

1. 术后常规进行口腔护理，2~3次/天。

2. 对张口困难者，协助其用漱口液或生理盐水进行含漱，3次/天。

3. 嘱咐病人多喝水，尤其是餐后多喝水及漱口，保持口腔清洁、湿润，口唇干裂者涂抹润唇膏或石蜡油。

难点 7 鼻腔填塞后舒适度的评估及护理干预

解析：术后行鼻腔填塞压迫止血使病人鼻部肿胀疼痛、无法经鼻呼吸，从而失去鼻腔对吸入气体的加温和加湿功能；经口呼吸引起的咽部干燥、疼痛严重影响病人睡眠；切口疼痛可引起机体明显的应激反应，使血液中儿茶酚胺含量增高，导致心动过速、血压升高，可加重鼻腔出血。因此，术后应及时做好病人舒适度评估，采取有效干预措施缓解病人不适。

对策：

1. 讲解鼻腔填塞及鼻面伤口敷料加压包扎的作用及重要性，嘱病人勿自行拆除。

2. 讲解疼痛的原因、疼痛持续时间及减轻疼痛的方法，酌情提供书报、电视以及音乐等转移病人对疼痛的注意力，鼓励病人，给予心理支持。

3. 适时进行疼痛评估，疼痛评分≥4 分时应及时与医生沟通，遵医嘱给予镇痛药物或安置镇痛泵。

4. 指导病人多喝水、勤漱口，保持口腔清洁及湿润，必要时予以湿润的纱布覆盖口唇，以减轻口腔、咽喉部的干燥不适等。

5. 提供安静舒适的休息环境，避免不良刺激。

【知识拓展】

鼻咽纤维血管瘤术后复发的处理

鼻咽纤维血管瘤术后复发率是相当高的，据统计，复发率为 $1/6\sim1/2$。多因肿瘤基底较广，在切除肿瘤时出血凶猛，留有残体；肿瘤绕过翼板后，经由翼板、翼颌裂达颞下窝、翼腭窝亦不易彻底切除，在术后继续增长。对于复发肿瘤可酌情再行手术、注射硬化剂、放疗或冷冻等治疗。

据多数学者意见，一般在病人 25 岁以后肿瘤可能停止生长，至于术后肿瘤复发自行消失的问题，目前对此仍有争议，但可能性是存在的。亦有术后复发未再处理者。

（辜德英　倪　娜）

第五节 扁桃体恶性肿瘤病人的护理

【概述】

扁桃体恶性肿瘤为口咽部常见恶性肿瘤，发病原因尚不清楚。鳞癌最为常见，其次为恶性淋巴瘤。扁桃体恶性肿瘤好发于 50～70 岁，病人常有嗜烟酒习惯。如果发生于较年轻的非嗜烟酒者，肿瘤往往呈侵袭性生长，生存率亦差。临床表现为咽部不适，异物感，一侧咽痛，吞咽时较明显，晚期咽痛加剧，引起同侧反射性耳痛，吞咽困难，呼吸困难，说话含糊不清等。同侧颌下淋巴结肿大，无压痛，质硬。

对于本病，应按病变范围及病理类型采取不同的治疗措施。恶性淋巴瘤、未分化癌、病变范围广的高分化鳞癌采用放射治疗，加化疗及免疫治疗。对早期扁桃体癌可行扁桃体切除术，伴有颈部淋巴结转移者，同时行颈部淋巴结清扫术，术后辅以放疗及化疗等。

扁桃体恶性肿瘤在早期症状轻微，缺乏特异性，较易误诊。对单侧或双侧扁桃体肿大、充血、变硬，或疑有慢性扁桃体炎或扁桃体周围炎，经正规抗感染治疗无好转者，均应警惕本病。对怀疑扁桃体恶性肿瘤者，若局部活检无法切取深层组织，可行患侧扁桃体切除术，有利于病理检查。对于颈部浅表淋巴结肿大要重视，不要忽视全面体格检查，浅表淋巴结肿大是恶性淋巴瘤的最常见症状，尤以颈部为多。

【护理难点及对策】

一、术前护理难点及对策

难点1　术前护理评估与风险预测

解析：为了保证手术的顺利与安全，术前应评估病人是否合并高血压、糖尿病等全身系统性疾病，有无因口腔局部溃疡、炎症感染而出现发热、血象异常等。术前及时准确的护理评估为医生掌握手术时机和选择术式提供第一手临床资料。同时给予积极的有针对性的护理干预，以确保手术顺利进行。

对策：

1. 评估病人有无高血压、糖尿病、肺心病、肺结核、肝炎等系统性疾病史，并做好入院护理评估记录。特别注意有关出血病史的询问及出血凝血机制的检查。

2. 了解合并有系统性疾病的病人以往治疗用药及疗效，评估病人现状并及时与主管医生沟通，采取相应的干预措施。

3. 积极做好健康宣教：告知病人术前准备内容，指导其进行呼吸功能训练，监测生命体征及血糖，行饮食及口腔卫生指导，嘱咐劳逸结合，预防感冒等。

难点2　病人心理状态的评估及护理干预

解析：扁桃体恶性肿瘤对病人的心理造成很大的打击。手术对组织器官可能造成毁坏，放、化疗后产生不良反应，使病人生命质量下降，生活和工作能力丧失。病人多表现为忧心忡忡、紧张、恐惧，并伴有明显的睡眠障碍及食欲下降。因此，应及时评估病人的心理状态，适时护理干预，使病人以最佳的心理状态接受手术。

对策：

1. 确立适当期望值。了解病人及家属对疾病的认知、对手术的期望，提供相关信息，落实健康宣教，以矫正病人的不正确认识，使其确立适当的预期。

2. 示范与脱敏。讲解术前准备内容、手术方式及过程、术后可能出现的不适反应；介绍同类疾病的病人康复状况，或请康复中的病人现身说法，以逐渐消除病人对手术的异常恐惧。

3. 帮助建立积极应对方式。

（1）术前教病人学会有效咳嗽、咳痰等保持术后呼吸道通畅的方法。

（2）学会深呼吸及腹式呼吸应对紧张及疼痛等不适。

（3）准备纸笔或写字板应对术后交流障碍。

（4）训练床上使用便器应对术后排便方式的改变。

4. 随时关注病人的心理状态，及时予以心理疏导，帮助病人及家属树立战胜疾病的信心。

二、术后护理难点及对策

临床病例

> 病人，男，56岁，因"右侧扁桃体恶性肿瘤"住院，在全麻下行"右侧扁桃体肿瘤切除＋右颈淋巴结清扫＋胸锁乳突肌皮瓣修补术"。术后第1天，病人神志清楚，精神差，半卧位，经鼻咽通气管吸氧 2L/min，血氧饱和度 95%，持续镇痛泵镇痛。张口呼吸，鼻腔及口腔内分泌物多，带血，咳痰无力，口腔内修复的组织皮瓣颜色正常，颈部伤口敷料包扎好，颈侧留置密闭式负压引流盒，引流出血性液体约 100mL。鼻饲管固定、通畅，管饲流质饮食后无恶心、呕吐。

难点 3　呼吸道的管理及预防呼吸道梗阻的发生

解析：全麻插管对病人呼吸道黏膜的损伤、扁桃体及肿瘤切除后咽腔组织的反应性肿胀、颈部淋巴结清扫后敷料加压包扎等易致咽腔变窄，使病人呼吸道梗阻的发生率较高。因此，部分病人术中需同时行预防性气管切开。

对策：

1. 安置适当的体位。

（1）对于麻醉尚未清醒的病人，应保持去枕平卧，头偏向一侧，预防舌后坠堵塞呼吸道，防止口腔分泌物及呕吐物导致误吸。

（2）全麻清醒以后，病人应保持头高位或半卧位。

2. 保持鼻咽或口咽气道通畅。在病人拔除气管插管后，常安置口（鼻）咽通气管，避免舌后坠，以利于抽吸分泌物及氧气吸入。护士应经常检查通气管是否通畅、在位。向病人及家属做好健康宣教，取得配合，预防其自行拔除。

3. 密切观察创口有无活动性渗血、口咽腔组织肿胀情况、有无咯血及呕血现象，嘱病人及时轻轻吐出口中分泌物，勿咽下。

4. 行气管切开的病人，气管切开常规护理，气管切开护理见第四章第六节的相关内容。

难点4　负压引流的单向封闭无菌管理与引流物的观察

解析：扁桃体肿瘤切除联合患侧颈淋巴结清扫术的病人术后常规留置一次性负压引流管。目前采用密闭式负压引流盒进行负压引流，并保证负压引流的有效、通畅。引流液的量、颜色、性状等是评估切口渗血渗液、伤口愈合情况以及有无切口感染的重要指标。

对策：

1. 妥善固定，保持有效引流。

（1）向病人及家属宣教安置引流管的作用及注意事项，避免引流管脱落、压迫或扭曲折叠，提高其认知及自护能力，预防非计划拔管的发生。

（2）妥善固定好引流管及引流盒，做好管道标识。

（3）密切观察引流盒有无胀气现象，若有，提示负压引流失效，应重新恢复负压状态，必要时通知医生及时处理，以保持压力相对稳定，连续不间断负压吸引。

（4）适时更换引流盒，注意仔细检查引流装置的密闭性，注意无菌技术操作。

2. 观察及记录引流液情况。密切观察引流液的性质及量，并做好护理记录。一般术后引流液颜色由暗红变为深红，再变为淡红色，颜色逐渐变淡，引流量在12小时内不超过250mL。若引流液为乳白色，应考虑为乳糜漏（为术中损伤胸导管所致）。若引流量在短时间或12小时内超过250mL，呈鲜红色，应考虑有创口出血。若无引流物流出或引流量甚少而面颈部肿胀明显，可能为引流管阻塞、折叠或放置于伤口部分的引流管位置不佳影响引流效果。出现以上情况应立即通知医生，协助及时处理，落实健康宣教。

3. 适时拔除引流管。依据伤口情况，一般在术后第3天，24小时引流量少于30mL时，医生即可拔除引流管，并行伤口加压包扎。拔除引流管后，护士应继续观察伤口肿胀及渗出液情况。

难点5　营养状态的评估及护理干预

解析：扁桃体恶性肿瘤术后，局部创口疼痛，颈侧创口负压引流管及鼻饲管的刺激，对病人的进食影响很大，加上病人术后饮食选择受限，食欲变差，因而造成病人营养摄入不足，出现营养不良、体重下降等表现。持续低营养状态将导致病人机体免疫力差，影响术后创口及身体功能的恢复。

对策：

1. 术后及时评估病人营养状态及进食状况，关注病人的实验室检查结果。

根据营养评估结果，与医生沟通，请营养师会诊，配合营养师拟定营养食谱。

2. 关注病人进食情况。

（1）术后安置胃管期间，定时管饲营养师配置的流质饮食，并注意观察有无不良反应，根据具体情况协助营养师进行适时调整。必要时增加两餐之间果汁、蔬菜汁、各类汤汁管饲，保证蛋白质、维生素的充分摄入。

（2）术后可经口进食时，鼓励病人进食，少量多餐。若进食困难可用汤匙喂入口中，使流质慢慢吞下，进食后可饮适量温开水，再用生理盐水或漱口液漱口，保持口腔卫生。

3. 对于鼻饲营养或口服营养摄入不足的病人，遵医嘱通过静脉补充营养物质，促进病人康复。在静脉输注营养液的过程中，应加强观察有无不良反应，保证输注通路顺畅、穿刺部位无渗出及红肿等，发现异常及时处理。

难点 6　口腔清洁的持续维护

解析：扁桃体恶性肿瘤病人术后由于口腔内有伤口，口腔的自洁功能受到破坏，加上病人及家属对保持口腔清洁认知不足，依从性较差，病人往往不能有效地清洁口腔。口腔的清洁关系到病人修复皮瓣的成活及伤口的恢复，因此，必须重视病人的口腔护理。

对策：

1. 落实健康宣教，向病人及家属宣教口腔清洁的必要性，提高其依从性。

2. 术后常规予以口腔护理 2～3 次/天。

3. 指导并协助病人用漱口液或生理盐水或 3％艾利克 50mL 加 0.9％氯化钠 500mL 含漱，每 3～4 次/天，尤其是在进餐后。

4. 张口困难者可采用注射器抽取漱口液进行行口腔冲洗，2～3 次/天。注意冲洗时漱口液应从臼齿处注入，嘱咐病人将漱口液含在嘴里 1～2 分钟，并适度活动口腔使漱口液流动，以充分清洁口腔，然后轻轻吐出，必要时可借助吸引器吸出，避免病人发生误吸、呛咳。行气管切开的病人，冲洗口腔前可先将气囊充气，冲洗完口腔后将气囊放气，这样可有效预防误吸及呛咳。

5. 术后 1 周后可酌情指导病人使用软毛牙刷刷牙，嘱其注意动作轻柔，避免损伤创口及牙龈。

难点 7　出院后的延续治疗及自护知识宣教

解析：扁桃体恶性肿瘤病人术后仍需要接受放疗及化疗等综合治疗，以达到满意的治疗效果。然而，多数病人对出院后的复诊及继续治疗相关事宜表现出焦虑、无助，担心放疗和化疗的不良反应。因此，做好病人及家属健康宣教，提高其自护能力非常必要。

对策：

1. 在计划出院前 2～3 天就开始给病人及家属逐步行健康宣教，内容包括自护技能（气管切开护理、吸痰法、鼻饲法、雾化吸入法等）、饮食、活动与休息、用药、复诊、病历复印、出院办理、肿瘤科继续治疗的必要性等。

2. 向病人及家属讲解到肿瘤科继续治疗的就诊流程。常规有两种方式：一是住院期间请肿瘤科医生会诊后等待转科治疗，二是出院后带上病理检查结果等相关资料到肿瘤科门诊就诊。讲解两种就诊的优缺点，协助病人及家属权衡利弊，确保治疗的延续性。

3. 向病人及家属讲解放疗可能出现的不良反应及应对方式。

（1）放疗期间注意做好局部皮肤的护理，勿用肥皂、酒精等刺激性的洗液或消毒液清洁皮肤，应用温水轻轻擦拭。

（2）放疗部位皮肤出现色素沉着、脱皮、发红、发痒等现象属正常反应，切勿抓挠、人为去除脱皮，勿擦护肤品，保持局部清洁即可。

（3）贴身衣服以棉质的材料为宜，勿穿化纤类衣服。

（4）保持口腔清洁湿润，多喝水，勤漱口，可适时用淡盐水漱口。

（5）气管切开戴金属气管套管者，放疗前需更换为塑料气管套管，以免影响放疗效果。

4. 向病人及家属讲解化疗可能出现的不良反应及应对方式。

（1）化疗期间注意保暖，预防感冒。建议外出戴口罩，并注意保持口罩的清洁卫生，污染后随时更换。

（2）化疗可引起恶心、呕吐、腹泻等胃肠道反应，注意饮食清淡，多样化，保证营养均衡，少量多餐。

（3）化疗可引起头发脱落，化疗结束后头发会重新生长出来。建议选择戴假发或帽子。

5. 嘱咐病人出院后要保持情绪稳定，适时锻炼身体，如散步、打太极拳或练瑜伽等，以增强体质，提高免疫力。

6. 采用互动式的健康宣教模式向病人及家属行健康宣教及自护技能指导。责任护士让病人或家属简要复述前一天做的健康宣教内容，必要时补充及多次反复交代，直到家属或病人掌握为止。

7. 加强与病人及家属的交流，及时解答病人的疑问，指导发现的问题等。

【知识拓展】

扁桃体恶性肿瘤并发大出血的预防治疗方法

目前，扁桃体恶性肿瘤主要采用手术、放疗及化疗相结合的综合性治疗方法。由于扁桃体居头颈部特殊的解剖部位，无论是手术还是放疗都可能出现并发症。常见并发症有黏膜干燥、张口困难、下颌骨放射性坏死、手术后伤口感染、颈动脉破裂大出血。

扁桃体的动脉血供主要来自颈动脉的分支，主要为腭降动脉、腭升动脉、面动脉扁桃体支、咽升动脉扁桃体支、舌背动脉扁桃体支。多数病人经放疗后有张口受限，组织较脆，出血时不易缝扎出血点，且压迫止血效果不明显。病人大多出血多且较急，行颈外动脉结扎风险及创伤较大，病人多不能耐受。现随着放射介入学科的不断发展，行选择性介入栓塞治疗，疗效确切，创伤小，术后恢复快，不失为治疗扁桃体恶性肿瘤大出血的一种值得推广的好方法。

（辜德英　余　蓉）

第六节　咽部间隙脓肿病人的护理

【概述】

在颈深部感染中，咽部间隙脓肿在临床上较为常见，如扁桃体周围脓肿、咽后间隙脓肿、咽旁间隙脓肿。

1. 扁桃体周围脓肿：为扁桃体周围间隙内的化脓性感染，先发生蜂窝织炎，再继发形成脓肿，多见于青中年。大多继发于急性扁桃体炎，以慢性扁桃体炎急性发作者更多见。主要症状：急性扁桃体炎 3～4 天时出现持续高热，一侧咽痛加剧，放射至耳部及牙齿。再经 2～3 天后疼痛加剧，吞咽困难，病人表情痛苦，头偏向患侧，言语含糊，似口中含物，张口困难。咽部检查可见软腭和腭垂红肿，一侧腭舌弓明显隆起，穿刺此处有脓液即可确诊。

扁桃体周围脓肿的治疗：脓肿未形成时给予足量抗生素及适量的糖皮质激素抗炎消肿治疗；脓肿形成后穿刺抽脓，并按常规方法切开引流，充分排脓。对多次脓肿发作者，可在炎症消退 2 周后行扁桃体切除。

2. 咽后间隙脓肿：为咽后间隙的化脓性感染，分急性咽后脓肿和慢性咽后脓肿两种。

急性咽后脓肿以咽后淋巴结化脓最常见，多发于 3 岁以下婴幼儿。起病急，病人有畏寒、高热、烦躁、咽痛、拒食、奶汁反流入鼻腔、呛咳等症状。病儿哭声含糊不清，似口中含物，有不同程度的呼吸困难，入睡时加重，可有鼾声。确诊后尽早行脓肿切开引流术，术后抗感染治疗，保持引流通畅，排尽脓液直到痊愈。

慢性咽后脓肿多见于成年人，由颈椎结核引起，在椎体与椎前筋膜之间形成囊性脓肿，多有结核病的全身症状，起病慢，无咽痛，有咽部阻塞感。检查见咽后壁隆起、充血，咽腭弓推移，局部有脓性分泌物，双侧或单侧颈淋巴结肿大、压痛。主要治疗方法为抗结核治疗、咽穿刺抽脓、脓腔内注射抗结核药物，但不可在咽部切开。

3. 咽旁间隙脓肿：为咽旁间隙的化脓性感染，先以蜂窝织炎开始，发展为脓肿。全身症状包括发热、畏寒、头痛、乏力、食欲减退，以及持续高热或脓毒血症的弛张热，病情严重时呈衰竭状态。局部症状包括咽痛及颈部剧痛、吞咽困难、言语不清，部分病人可有张口受限。脓肿形成前应全身抗感染治疗，使用足量敏感的抗生素，适量使用糖皮质激素，防止感染蔓延和并发症发生。脓肿形成后立即行脓肿切开引流术，根据脓肿形成的位置采用颈外入路或经口入路，充分引流，术后连续抗感染治疗。

【护理难点及对策】

一、术前护理难点及对策

难点 1　身体状况评估及护理干预

解析：咽部脓肿是消耗性疾病，病程一般较长，持续高热或脓毒血症、咽侧及颈部剧烈疼痛、吞咽困难等导致病人消耗过度，而摄入又不足，极易出现衰竭状态。脓肿常常伴发邻近器官疾病或基础疾病，如糖尿病、高血压、结核病等，使病人的身体状况及精神状态受到双重打击。及时准确的基本状态评估为医生掌握手术时机和选择术式、手术后对症及支持治疗提供第一手临床资料；同时应给予必要的、有针对性的护理干预，以确保手术顺利安全及治疗效果。

对策：

1. 评估并监测病人生命体征、意识、身体活动、饮食及营养状况，及时完成相关检查并追踪检查结果，特别是血常规及生化指标。

2. 评估病人发病前是否有急性扁桃体炎或慢性扁桃体炎急性发作病史，有无咽部疼痛及发热，了解是否有咽部异物及外伤史，并做好入院护理评估记录。

3. 对合并有基础疾病及影响机体免疫力疾病的病人应询问其病史与用药疗效、病人现状，并及时请相关科室会诊。

4. 根据病人的现状评估手术风险，并积极做出相应护理处置：

（1）告知病人及家属相关疾病的治疗方法、手术风险。

（2）做好相应的健康教育，如吞咽训练、避免上呼吸道感染、口腔清洁、饮食卫生、合理休息等。

难点 2　病人心理状态的护理评估及干预

解析：咽部脓肿是急性炎症，因起病急骤，症状明显，容易使病人感到痛苦，烦躁不安。病人常因高热不退、咽喉肿痛、吞咽困难、呼吸不畅及需行脓肿切开而感到紧张、恐惧。应及时评估病人的心理状况，根据病人对疾病的认知程度及文化层次，采取不同的心理疏导措施，使病人以最佳的心理状态接受手术。

对策：

1. 了解病人心理状态，给予心理支持。该病常以急诊收入院，护士应第一时间到达床旁，安抚病人，及时做好护理评估，注意倾听病人主述，解释疾病相关症状发生的原因、治疗效果等，以缓解病人的紧张情绪。

2. 向病人进行健康宣教。

（1）介绍疾病的发生发展过程、计划用药情况及药物作用。

（2）告知相关注意事项，如暂禁食禁饮，半卧位休息，不要用力咳嗽、咯痰，出现气紧、胸闷、呼吸困难等情况应立即呼叫医务人员。

（3）介绍手术名称及简单的手术过程、麻醉方式、术前准备目的及内容，并向病人讲解术后可能出现的不适及需要的医疗处置，使病人有充分的心理准备，减少顾虑，消除紧张情绪，增强治疗信心，以此促进病人术后的康复。

二、术后护理难点及对策

临床病例

> 病人，男，41岁，因"咽部脓肿"急诊住院，入院6小时后在全麻下行"颈侧切开咽部脓肿切开引流术"，术中引流出暗红色恶臭脓液约100mL，安置负压引流管2根，给予抗炎消肿等对症治疗。术后第1天，病人神志清楚，半卧位，无气紧、口唇发绀，鼻导管吸氧2L/min；咽部疼痛较术前明显缓解，有吞咽疼痛，口腔内分泌物多，能自主吐出；颈部负压引流通畅，引流出脓血性液体约80mL，颈部敷料少许渗血，暂禁食。

难点3　呼吸道的管理及预防呼吸道梗阻的发生

解析：咽部手术后，局部组织损伤、全麻插管造成的喉部水肿、颈部术区出血压迫气道及气道内血凝块阻塞是导致急性呼吸道梗阻的主要原因。分泌物增多阻塞呼吸道，易导致气道痉挛。

对策：

1. 安置适当的卧位。病人全麻术后回病房2~4小时内，取去枕平卧位，头偏向一侧，避免呕吐物误吸入呼吸道引起窒息。而后半卧位，使颈部舒展，避免颈部后仰及活动过剧牵拉伤口。

2. 及时有效地吸净分泌物。吸痰操作简单，但很容易引起并发症，为避免发生意外情况，应注意以下几点。

（1）有效吸痰：吸痰前使用听诊器置于双侧肺部，确定痰液的位置、范围等。吸痰完毕后再次使用听诊器确定有无痰鸣音，以明确吸痰的效果。

（2）掌握吸痰时机：听到明显的痰鸣音，应立即吸痰。吸痰不及时可造成呼吸道不畅、通气量降低、窒息，但吸痰过于频繁又可增加对呼吸道的刺激，使分泌物增多，严重者导致气管黏膜损伤，加重低氧血症。

（3）正确吸痰：采用软质、圆头 12~14 号硅胶吸痰管。将吸痰管直接置于痰液处再提旋吸引，一次吸净。每次吸痰时间不超过 15 秒，连续吸痰不应超过 3 次。吸痰前给予中高流量吸氧 3 分钟。

（4）有效的氧气吸入：必须在呼吸道通畅的前提下保证有效的氧气吸入。保证病人的血氧饱和度维持在 95％以上，持续低于此水平则应做充分的评估、密切的观察、必要的处理。

3. 密切观察呼吸情况。观察呼吸的频率、节律，双肺是否对称；观察皮肤、黏膜是否发绀等；听呼吸音。呼吸情况欠佳的病人，床旁备好气管切开物品，做好急救准备。

难点 4　负压引流的无菌管理与引流液的观察

解析：咽部脓肿术后需给予病人颈部持续负压引流，保证负压引流有效、通畅，观察并记录引流液的量、颜色、性状等，并可以此评估感染控制效果、引流效果以及伤口愈合情况。

对策：

1. 保持有效的引流是关键。颈部持续负压引流常规保留 48~72 小时，连续不间断负压吸引，保持压力相对稳定。定时挤压引流管，避免引流管堵塞。保持负压引流通畅，防止引流管因受压或打折而阻塞。负压引流器应低于伤口，避免倒流。引流量多时应及时更换。

2. 妥善固定。妥善固定引流管，告知病人不要牵拉引流管，防止脱落。翻身前应先整理好引流管，下床活动时可将引流管固定于衣服扣子上或手腕上，避免非计划拔管。

3. 准确记录引流量。密切观察引流量，并将每 24 小时的引流量记录在病历上，引流量是判断感染控制情况及评估拔管时机的重要依据。

4. 观察引流液的颜色及性状。正常情况下，术后 24 小时引流液呈脓血性，后颜色逐渐变浅。如引流液颜色突然变深、呈鲜红色且引流量增加，应警惕出血；如引流物过度黏稠应及时告知医生，必要时采取冲洗引流法。

5. 适时拔除引流管。依据伤口情况，一般 24 小时引流量不足 20mL 时，即可拔除负压引流管，并行伤口加压包扎。拔除引流管后，护士应继续观察伤口肿胀情况。

难点 5　水电解质失衡的观察及纠正

解析：病人因咽部疼痛明显，食欲减退，进食不足。持续高热、机体自身消耗、颈部引流液的流失都可导致体液丢失过多。如果营养及体液得不到补充或补充不足，易出现水电解质失衡。咽部脓肿病人常见高渗性脱水和低钾血症。

对策：

1. 观察生命体征。观察有无心率加快、脉搏细速、血压不稳或降低等血容量不足的表现。

2. 观察病人口腔内颊黏膜或牙龈缘区有无出现干燥，若有干燥，提示体液不足。

3. 观察病人出入量。出量包括尿量、呕吐物、汗液、大便及呼吸道、创面引流和蒸发的液体量等。入量包括经胃肠道和非胃肠道摄入的液体，如饮食、饮水量、静脉输液量和管饲等。如实做好护理记录。

4. 病人因水分摄入不足或水分丧失过多易出现不同程度的缺水。护士应根据病人体重及其他临床表现和辅助检查评估缺水程度。

5. 维持充足的体液量，遵医嘱及时准确地经静脉补充水分及电解质溶液。补液过程中，护士必须严密观察治疗效果，注意不良反应。观察病人的精神状态、缺水征象、生命体征、尿量及辅助检查中尿比重、血常规、血清电解质等。

6. 根据病情鼓励病人自行进食清淡流质或半流质饮食，多饮水。短时间内不能经口进食者，尽早安置保留胃管。

难点 6　口腔清洁的持续维护

解析：口腔清洁护理可减少口腔内的细菌，促进唾液分泌，增强口腔自净能力，保持口腔的良好状态和功能，提高病人免疫力，预防局部感染，促进伤口愈合，增加病人生理和心理舒适感，增进食欲。

对策：

1. 评估病人口腔黏膜色泽，有无干燥、肿胀或溃疡，口腔有无异味，有无龋齿、义齿，有无牙菌斑、牙周肿痛及出血，口唇有无干燥、出血、破损或肿胀，唾液分泌有无减少。

2. 根据病人自理能力和病情，选择合适的口腔护理方式（擦拭法、冲洗法、刷洗法）、护理频次和口腔护理液。

3. 及时协助病人清除口腔分泌物，可用生理盐水和漱口液交替漱口，保持口腔清洁。

4. 病人咽部脓肿较大时，应根据病人的咽拭子培养结果、口腔 pH 值了解病人口腔黏膜和咽部感染情况，选择合适的护理液。

5. 口唇干裂者可涂保湿唇膏或液体石蜡。

6. 可经口进食者，鼓励多喝水，勤漱口，保持口腔清洁和湿润。

难点 7　局部特殊用药的护理

解析：局部治疗是用多种方法使药物直接接触咽部发挥灭菌消炎、消肿、止痛、收敛及稀释分泌物、湿润呼吸道、减轻伤口疼痛、促进伤口愈合等作用。临床常用含漱法、含片法、涂药法、熏气法、雾化法等。

对策：

1. 了解病人有无药物过敏史以及哮喘、癫痫等病史。

2. 根据病人病情，遵医嘱给予局部用药护理。

3. 告知病人药物名称、作用、使用方法及注意事项，并观察用药后的反应及效果。

4. 根据病人咽痛部位，选择不同的用药方法。如含漱法只能用于咽峡以前，咽后壁及侧壁较难触及。含片法可使药物成分直接作用于口腔、咽峡、咽壁及咽喉部黏膜。雾化法是将液体药物以雾状形式喷出，通过人体呼吸运动进入呼吸道，作用于咽喉、支气管、肺部。

5. 局部用药过程中应及时观察病人面色和呼吸，如有呛咳和呼吸困难应立即停止用药并立即告知医生，监测病人生命体征，做好护理记录，必要时备好抢救用品。

【知识拓展】

咽部间隙脓肿的并发症

扁桃体周围脓肿并发症：炎症扩散到咽旁隙，可使咽旁脓肿向下蔓延，若引发喉炎及喉水肿，可导致呼吸困难。同时应警惕颈内静脉血栓、化脓性颈淋巴结炎、败血症或脓毒血症的发生。

咽后间隙脓肿并发症：①呼吸困难，由脓肿增大，压迫喉腔或发生喉水肿所致。②吸入性肺炎与窒息，脓肿破裂，脓液涌入下呼吸道引起。③咽旁隙脓肿，脓肿向外侧破入咽旁隙。④出血，若脓肿侵蚀大血管，可发生致死性大出血。

咽旁间隙脓肿并发症：①向周围扩展，可引发咽后脓肿、喉水肿、纵隔炎。②颈动脉鞘感染，侵蚀颈内动脉，可使颈内动脉壁糜烂而引起致命性大出血；侵犯颈内静脉，可引起血栓性静脉炎或脓毒血症。

（乔怡歆　周建萍）

第四章 喉部疾病护理

第一节 急性会厌炎病人的护理

【概述】

急性会厌炎又称急性声门上喉炎，是急性感染或某种急性变态反应引起的声门上区会厌黏膜的急性炎症，是耳鼻喉科常见的一种急危重症，可引起喉梗阻而导致窒息死亡。急性会厌炎具有起病急、进展快、死亡率高的特点。成年人、儿童均可患病，全年均可发生，但冬春季节多见。

急性会厌炎的发病机制主要是会厌黏膜及黏膜下组织高度充血肿胀，有时可增厚至正常的 6~10 倍，会厌肿胀似球状，所以易堵塞呼吸道引起喉梗阻。该病起病急骤，常伴有畏寒、乏力、发热等全身中毒症状，以及吞咽困难、呼吸困难等局部症状，病情发展非常迅速，因此应引起护士的高度重视，积极配合医生做好抢救、治疗和护理。

急性会厌炎的治疗：抗感染，全身使用足量强有力的抗生素及糖皮质激素；对由变态反应引起的成年会厌炎病人，应积极进行抗过敏治疗；局部用药，雾化吸入糖皮质激素；对明显呼吸困难，静脉用药后呼吸困难无改善者应行气管切开，建立人工气道，保持呼吸道通畅；加强全身支持治疗，保持水电解质平衡和酸碱平衡；如有会厌脓肿形成，需切开引流。

【护理难点及对策】

临床病例

病人，男，45 岁，因"急性会厌炎"急诊入院，推入病房，神志清楚，痛苦病容，有吸气性呼吸困难，轻度吸气性软组织凹陷，双手紧压喉部，张口流涎，拒食，端坐位，不愿讲话，体温 39℃。

难点 1 咽喉部疼痛的护理评估及干预

解析：急性会厌炎是急性炎症性疾病，炎性刺激及会厌充血肿胀导致该病的主要临床症状之一为咽喉剧烈疼痛，吞咽时加重，严重时唾液也难以咽下，导致张口流涎、拒食。

对策：

1. 做好疼痛评估及心理护理。

（1）及时评估病人咽喉疼痛程度，向病人解释疼痛的原因及疾病过程，指导病人应用放松疗法等以缓解疼痛。

（2）告知病人在病区接受严密观察的重要性，防止病人因咽痛和呼吸困难暂时减轻而离开病房导致意外发生。

2. 及时采取止痛措施。

（1）遵医嘱雾化吸入抗炎、消肿药物。

（2）给予颈部冷敷或药物含片。

（3）必要时遵医嘱应用镇痛药物，观察病人用药后的反应，并做好护理记录。

（4）尽量少做吞咽动作，可将口中分泌物轻轻吐出，少说话、轻咳嗽以便会厌休息，有利于水肿消退。

3. 做好有针对性的健康教育。

（1）嘱病人卧床休息，减少活动，保持病房安静，减少噪声刺激。

（2）嘱病人多喝温凉开水，进清淡无刺激的流质或半流质饮食，以减轻对会厌的刺激。

（3）加强口腔护理，进食后用漱口液漱口。

难点 2 水电解质失衡的观察及纠正

解析：病人因咽部疼痛、吞咽困难、梗阻感明显，进食不足，丢失的水分得不到补充，伴随畏寒、发热、食欲减退等全身症状，导致体液丢失过多，易出现水电解质失衡。

对策：

1. 病人入院后护士应评估病人近期的体重、饮食、营养状况及有无呼吸系统疾病、心血管系统疾病及内分泌系统疾病（如糖尿病），做好入院护理评估记录。

2. 密切观察病人体温变化，高热病人采用物理降温或根据医嘱使用药物降温。注意保暖，及时更换被汗浸湿的衣被，保持皮肤清洁。注意观察病人体液丢失量。

3. 鼓励病人多饮水，进食温凉、高热量、高蛋白流质饮食，少吃多餐，确保进食量。

4. 及时观察病人有无全身乏力、食欲减退、口渴、烦躁等症状，建立静脉通道，增加补液量，及时监测病人电解质变化，根据检测结果补充水电解质。

5. 对于伴有糖尿病者应密切观察其呼吸变化和气味，预防酮症酸中毒的发生，同时严密监测病人空腹及三餐后 2 小时血糖变化，注意激素类药物的使用控制。

难点 3　预防呼吸道梗阻的发生

解析： 会厌肿胀可引起不同程度的吸气性呼吸困难，伴有高调吸气性哮鸣，可引起窒息。引起阻塞的机制：①黏膜肿胀使气道变狭窄；②气道内形成痂皮及假膜，影响气流通畅；③气管内炎性渗出物阻塞。部分阻塞者常引起强力咳嗽，可闻及喘鸣和嘈杂的空气流动声。换气不良者，咳嗽无力，吸气末带有高调喘鸣，呼吸困难，面色发绀或苍白。呼吸道完全阻塞者，出现急性喉梗阻，突然不能说话、咳嗽或呼吸，极度呼吸困难，若救治不及时或处理不当往往会导致病人窒息死亡。

对策：

1. 按医嘱及时给予病人足量的抗生素和激素类药物，观察用药疗效。

2. 密切观察病人的呼吸状态，监测血氧饱和度，发现呼吸困难、吸气性软组织凹陷、喉喘鸣等喉阻塞症状，应立即吸氧，向医生汇报并准备急救用品。

3. 床旁备置气管切开包，对严重呼吸困难病人做好气管切开术前准备。

4. 向病人讲解本病的特点及危害，使其理解并配合治疗、护理，不随意离开病房。

难点 4　遵医行为的改善

解析： 病人对医嘱的依从性直接影响疾病的治疗和转归。因此，遵医行为与医生的诊治是否顺利、临床疗效以及康复情况都有着密切的关系。急性会厌炎病人对疾病知识不了解，不知道该疾病潜在的危险，症状一旦改善，配合治疗的意识就会变得淡薄。健康知识宣教对提高病人医嘱依从性尤为重要。

对策：

1. 护士应根据病人一般资料、临床症状进行有针对性的入院宣教和疾病讲解，使病人对所患疾病有正确的估计和认识，能很快适应病人角色。

2. 医护人员应积极主动关心病人，建立融洽的医患关系，使病人对医护人员产生信任及依赖感。

3. 及时告知病人检查和治疗的目的、意义及重要性，纠正病人对检查及防治措施的错误认识和不正确的态度，使其主动配合医务人员的检查、治疗，尽快摆脱疾病的困扰。

4. 及时告知病人疾病治疗情况及效果，使病人了解自身病情、恢复程度、下一步治疗及护理措施等，减轻心理压力，提高治疗依从性。

5. 根据病人认知水平、自我管理能力和保健意识说明遵医行为的重要性，必要时反复说明，提高病人对医嘱的理解和记忆程度。

【知识拓展】

急性变态反应性会厌炎

急性变态反应性会厌炎属Ⅰ型变态反应，当抗原进入机体后，产生相应的IgE抗体，再次接触相同抗原时，发生肥大细胞脱颗粒，释放大量血管活性物质组胺。组胺、缓激肽类物质均具强烈的血管舒张作用，使毛细血管充血渗出、腺体分泌增加，尤其是缓激肽类物质可使组织在短时间内出现剧烈水肿。变应原主要是通过吸入、接触和食入进入机体，多为药物、血清、生物制品或食物，也可继发细菌、病毒的感染。药物中以青霉素最多见，阿司匹林、碘或其他药物次之。食物中以虾、蟹或其他海鲜多见，个别人对其他食物亦有过敏。急性变态反应性会厌炎多发生于成年人，常反复发作。

该病发病急，常在用药半小时或进食2~3小时内发病，进展快。主要症状是咽喉部阻塞感和说话含混不清，一般无声音嘶哑，初期可无呼吸困难。本病虽然症状可不典型，但危险性很大，变态反应性水肿主要发生在以会厌为主的声门上区，会厌、杓会厌襞组织高度水肿，有时在咳嗽或深吸气后，甚至病人更换体位时，水肿组织嵌入声门，突然发生窒息，抢救不及时可能导致死亡。

治疗：首先进行抗过敏治疗，成年人皮下注射0.1%肾上腺素0.1~0.2mL，同时肌内注射或静脉滴注氢化可的松100mg或地塞米松10mg。治疗中及治疗后应密切观察。1小时后，若阻塞症状不减轻或水肿仍很明显，可考虑做预防性气管切开，此时不能以梗阻性呼吸困难的程度决定是否行气管切开。如情况紧急，也可选择紧急气管切开或环甲膜切开，若有窒息，应同时进行人工呼吸。尽可能弄清变应原，避免再次接触诱发。

（乔怡歆　周建萍）

第二节　声带良性增生性病变病人的护理

【概述】

声带小结、声带息肉、声带任克水肿、声带囊肿等声带良性增生性病变，为发音障碍的常见原因，主要为声带固有层浅层及上皮层发生改变。主要诱因包括用声过度或用声不当，其他易患因素包括吸烟、咽喉反流、过敏等。

1. 声带小结：声带小结位于声带游离缘前中1/3交界处，表现为局限性黏膜肿胀或结节样突出，双侧对称，多见于成年女性及学龄儿童，特别是男孩。常见病因有长期用声过度或用声不当，病人常常使用硬起声发音，音调过高或过低等。多数病人还有高声喊叫、尖叫，说话时间长或在嘈杂的环境中用声时间过长等经历或习惯。流行病学因素包括：①性别因素，女性声带振动频率更快，因此更容易受损而形成声带小结；②职业因素，教师、售货（票）员、演员、律师等职业用声人员是易出现发音障碍的高危人群；③年龄因素，声带小结为学龄儿童最常见的发音障碍；④精神因素，成年人声带小结多发生于爱说话、具有攻击性、易紧张、愤怒、压抑的人群，儿童声带小结者同样具有好动、用声无节制等特点；⑤其他相关因素包括过敏、慢性咳嗽、咽喉反流、内分泌失调、上呼吸道感染、声带脱水、上呼吸道分泌物过度黏稠、耳及听力问题、其他先天性疾病等。

声带小结病人的主要临床症状有声音嘶哑、音域改变及发音疲劳等。喉镜检查可见双侧声带前中 1/3 交界处有对称性结节状隆起，病程短者呈粉红色息肉状，病程长者呈白色结节状小隆起，表面光滑。发声时两侧小结相互靠在一起使声门不能完全闭合。

声带小结病人首选发音治疗。通过发音治疗，早期小结通过禁声，使结节缩小、消失或是症状消失。儿童的声带小结多在青春发育期自行消失。对于最终需要手术切除的小结，手术前后的发音治疗对于防止复发也是十分必要的。治疗过程中还应求得心理医生及言语病理学家的合作，以获得最佳效果。当保守治疗无效、病变明显增大时，应进行手术治疗。其他治疗有控制致病因素、中成药治疗、加强嗓音保健、避免不良因素的刺激。

2. 声带息肉（polyp of vocal cord）：声带息肉为喉部慢性非特异性炎症性疾病，好发于声带前中 1/3 交界处，为半透明、白色或淡红色表面光滑的肿物，单侧多见，也可双侧同时发生。声带息肉是声音嘶哑的常见病因之一，常由用声不当或用声过度所致，也可为一次强烈发声后所致。上呼吸道存在炎症时滥用声带发音、吸烟、变态反应以及内分泌紊乱等也可能诱发声带息肉。主要病理改变为声带的任克间隙发生局限性水肿，血管扩张及出血，表面覆盖正常的鳞状上皮，病程长者息肉内可见明显的纤维组织增生或玻璃样变性。主要症状为较长时间的持续性声嘶，息肉大者声嘶重；同时还可能有音域改变、发音疲劳、咽喉部不适。声带息肉巨大者可以堵塞声门引起呼吸困难。喉镜检查可确诊，确诊后应手术切除，根据息肉大小、部位等具体情况选择手术在间接喉镜、纤维喉镜还是支撑喉镜下进行。术后需要禁声休息，并纠正不恰当的发声习惯。

3. 声带任克水肿：为声带一种特殊类型的良性增生性病变。主要表现为声带黏膜下固有层浅层（任克间隙）全长高度水肿，常为双侧，既往曾被称作声带广基鱼腹状息肉、息肉样声带炎、息肉样退行性变或声带慢性水肿样肥厚等。水肿是声带对外伤、污染、用声不当所产生的自然反应，除嗓音滥用等因素外，此病与吸烟关系最大，也与咽喉反流、鼻及鼻窦的慢性病及代谢异常等有关。声带任克水肿病人均有长期声音嘶哑病史，病程从几年至几十年不等，同时可能伴有发音疲劳和咽喉部不适，病变严重者的水肿声带还可能阻塞声门引起呼吸困难。喉镜检查可见声带全长呈膨胀性水肿，黏液半透明，毛细血管网清晰可见。

当引起声带任克水肿潜在的原因被确定及治疗后，一些病人的声带水肿会部分缓解。保守治疗包括：吸烟病人应戒烟，伴有咽喉反流者应进行相应抗酸治疗，控制发音滥用，同时进行发音治疗。如果在戒烟、停止刺激及矫正发音滥用后声带任克水肿仍无缓解，则需要进行手术治疗。手术适应证包括对自身发音质量不满、有癌变可能或有呼吸道阻塞症状。如果手术方法得当，任克水肿术后很少复发。在临床治疗过程中，在切除病变的同时，应矫正不良的生活习惯及发音习惯，保证术后发音功能的恢复。

4. 声带囊肿：为原发于声带的囊肿，多见于成年人，通常为单侧，但可以引起对侧接触性小结。声带囊肿通常由创伤阻塞黏液腺管引起，也可以为先天性或由其他原因引起，病人多有发音滥用的病史。主要症状为持续性声音嘶哑、不能发高调音、高音易疲劳等。当囊肿自行破裂后症状可以暂时缓解。声带囊肿多位于声带中部、向内侧或上表面膨出，表面光滑，呈半透明或淡黄色。治疗常需要手术切除，术中囊壁应完全切除以防止复发，手术前后可辅以发音训练。

【护理难点及对策】

一、术前护理难点及对策

难点 1　病人对疾病的认知评估及护理干预

解析：声带良性增生性病变的治疗方法较多，医生的观点也不尽相同，不同层次的病人往往对疾病的认识出现两极分化现象。部分病人因医生告知疾病为良性，出现无所谓的心理，对手术治疗产生怀疑，从而合作性较差；部分病人由于声音嘶哑持续加重、迁延不愈，担心病情恶变而出现紧张、恐惧心理。声带良性增生性病变的发生与病人的生活习惯密切相关，绝大部分病人用嗓不当，主要是发声方法不对，发声强度过大、时间过长，从而形成恶性循环，导致声带的一些病变。为解除病人的心理负担，保证手术的效果，术前应及时准确地了解病人对疾病的认知，为术前术后的健康教育提供第一手临床资料，同时实施有针对性的健康指导，确保最佳手术效果。

对策：

1. 评估病人的心理状态，填写心理状态评估表并判断结果。

（1）随时了解病人心态，针对其心理特征给予耐心解释，随时关心、安慰病人。

（2）介绍手术的目的、手术方式的优势及先进性、手术的过程及特点，让病人有充分的思想准备，减少对手术的恐惧和焦虑，积极配合治疗。

（3）告知病人手术相关风险。

2. 评估病人及家属对疾病相关知识的了解情况，进行相应健康教育。

（1）介绍声带良性增生性病变发生的原因、预防知识、治疗方法等。

（2）介绍正确用声与疾病愈后的关系，要求病人少说话，避免长时间或大声讲话，戒烟。

3. 评估病人有无心血管系统疾病及内分泌系统疾病并做好入院护理评估记录。对合并有系统性疾病的病人应询问其病史与用药疗效情况、现状，并及时与经治医生沟通。

4. 观察病人有无气紧、胸闷、咳血痰及呼吸困难等症状，及时监测生命体征，出现异常应及时向医生汇报。

难点2　日常用嗓习惯的评估及矫正

解析：声带良性增生性病变的发生与病人的用嗓习惯密切相关。应及时评估病人的日常用嗓习惯。常见的不良习惯有：进食大量辛辣、油腻、煎炸或含有巧克力的刺激性食物；吸烟及饮大量刺激性饮品，如酒、咖啡和浓茶；长时间待在干燥环境中（空调房、猛烈阳光下）；说话多但饮水少或不饮水；清嗓，大力咳嗽；长时间不停用嗓（唱歌、说话）或在嘈杂环境下大声说话等。医务人员应发现并判断病人的不良习惯，制定有针对性的矫正措施，保证治疗效果。

对策：

1. 教会病人正确的发音技巧，矫正不良的发音习惯。

（1）该病症状以声嘶为主，应告知病人少讲话，放慢说话速度并多做停顿，保证嗓音得到适当的休息，以减轻声带水肿。

（2）以适合自己的音调说话，避免不适当的声音使用及过度紧张的硬起声发音，包括喊叫、尖叫、过度大笑等。

（3）不要长时间在背景噪声过大的地方说话。

（4）鼓励病人合理补充水分，根据环境及气候调整饮水量，避免长时间待在干燥环境中。

（5）多休息，协助病人做好松弛练习，放松肩膀、手、全身，放松喉咙肌肉，手指按摩颈部等，让咽喉部肌肉松弛。

（6）禁止吸烟，保持情绪愉悦，用理性的态度面对问题和困难，避免暴躁易怒的情绪。

2. 避免不良因素的刺激。

（1）避免过度咳嗽或反复清嗓等行为。

（2）避免灰尘、烟雾及容易引起分泌物黏稠或过敏的食物刺激。

3. 了解病人有无其他疾病，对有其他疾病的病人应协助诊治，以确保手术及时、安全地进行。

二、术后护理难点及对策

临床病例

> 病人，男，56岁，因"声带息肉"住院，在全麻下行"支撑喉镜下CO_2激光声带息肉切除术"。术后嘱禁声，进食温凉的半流质及软食，给予雾化吸入，病人自述进食时无呛咳，有轻微吞咽疼痛；呼吸平稳，呼吸道及口腔内分泌物不多，不带血丝，咳嗽有力；舌活动正常，自述舌头的敏感度无降低。

难点3　呼吸道水肿的观察及护理

解析：呼吸道水肿为声带术后的常见并发症，主要发生于术后数日至数月，与术后病人的保养密切相关，如术后发生呼吸道感染、用嗓过度、进食过多刺激性食物。若术后病人出现气紧、咯血、咳痰困难、声音嘶哑、口中分泌物性状改变等，应高度重视，并及时报告医生进行相关检查予以确认。

对策：

1. 术后应防止病人剧烈咳嗽和用力咯痰，吸痰时应动作轻柔，压力不要过大，以防引起创口出血。

2. 病人术后当天全麻清醒后即给予消炎、稀化分泌物的药物雾化吸入，必要时按医嘱加入地塞米松5mg，2次/天，持续1周。

3. 嘱病人术后尽量禁声休息2周左右，以防声带水肿。

4. 加强巡视病房，重视病人主述，观察和了解病人有无气紧、咯血、喉鸣、喉痛、咳痰困难等情况，以及口中分泌物的颜色、性状和量，发现异常应及时报告医生并做好相应的处理。

难点4　用声护理

解析：声带术后恢复时间较长，恢复过程为3~4周。为防止声带粘连，术后病人可以限声或适当做深呼吸运动，不必完全禁声，同时继续进行发音治疗。术后用声护理是促进康复的重要部分，术后发声不当会增加声带的互相摩擦而导致声带充血水肿，从而影响创面愈合。

对策：

1. 向病人及家属强调用声护理的重要性，告知术后不注意用声或发音方法不正确可导致术后并发症及疾病复发，让病人提高自我保护意识。

2. 术后1个月需要限声或适当做深呼吸运动，告知病人正确的发音方法及对声带有益的行为。

(1) 放慢说话速度并多做停顿。快速说话使颈部肌肉张力增高，停顿会让肺部通气与换气更充分，充足的呼吸可帮助发声。保护声带最好是在每句句子后停顿3秒。

（2）保证嗓子得到适当的休息。"嗓子休息"并不是"不说话"，是指正常的使用嗓子，如用合适的音量说话，避免过度损伤声带。日常保护方法为每说话几分钟后稍做停顿，使嗓子得到休息，用合适的音量说话。

（3）以适合自己的音调说话。用合适的音调说话所费的力量最少，声带也无太大的张力。

（4）多饮水。水对身体非常重要，每天饮大约八杯水，直至小便颜色清亮。避免长时间待在干燥环境中。吸入干燥空气后会导致口腔、喉咙、声带及气管变得干燥，在空调房放一杯水、用加湿器均有利于保护声带。

（5）注意放松自己。颈部或身体肌肉太紧张会影响对声带的控制及发声的质量，应做松弛练习，多休息，让肌肉松弛。保证充足的、规律的睡眠，避免太长时间工作。

（6）享受愉快的生活方式。愉快的生活方式使我们健康并能消除紧张，参加兴趣小组，培养健康的消遣习惯，如阅读及听音乐等。

（7）注意调节情绪，不良情绪可能会增加压力，影响内分泌系统。

3. 术后禁烟酒及辛辣刺激性食物，避免感冒及剧烈咳嗽，有刺激性咳嗽的病人可以给予雾化吸入。

【知识拓展】

嗓音疾病的药物治疗

根据发音障碍、病人症状及喉部病变特点，可给予相应的抗生素、激素、中药及其他对症药物，并配合局部雾化吸入及物理治疗。同时对于咽喉部反流性疾病病人，还可以给予 H_2 受体拮抗剂及质子泵抑制剂控制咽喉部酸性物质反流，改善发音。

1. 雾化吸入：咽喉、气管疾病局部用药的给药方法。将所应用的药物置入雾化器中，形成气雾状，由雾化器喷出，病人深呼吸经口将药物吸入喉部，药物可均匀分布在病变表面，达到治疗目的。吸入的药物可为抗炎、消肿、化痰及促进黏液分泌的药物。吸入次数可以根据病情，每日1~3次，疗程也应根据疾病的轻重程度和恢复状况而定，一般吸入3~6天。

2. 药物局部涂抹：将药物涂抹于喉部，操作可在间接喉镜、纤维喉镜、频闪喉镜或直接喉镜下完成。

3. 药物局部注射：将治疗药物注射于喉组织内的方法，注射可通过间接喉镜、直接喉镜、纤维喉镜、频闪喉镜等完成，也可由甲状软骨切迹上缘或环甲膜经皮将药物注入声门旁间隙、会厌前间隙、声带。局部注射的药物多为抗肿瘤药物、生物制剂等，也可注射自体组织（如脂肪、筋膜）填充治疗单侧声带麻痹或发音功能障碍。

（余　蓉　乔怡歆）

第三节　喉部良性肿瘤病人的护理

【概述】

喉部良性肿瘤是指发生于喉部，在临床上及病理学上均具有良性特点的真性肿瘤。喉部良性肿瘤可分为上皮性肿瘤和非上皮性肿瘤两大类。喉部良性上皮性肿瘤以乳头状瘤最常见。非上皮性肿瘤发病率较低，包括血管瘤、纤维瘤及神经纤维瘤等。

1. 喉乳头状瘤：喉部最常见的良性肿瘤。喉乳头状瘤由多层鳞状上皮及其下的结缔组织向表面以乳头状突出生长而成，基底膜完整，单发者多见于成年人，多发者多见于儿童，可发生于任何年龄。喉乳头状瘤分为幼年型（<12岁）和成年人型，前者比后者多见，且病情可能更重，多发于5岁前，而成年人型发病高峰年龄为20~40岁。虽然在某些病人中肿瘤可能自然消退，但其具有复发倾向，及有向整个呼吸道扩散和发生恶变的可能。目前人们认为喉乳头状瘤与人乳头状瘤病毒（HPV）感染有关，主要同HPV-6、HPV-11关系密切，此外亦与喉的慢性炎症刺激及内分泌失常等因素有关。

其临床表现主要为进行性声嘶，肿瘤大者可导致失声以及呼吸困难。儿童病人喉腔小，肿瘤生长快。典型的三联征为逐渐发展的声嘶、喘鸣、呼吸窘迫，但因肿瘤的大小和位置不同，三者不一定同时表现。约30％儿童病人和16％成年人病人可出现喉外扩展，最常见的位置依次是口腔、气管、支气管。喉镜检查可见声带、室带或声门下淡红或暗红色，表面不平，为乳头状肿瘤。喉乳头状瘤易复发，常需反复多次手术。极少数成年人病人多次复发可发生恶变成为鳞癌。目前最常用的手术方法为支撑喉镜下CO_2激光切除术。有明显呼吸困难者，根据病情需要行气管切开。若病人每年需4次以上的手术，向喉外（包括下气道）多处播散，和（或）肿瘤快速生长伴气道阻塞，则需其他辅助治疗。最常用的是α-干扰素，其作用机制尚不清楚，可能为通过增加某些蛋白激酶和核酸内切酶的产生，阻断病毒DNA的复制，改变细胞膜通透性，使病毒不易通过，从而抑制病毒蛋白的合成，调节宿主免疫应答。

2. 喉血管瘤：较少见，可发生于任何年龄，分为毛细血管瘤和海绵状血管瘤。毛细血管瘤由成群的薄壁血管组成，间以少量结缔组织。海绵状血管瘤由窦状

· 89 ·

血管构成，色暗红，漫布于黏膜下。其临床症状多不明显，病变位于声带附近才有声嘶，如有损伤可导致不同程度出血。喉镜检查可见位于声带、室带或喉室，表面光滑，呈暗红色或紫色的结节状或肉芽状的新生物。血管瘤可能自然消退，但其增大可导致呼吸困难，应密切观察以确保气道安全。无症状的病人可暂时不给予特殊治疗。症状明显的病人可行冷冻手术或显微喉镜激光疗法，也可局部注射平阳霉素等药物。对大出血的病人，可在气管切开后行喉裂开肿瘤切除术。

3. 喉纤维瘤：来源于纤维结缔组织的肿瘤，由纤维细胞及纤维束组成，血管较少。其临床症状视病变部位及肿瘤大小而定，主要为声嘶，肿瘤较大阻塞气道可出现喉梗阻症状。喉镜检查可见声带前中部或声门下区、喉室、室带、会厌等部位有带蒂或广基肿物，质较硬，表面光滑，呈灰白色、淡红色或深红色。喉纤维瘤发展缓慢、恶变较少，治疗以手术切除为主，小者可在间接喉镜或支撑喉镜下切除，较大者需行喉裂开肿瘤切除术。

4. 喉神经纤维瘤：少见，多为单发，常伴发于全身性神经纤维瘤，主要发生于中青年。肿瘤起源于神经纤维，由受累的神经纤维、胶原纤维和施万细胞组成，其主要临床症状为声嘶，肿瘤大者可引起喘鸣、呼吸困难、咽痛、咳嗽等。喉镜检查可见声门或声门上区有圆形或椭圆形坚实肿物，表面光滑。影像学检查有一定的诊断价值。手术切除是主要的治疗方式，病变小者可通过显微手术切除，病变较大者需行喉裂开肿瘤切除术或颈侧切开术。

【护理难点及对策】

一、术前护理难点及对策

难点1　病人心理的评估及护理干预

解析：许多病人对喉部良性肿瘤认识不足，没有越早治疗效果越好的意识，常常寄希望于打针、吃药来消除病灶，对手术治疗比较排斥。喉是呼吸和发声的重要器官，肿瘤的发生发展往往影响病人的生活质量，加之肿瘤的易复发性，多次手术对组织器官可能造成毁坏性后果，生命质量下降，对病人心理造成很大压力，使病人产生恐惧、排斥等情绪反应，更因发声或呼吸困难出现暴躁、易怒的极端情绪。这些问题需护士通过对病人的心理评估或交谈进行判断，并因人采取不同的疏导措施，使病人以最佳的心理状态接受手术。

对策：

1. 做好疾病相关的健康指导。

（1）介绍疾病的特点（如喉乳头状瘤），成年型有恶变的可能，要及时治疗；幼年型易复发，需做多次手术，但到青春期后有自行消退的可能，鼓励病人树立治愈疾病的信心。

（2）介绍手术方式的优势及先进性，让病人有充分的思想准备，减少对手术的恐惧和焦虑，增加病人心理承受力，使其积极配合治疗。

（3）告知病人加强自我保护意识，避免剧烈活动，预防上呼吸道感染，有特殊不适应及时告知医护人员。

（4）禁食辛辣食物及烟酒，保持口腔清洁。检查口腔有无病变或乳头状瘤生长，小儿病人检查牙齿有无松动，如松动明显应先拔除牙齿再手术。

2. 做好心理疏导。

（1）多与病人沟通，及时了解及评估病人的心理状态，针对病人心理特征给予耐心解释，恰当介绍疾病相关知识，提高病人对疾病的认知水平，提高其对手术治疗的接受度。

（2）了解病人对手术和麻醉的期望、焦虑和心理防御特点，通过提供有关的信息，矫正病人的不正确认识，使其确立适当的预期、应对方式或心理防御机制。

难点2 呼吸道阻塞状态的护理评估及干预

解析：良性肿瘤生长于喉部，瘤体逐渐肿大会导致呼吸道阻塞，导致气紧、胸闷、缺氧、呼吸困难及三凹征，甚至窒息死亡。病儿免疫力差，对缺氧的耐受力弱，语言表达不清，发生呼吸道阻塞后不易及时发现。病人自我保护能力不够，大声喊叫或哭闹、剧烈运动等会加重病情，导致呼吸道阻塞症状加重。护士需加强病情观察，做好呼吸状态的护理评估，及时发现阻塞症状，并给予正确的处置和急救，保证病人安全。

对策：

1. 注意病人声音的质量，告知病人少讲话，避免小儿病人大声喊叫或哭闹，以免引起声带水肿。

2. 观察病人有无喘鸣、端坐呼吸，呼吸频率，平静情况下的氧饱和度等，为检查、治疗提供依据。

3. 对有气紧、胸闷、发绀、三凹征的病人，应及时监测生命体征，做好气管切开和急救准备。

4. 尽快做好术前检查，病情较重的病人外出检查时需有医护人员陪同。

5. 告知病人病情变化的征兆，有心悸、心跳加快、胸闷、吸气困难时，应立即寻求医护人员的帮助，避免病情加重。

二、术后护理难点及对策

临床病例

病人，男，4岁，因"喉乳头状瘤"住院，在全麻下行"支撑喉镜下 CO_2 激光喉乳头状瘤切除术"。术后安静，无哭闹，给予口腔护理，雾化吸入，温凉的半流质饮食及软食；自述喉部有轻微疼痛，偶有咳嗽，痰液不多，不带血丝；呼吸平稳，呼吸音正常，无口唇发绀，不愿说话，说话时轻度声音嘶哑。

难点 3　口腔清洁的保持及维护

解析：喉部良性肿瘤手术径路大多经过口腔，口腔疾病及炎症易导致伤口感染。手术时如果操作不小心，手术器械又会对口腔组织造成影响。保持口腔清洁，不仅有利于观察病人口腔情况，而且能够预防创面感染。

对策：

1. 术后及时检查病人口腔情况，注意口腔黏膜有无损伤，有无软腭撕裂伤、牙齿松脱、颞下颌关节脱位和舌体麻木等并发症，根据病情采取护理措施。

2. 口腔无损伤的病人，加强口腔护理，术后当日全麻清醒后即给予益口漱口液或生理盐水含漱，使用软毛牙刷刷牙，随时保持口腔清洁，预防口腔感染。

3. 口腔黏膜有损伤的病人，可在漱口液含漱的基础上，加用碘甘油、碘伏或艾力克局部涂抹，每日 2~3 次。伤口愈合前暂停刷牙。

4. 有颞下颌关节脱位的病人及时行关节复位后，避免过多、过大张口及咀嚼食物，漱口液含漱，多饮水，进食温凉软食。

5. 有舌体麻木的病人，观察病人舌头敏感度的恢复情况，行口腔护理，每日 2~3 次。给予温凉的半流质或软食，减少咀嚼，观察病人的吞咽情况，吞咽困难者报告医生处理。

难点 4　音质的护理观察及预防复发知识的宣教

解析：喉部良性肿瘤的分类较多，其特点为复发性，主要临床症状为声嘶，肿瘤切除术后病人的音质会有明显改善。音质的变化是观察和判断肿瘤复发的重要指标之一。护士在观察病人音质变化的同时，教给病人自我预防的知识和方法尤为重要。

对策：

1. 告知疾病的特点是复发性，且有恶变的概率。病人应加强自我护理、自我保护意识，有音质改变、声嘶、喘鸣、呼吸不畅等复发迹象时应及时就医。

2. 术后尽量少说话，正确用嗓，避免剧烈咳嗽、长时间用嗓或高声喊叫，减少对声带的刺激，最大限度地保持音质。

3. 多饮水，保持口腔卫生，积极治疗邻近器官疾病。

4. 禁烟酒，忌辛辣刺激性食物。

5. 增强体质，预防上呼吸道感染，减少复发。

6. 说明辅助治疗的必要性，鼓励病人坚持治疗。

难点 5　术区出血的观察及护理

解析：出血是手术后常见并发症，反复发作及多次手术的病人创面大、损伤重，出血风险增加。喉血管瘤又是血管性疾病，术后出血风险较其他肿瘤高。喉部手术的特殊性是出血比较隐匿，血液流入呼吸道易导致窒息。

对策：

1. 加强巡视病房，重视病人主述，观察和了解病人有无气紧、咯血、喉鸣、喉痛、咳痰困难等情况，以及口中分泌物的颜色、性状和量，发现异常应及时报告医生并做好相应的处理。

2. 严密监测生命体征。

3. 术后应指导病人勿剧烈咳嗽和用力咯痰，吸痰时动作轻柔，负压不要过大，以防引起创口出血。

4. 嘱病人术后尽量禁声休息，以防声带水肿，小儿病人要避免大声喊叫和哭闹。

难点6　相关辅助治疗的护理

解析：喉部良性肿瘤的特点为复发性，目前，喉乳头状瘤最常用的是干扰素治疗，血管瘤常用的是局部注射硬化剂或平阳霉素。这些治疗不仅周期长，而且使用的药物有一定的毒副作用，相关治疗方法及知识宣教对病人是重要心理支撑。

对策：

1. 介绍药物治疗的目的、意义及作用。

2. 了解药物的用法、用量及疗程，根据治疗计划准确用药。

3. 加强与病人及家属的联系和沟通，督促病人坚持用药，适时提供医学支持。

4. 做好随访记录，观察用药后的反应和治疗效果。

5. 用药过程中应每季度复查肝功能和血常规。

【知识拓展】

嗓音保健

　　嗓音保健和恢复是专业临床工作者的基本任务。保健工作主要集中在嗓音保健、发声教育及发音康复训练几个方面。发音滥用与用声不当是一些嗓音疾病的重要诱因。发声教育是发音治疗的主要部分，关键点在于让病人了解到正常的嗓音是如何产生的、干扰病人正常发音的自身特殊问题是什么，以及进一步发音治疗的具体过程、所应用的方法、对病人的要求及疗效等。

　　发音治疗的另一个部分为嗓音保健，主要包括避免滥用嗓音、每天保证适量饮水、避免化学物质及其他物质的刺激。发音不当是一些嗓音疾病的重要诱因之一。因此，加强嗓音保健，引导、教会病人正确运用发音技巧，同时避免环境及不良生活习惯的影响，防患于未然，可以明显降低嗓音亚健康状况的发生率。

（乔怡歆　余　蓉）

第四节　喉癌病人的护理

【概述】

喉癌（carcinoma of larynx）是头颈部常见的恶性肿瘤，其发病率呈逐年上升趋势，是仅次于肺癌的呼吸道第二高发癌，占全身肿瘤的 1‰～5‰。我国北方发病率高于南方，城市高于农村，男性高于女性。喉癌的发病年龄多见于50～70 岁。

喉癌中鳞状细胞癌占 93%～99%，腺癌、未分化癌少见，在鳞状细胞癌中以分化较好者为主。根据形态学观察喉癌可分为溃疡浸润型、菜花型、结节型以及混合型。

1. 喉癌的发病原因并不完全明了，可能与以下因素有关。

（1）吸烟、饮酒：吸烟者喉癌发病率明显高于不吸烟者，声门上区癌可能与饮酒有关，当吸烟与饮酒同时存在时，可出现相叠加的致癌作用。

（2）环境污染与职业因素：喉癌与长期吸入大量有害粉尘及气体有关。随着工业化发展，城市中喉癌的发病率明显高于边远农村。

（3）生物学因素：近来发现人乳头状瘤病毒感染、幽门螺杆菌感染与喉癌的发生发展有关。

（4）癌前病变：声带白斑、鳞状上皮重度不典型增生及成年人喉乳头状瘤均可能演变为癌。

（5）性激素：喉是第二性征器官，有发现表明，喉癌可能与性激素及其受体相关。

2. 喉癌的症状以声音嘶哑、呼吸困难、刺激性咳嗽、吞咽困难和颈部淋巴结转移为主。肿瘤发生部位不同，症状不一。

（1）声门上区癌：早期常无明显症状，可仅为咽喉部异物感及不适感。肿瘤向深层浸润生长或肿瘤发生破溃后可出现咽喉疼痛、痰中带血等症状。晚期可出现呼吸困难。该部位淋巴管较丰富，易向颈深上淋巴结或颈总动脉分叉处转移。

（2）声门区癌：声嘶是声门区癌的首发症状，随着瘤体增大，声嘶加重。声门裂是呼吸道最狭窄的部位，随着声门癌发展，呼吸通道变狭窄，声带活动受限，出现喉阻塞症状。该区淋巴管较少，不易向颈部淋巴结转移。

（3）声门下区癌：该区因位置隐蔽，早期症状不明显，癌肿破溃可出现痰中带血，向上累及声带可有声嘶，较大者阻塞气道可出现呼吸困难。

（4）跨声门癌：也称贯声门癌，以广泛浸润声门旁间隙为特点，肿瘤在黏膜下扩展，而黏膜表面可相对完整。早期可无症状，出现声嘶时，常已有声带固定。

· 94 ·

喉癌的诊断主要依靠病史、体征和辅助检查。对持续声嘶 3 周以上，尤其是年龄 40 岁以上的病人，应进行仔细的喉镜检查。对咽喉不适、咽异物感、疼痛及刺激性咳嗽者，需做常规喉镜检查。喉镜检查可观察癌肿发生的部位、大小、形态以及声带的活动度，并对可疑病变取病理活检。专科颈部触诊可判断有无颈部淋巴结肿大、喉体活动度及有无增大等。喉部增强 CT 扫描可了解病变的范围及颈部淋巴结转移情况。胸部 X 光、腹部 B 超等可了解有无全身其他部位的转移。

和其他恶性肿瘤一样，喉癌的治疗手段包括手术、放疗、化疗及免疫治疗等，目前多主张以手术为主的综合治疗。手术是喉癌治疗的主要手段，而手术术式的选择与术后病人的生活质量密切相关。应在彻底切除肿瘤的前提下，尽可能保留和重建喉功能。手术方式包括喉部分切除术、喉全切除术及喉全切除术后喉功能重建，根据不同病情，行颈部淋巴结清扫术。单纯放射治疗适用于早期声带癌，声带动度正常者；位于会厌游离缘，比较局限的声门上区癌；全身情况差，不宜手术者；晚期肿瘤，不宜手术治疗的病例（可采用姑息性放射治疗）。也可根据病情行术前或术后放射治疗。

【护理难点及对策】

一、术前护理难点及对策

难点 1　术前护理评估与风险预测

解析：喉癌病人因病变的部位位于呼吸通道的最狭窄处，肿瘤的侵袭最易引起呼吸状态的改变及喉功能的损伤，其次是吞咽功能损伤，以及慢性缺氧导致的全身耐受性降低。为保证手术的顺利与安全，术前及时准确的护理评估可为医生掌握手术时机和选择术式提供第一手临床资料；同时给予必要的、有针对性的术前护理干预，以确保手术顺利安全。

对策：

1. 评估病人有无呼吸状态的改变、吞咽功能有无受损、有无慢性缺氧等情况，并做好入院护理评估记录。

2. 做好有针对性的观察护理、健康教育和急救准备。

（1）注意观察病人呼吸情况，有呼吸困难的病人需卧床休息，限制活动，避免剧烈运动。

（2）嘱病人勿擅自离开病房，防止上呼吸道感染。

（3）有喉梗阻的病人需床旁备好气管切开包、负压装置等物品。

3. 对合并有系统性疾病的病人应询问其病史与用药疗效情况、现状并及时与经治医生沟通。

4. 根据病人的现状评估手术风险，并积极做出相应护理处置。

（1）告知病人手术相关风险。

（2）做相应的术前特殊指导：协助病人及家属练习一些简单的沟通技巧，为不会写字的病人制作小图片，或教会一些简单的交流手势；为会写字的病人准备纸笔或写字板。练习深呼吸，深呼吸有利于促进术后肺功能康复以及雾化吸入时药液吸入气道深部。

难点 2　病人心理状态的评估及护理干预

解析：病变对发声、呼吸的影响，病情反复，手术后将暂时或永久失去发声能力，放、化疗后的不良反应，生活质量下降，都对病人心理造成很大压力，使病人产生负性的情绪反应（紧张、恐惧、抵触），甚者陷入极度绝望。医护人员应高度重视这些心理问题，并采取个性化的有针对性的疏导措施，使病人以最佳的心理状态接受手术。

对策：

1. 提供必要的信息。向病人及家属讲解手术的必要性、手术方式、治疗效果、术后辅助发音的方法等，以矫正病人对疾病不正确的认知，使其确立适当的预期、应对方式或心理防御机制。

2. 有针对性的行为方法训练。

（1）教会病人自我放松的方法，对病人表达的自身感受应表示认可和理解，及时给予语言或行为的安慰。

（2）鼓励病人的家属和朋友多陪伴病人，共同制定术后的沟通方式、交流方法等，给予情感支持。

（3）护士与病人、家属共同制作术后所需要的小卡片，练习常用手势，准备术后所喜爱的食物等，提高病人的配合度。

3. 示范与脱敏：请术后恢复较好的病人现身说法，介绍战胜疾病的经验和过程，通过相同疾病病人之间的沟通，逐渐消除病人对疾病及手术的异常恐惧。

难点 3　术前辅助练习及效果评价

解析：由于喉癌部位的特殊性，为保持呼吸通畅，手术需行气管切开，使呼吸改道，导致病人呼吸形态、咳嗽功能改变及语言交流功能受损；为避免经口进食引起伤口感染，术后需留置胃管，导致饮食习惯改变。喉癌手术对病人的机体打击较大，术前辅助练习有助于提高病人的术后适应性。

对策：

1. 语言沟通练习。练习唇语及一些简单的手势，如竖起拇指代表大便、小指代表要小便等，为会写字的病人准备纸笔或写字板。

2. 练习深呼吸方法。通过练习深呼吸，调整呼吸频率，以加强身体组织的氧气供应。病人安静卧于床上，缓慢反复地吸气、呼气，深吸气时，先使腹部膨胀，然后使胸部膨胀，达到极限后，屏气几秒钟，逐渐呼出气体。呼气时，先收缩胸部，再收缩腹部，尽量排出肺内气体。每日练习 2~3 次，每次 3~5 分钟。

3. 练习自主性咳嗽排痰法。

（1）爆发性咳嗽法：咳嗽前，先深吸气，然后屏气几秒钟，在呼气时开口后用力咳嗽，将痰液咳出。

（2）分段式咳嗽法：将手放于胸前，缓慢呼吸后，连续小声咳嗽，通过多次咳嗽将痰液排出。

二、术后护理难点及对策

临床病例

> 病人，男，64岁，因"喉癌"住院，在局麻下行"气管切开"、全麻下行"喉部分切除术"。术后安置保留胃管、尿管，右颈侧留置血浆引流管1根。术后第2天，病人神志清楚，半卧位，气管套管通畅，分泌物带血，量不多，能配合吸痰；口腔内无异常分泌物，伤口敷料包扎完好，负压引流通畅，有约50mL血性分泌物引流出，鼻饲流质饮食，无恶心、呕吐；述颈部伤口疼痛，疼痛评分4分；能通过手势交流，无特殊情绪变化。

难点4 语言沟通障碍的处理及效果评价

解析：气管切开阻断了正常的发声通道，喉切除术破坏了正常的发音器官，病人失去了正常的说话能力，导致不能进行语言沟通。突然丧失语言表达能力，给病人造成极大的困扰及心理压力。及时解决这一问题是喉癌术后的护理重点之一。

对策：

1. 做好心理疏导，告知不能进行正常说话的原因、持续时间及解决方法，减轻病人的心理压力。

2. 主动关心病人，给予病人足够的交流时间，耐心体会病人所要表达的意思。

3. 评估病人的读写能力，对能读写的病人使用写字板、纸笔进行沟通，对不能读写的病人使用图片、简单的手势进行沟通。

4. 鼓励病人充分使用术前约定的手语，或通过肢体语言表达自己的需要。

5. 告知病人言语康复的时间和方法，使病人树立战胜疾病的信心。

难点5 呼吸道的管理及预防呼吸道梗阻的发生

解析：喉癌手术切除了喉部组织，导致呼吸道变窄，手术创伤极易导致呼吸道肿胀而使病人发生呼吸道梗阻，气管切开的病人容易发生气管套管堵塞或脱管，严重时会给病人带来生命危险。保持呼吸道通畅是喉癌术后护理的关键。

对策：

1. 安置适当的卧位。对于麻醉尚未恢复者，除特殊医嘱外应保持去枕平卧，头偏向一侧，以防止呕吐物及分泌物所致的误吸。全麻清醒以后，病人应保持半卧位，保持颈部舒展。

2. 密切观察呼吸情况。观察呼吸的动度、节律以及是否对称，听呼吸音，观察皮肤是否有缺氧、发绀等征象。

3. 做好气管切开护理，保持气管套管通畅。

（1）适时、正确吸痰，及时有效地吸出气管内分泌物及痰液，避免痰液结痂，每 2 小时协助病人翻身、拍背，鼓励咳痰。

（2）检查并判断气管套管的长短是否合适，套管系带应打死结，随时检查系带的松紧度并及时调整，避免系带过松引起脱管。

（3）充分湿化气道，及时稀化痰液，有利于痰液排出，使用 0.45% 的盐水雾化吸入 2~3 次，套管内间断滴入湿化液，床旁放置湿化器，增加空气湿度。

（4）定时清洗、消毒内套管，防止套管堵塞，每 4~6 小时清洗一次，内套管取出后要及时放回，内套管脱离外套管的时间最好不超过 30 分钟，以免痰痂堵塞外套管。

4. 做好病人及家属的健康指导，提高病人自我保护意识。

（1）告知病人及家属保持气管套管通畅的目的、重要性、注意事项，要适当约束躁动病人，要防意识不清的病人抓扯气管套管及伤口敷料。

（2）告知病人气管套管脱出的危害性，要求做好自我保护，避免自行拔出气管套管，咳嗽时轻压气管套管盘。

（3）出现胸闷、气紧、呼吸不畅等呼吸道阻塞症状时应及时告知医护人员。

5. 气管造瘘口的保护。

（1）对颈部粗肿、皮下气肿剧烈、咳嗽频繁的病人应加强保护，防止脱管，必要时更换加长型气管套管。

（2）保持颈部敷料及气管套管口的纱布垫清洁干燥，被分泌物浸湿或受污染后应及时更换，纱布垫大小应根据切口及套管大小决定，以完全覆盖套管周围皮肤为宜。

（3）喉部分切除的病人在更换纱布垫时应保护好喉模的导线，避免过度牵拉或扯断导线导致喉模移位或脱落。

（4）全喉切除的病人，术后第 3 天开始即可每天 1 次取出气管套管进行伤口换药，以彻底清洁造瘘口周围的皮肤，避免血痂、痰痂对造瘘口的刺激，促进伤口愈合。

6. 对呼吸道分泌物及造瘘口的观察。

（1）观察气管套管内分泌物的性状、颜色、量。正常情况下手术当日吸出的分泌物呈血性，每 30~60 分钟抽吸 1 次，24 小时以后分泌物逐渐变为痰中带血或带血丝，但痰液量会逐渐增多。如吸出大量的血性痰，应及时报告医生处理。

（2）观察气管套管口分泌物的性质。正常情况下会有少量痰液从套管托盘下溢出，如溢出的分泌物过多、呈脓性或有异味，应警惕切口感染。

（3）观察气管套管口周围有无皮下气肿、血肿或淤青，发现异常应及时处理。

（4）观察气管造瘘口有无红肿、压痛，避免过多取放气管套管，减少对造瘘口的刺激。

难点 6　负压引流的无菌管理与引流物的观察

解析： 喉癌的术式较多，手术范围较广及行颈淋巴结清扫术的病人术后需留置负压引流管，目前多采用密闭式负压引流器。应保证负压引流的通畅、有效。观察引流液的颜色、量、性状等，以有效评估切口渗血渗液、伤口愈合情况以及有无伤口感染、咽瘘、乳糜漏等。

对策：

1. 保持有效的引流是关键。使用前仔细检查引流装置的密闭性，注意各衔接处是否密封；连续不间断负压吸引，保持压力相对稳定；严密观察引流器内负压是否足够、有否失效，如引流器瘪陷不够，应重新恢复负压状态。

2. 妥善固定。使用负压引流器的病人可随身携带负压引流器，但不得高于创口；注意防止引流管压迫或扭曲折叠；引流量多时应及时更换。

3. 准确记录引流液量。密切观察引流液量并做好记录。一般术后负压引流量 24 小时内不超过 250mL，若超过 250mL 或短时间内引流过快、过多，呈鲜红色，应考虑有无颈内静脉或小血管出血。若无引流物流出或流出甚少而面颈部肿胀明显，可能为引流管阻塞、折叠或放置于伤口部分的引流管位置不佳影响引流效果，应通知医生及时处理。

4. 观察引流液的颜色及性状。正常情况下，引流物颜色由暗红变为深红，再变为淡红色，逐渐变淡。若引流液为乳白色，应考虑为乳糜漏。若引流液为大量清亮液体，应考虑为淋巴漏。应汇报医生及时处理，行局部加压包扎，并遵医嘱调整饮食结构，给予低脂、低盐饮食。

5. 适时拔除引流管。一般在术后第 3 天 24 小时引流量少于 50mL 时，医生即可根据伤口恢复情况拔除负压引流管，并行局部加压包扎。拔除负压引流管后，应观察伤口肿胀情况，有无分泌物从瘘口溢出，局部敷料是否干燥等。

难点 7　持续低营养状态的纠正

解析： 喉癌术后病人正常进食通道受阻，需要留置胃管 7 天以上，有伤口感染或咽瘘的病人更需长期留置胃管，加之癌症是消耗性疾病，大手术对身体的打击以及伤口修复所需大量能量，造成病人营养摄入不足而出现持续低营养状态。

对策：

1. 病人入院后护士应完成营养状态的评估并记录，评估内容包括体质指数、近期饮食情况、有无消化系统疾病、血液生化指标等。根据营养评估结果及病人饮食习惯，拟定营养食谱，尽快纠正病人低营养状态。

2. 做好胃管护理。

（1）观察胃内容物的性状、颜色、量。手术后回病房时立即抽吸胃内容物，以后每 2~4 小时抽吸 1 次，在检查胃管是否通畅的同时抽出胃内容物，避免病人呕吐。正常情况下手术后第一次抽出的胃液可为咖啡色，以后逐渐减少并清亮，呈淡黄色，如抽出的液体呈血性，量逐渐增多（超过 200mL），应警惕应激性胃溃疡或颈部伤口出血，需立即通知医生，给予胃肠减压、禁食。

（2）妥善固定胃管。固定胃管的胶布要正确粘贴，每日检查牢固度，随时更换固定胃管的胶布，鼻腔分泌物较多的病人可以采用棉带捆绑固定的方法，胃管尾端可夹于耳上、用松紧带固定在头部或放于上衣口袋中，确保牢固，避免活动或咳嗽时脱出。

（3）提高病人自我防护意识。告知病人术后安置胃管的目的是保证营养供给，促进伤口愈合，留置胃管如果脱出，再次安置会损伤喉部伤口，导致伤口感染、切口裂开等并发症，强调切勿自行拔出胃管。

3. 保证肠内营养供给。

（1）管饲时间：正常情况下，术后 6~8 小时可管饲 50mL 温开水或生理盐水，如无特殊不适，半小时后可管饲流质饮食。管饲的间隔时间以白天 2 小时为宜，夜间适当延长，每天可管饲 6~8 次，可根据病人的饮食习惯及自身需求适当增减。

（2）正确把握管饲量：第一次管饲量不宜过多，最好在 100mL 以内，以后每次适当增加，第 1 天以每次 150mL 为宜，第 2 天可增加至 200mL，消化能力强、无消化系统疾病的病人第 3 天可逐步增加至 300mL。如果鼻饲液是自行配制的，最大量可达到 400mL，如果是营养科配制的全营养液/粉，需按要求控制鼻饲量及次数。保证每天摄入总热量控制在 25~30kcal/kg，保持病人出入量平衡。鼻饲应遵循少量多次原则。

（3）鼻饲液的配制：鼻饲液宜为清淡、易消化的流质。最佳鼻饲液应由营养师根据病人需求每日拟定并配制，护士应按配制量及要求做好鼻饲，并每日与营养师沟通，告知鼻饲后病人的不良反应（如恶心、呕吐、腹痛、腹胀、腹泻及饥饿感等），以便营养师及时调整配方及需求量。

4. 全胃肠外营养（TPN）：对于不适合或不能耐受留置胃管的病人，TPN 仍是重要的选择。通过 TPN 为病人补充矿物质、微量元素以及维生素等，可使病人的体重、总脂肪含量等营养指标得到改善。

【知识拓展】

喉全切除术后的言语康复

喉全切除术后的发音重建方法主要有食管发音、食管气管造瘘术、人工喉（如电子人工喉）。前两种方法称手术发音，后一种方法称非手术发音。

---

1. 食管发音：改善喉全切除术后病人发音功能的一种最为经济、简便的方法。食管发音的原理是将咽下的空气由食管冲出，以环咽肌作为声门，经咽部和口腔调节，发出有效的声音。食管发音无呛咳的忧虑，但大多数病人需系统的特别训练才能逐步掌握，并非每个人都能发出食管音，据报道，食管发音成功率为50%～80%。导致病人食管发音失败或延迟发音的因素众多，包括个体因素、社会因素、疾病因素等。食管发音是一个需要规律训练的长期过程，医生、护士、食管语音训练师、家庭社会等合作、全程参与及联合支持，才能提高食管发音的训练效果和持续性。

2. 食管气管造瘘术：通过外科手术在气管后壁与食管前壁之间造瘘，插入发音钮，适用于不能食管发音或不愿应用电子喉的病人。其发音原理：病人吸气后，堵住气管造瘘口，使呼出的气体通过发音钮的单向阀门进入食管上端和下咽部，产生震动而发音，病人配合口腔、嘴唇、牙齿、舌的动作形成语言。但发音时需用手指不断地堵住造瘘口，感觉很不方便，加之气管造瘘口直接与外界相通，易导致呼吸道干燥或感染。发音钮需要定期维护及频繁更换，并会引起漏液、误吸、脱管、瘘口肉芽、瘘口狭窄或闭锁等并发症。

3. 人工喉：人工喉是全喉切除术后喉发音重建最常用的方式，目前流行的人工喉有电子人工喉和气动式人工喉两种，它们的发音原理不同，其音色、音调、音量差异较大。气动式人工喉结构简单，通过物理方法使咽部与口腔气体冲击橡皮膜发生震荡而形成声音，由口腔构成言语。其不易损坏，具有操作简单、使用方便、费用低的优点；声音清晰、连贯，音调、音色与正常嗓音较为相似。但是有研究表明，少数老年病人气流不足，气动式人工喉的发声效果欠佳。电子人工喉是最常用的人工喉装置，在电池驱动下振动膜片发声，连接装置分为口型和颈型，缺点在于声音非自然化，音高调节不够理想。

（余　蓉　乔怡歆）

第五节　喉阻塞病人的护理

【概述】

喉阻塞（laryngeal obstruction）亦称喉梗阻，是耳鼻咽喉科常见急症之一。喉部或其相邻组织病变，使喉部通道（特别是声门处）发生狭窄或阻塞而引起呼吸困难。病情严重者，如不及时治疗，可危及生命。它不是一种单独的疾病，而是一个由各种不同病因引起的临床症状。

喉阻塞的常见病因有：①喉部炎症性疾病，如急性喉炎、急性会厌炎等；

②喉部水肿，如血管神经性水肿、药物过敏反应等；③喉部异物；④喉外伤，如挫裂伤、挤压伤、腐蚀伤、切割伤等；⑤喉及邻近器官的肿瘤，如喉乳头状瘤、喉癌、下咽癌等；⑥其他，如喉痉挛、喉先天性畸形、声带麻痹等。

根据病史、症状和体征，喉阻塞的诊断并不难，间接喉镜、直接喉镜、纤维喉镜、喉X线体层片、CT喉部扫描等可辅助诊断，必要时进行X线检查以鉴别诊断。喉阻塞严重时可危及生命，应积极处理。疑为呼吸道异物或诊断未明确且病情允许时，可进行内镜检查明确诊断，取出异物或进行病理检查。

【护理难点及对策】

临床病例

> 病人，男，69岁，因"Ⅱ度喉梗阻"急诊入院，病人感气紧，活动后加剧，有轻度三凹征及喉鸣音，口唇轻微发绀，于当日在局麻下行"气管切开术"。术后病人神志清楚，口唇、面色红润，无气紧，无三凹征，颈部气管造瘘口处有少许渗血，无颈胸皮下气肿，气管套管固定、通畅，气管套管内分泌物为淡血性稀薄痰液，半卧位休息，情绪不佳，焦虑，进食少量稀饭，无呛咳。

难点1　喉阻塞程度的评判及护理干预

解析：根据病情，喉梗阻可分为4度，准确评估病人呼吸困难的程度可为医生掌握手术时机提供第一手临床资料，同时有利于护理方案的拟订。

对策：

1. Ⅰ度喉梗阻。安静时无呼吸困难，活动或哭闹时有轻度喉喘鸣及软组织塌陷。护理措施如下：

（1）认真询问病史，明确引起呼吸困难的原因。

（2）观察病人口唇、面色和呼吸的情况，以及有无三凹征和喉鸣音，评估病人喉梗阻的程度。

（3）遵医嘱给予低流量的氧气吸入。

（4）指导病人尽量卧床休息，减少活动，以免增加机体耗氧量，加重其呼吸困难。

（5）室内应保持适宜的温度（18～20℃）、湿度（相对湿度70%以上），否则易引起咳嗽而加重呼吸困难。

（6）如果由喉部炎症引起，应遵医嘱使用抗生素或激素治疗。

2. Ⅱ度喉梗阻。安静时有轻度呼吸困难、喉喘鸣及软组织塌陷，活动时加重，但不影响睡眠和进食，无烦躁不安等缺氧表现，脉搏正常。护理措施如下：

（1）病人绝对卧床休息，保持安静，减少耗氧量。

（2）协助病人取半卧位或坐位，以利于呼吸。

（3）氧气吸入流量可适当增大至 2~4L/min。

（4）严密观察病情变化，积极做好气管切开或异物取出术的准备。

（5）必要时做雾化吸入以减轻气管、支气管痉挛。

（6）小儿病人由父母陪伴可减少哭闹，以免增加心脏负担，加重呼吸困难。

（7）限制探视人员，减少刺激因素。

3. Ⅲ度喉梗阻。喉喘鸣较响，呼吸困难及软组织塌陷明显，病人出现烦躁不安、不易入睡、脉搏加快等缺氧表现。护理措施如下：

（1）密切观察病人的神志、脉搏、呼吸、血压及氧饱和度等生命体征的变化。

（2）安置床旁负压吸引器，协助病人及时清除呼吸道分泌物，保持呼吸道通畅。

（3）病人取半卧位或端坐卧位，面罩吸氧，床档保护，专人守护，防止跌倒或坠床。

（4）保持病房环境安静，杜绝一切刺激源。

（5）迅速做好气管切开术前准备，协助医生联系手术室，紧急送手术室行气管切开，必要时协助医生床旁行气管切开。

4. Ⅳ度喉梗阻。呼吸极度困难，病人坐卧不安，出冷汗，面色苍白或发绀，定向力丧失，脉搏细速，昏迷及大小便失禁。护理措施如下：

（1）立即备床旁气管切开包，并迅速做好气管切开的一切准备，必要时可先行环甲膜切开或气管插管。

（2）护士应严格执行抢救制度，及时、准确地执行各项医嘱，配合医生进行抢救。

（3）抢救成功后，严密观察病人生命体征和意识变化，及时报告医生。

难点2 病人心理状态的护理干预

解析：由于起病急，病人缺乏心理准备，特别是Ⅲ度及以上喉梗阻对病人的生命安全构成威胁，病人和家属多有无助、焦虑、恐惧的心理反应。护士应评估其心理状态，及时行心理护理，使病人在最佳的心理状态下接受手术。

对策：

1. 向病人及家属解释呼吸困难产生的原因、治疗方法和疗效，做好解释和安抚工作，尽量减轻病人恐惧心理，避免不良刺激，帮助病人及家属树立战胜疾病的信心，以使其配合治疗和护理。

2. 对喉阻塞较严重需行气管切开者要耐心讲解手术的意义及配合要点。

3. 护士在配合抢救过程中动作应快而轻柔，忙而不乱，神情镇静自若。同时积极做好家属的思想工作，避免其在病人面前紧张慌乱，加重病人的焦虑情绪。

4. 对年龄较小的病儿，医护人员应向病儿家长进行耐心的解释和安慰，嘱咐其不要过于惊慌，减少病儿的哭闹，以免加重呼吸困难。

难点 3　急救物资及环境的准备

解析：对于急性喉阻塞病人，尤其是伴有严重呼吸困难者，必须分秒必争，迅速解除呼吸道梗阻，防止窒息的发生。因此，护士应随时准备好喉阻塞急救的物资和环境。

对策：

1. 积极做好术前准备，遵医嘱急查血常规、出凝血时间、动脉血气分析等，建立静脉通道。

2. 床旁备好气管切开包、气管套管（具体类型及型号根据病人的年龄、性别及病情而定）、气管扩张器、外科手术剪、止血钳、头灯、吸引器、生理盐水、导尿包、氧气筒、局部麻醉药物、肾上腺素、手套、注射器，心电监护仪等，随时做好抢救准备。

3. 病室内应保持适宜的温度、湿度，以利于病人呼吸。

4. 减少陪伴人数，必要时以围帘遮挡，为病人创造安静的休息环境。

5. 保持病房走廊及病室通道通畅，以免延误抢救时间。

难点 4　发生窒息的紧急处理及护理配合

解析：病人一旦出现窒息，应立即解除呼吸道梗阻以改善缺氧状况。因此，在抢救过程中，护士应具备较强的抢救应急能力和良好的心理素质。医生和护士的密切配合也是抢救成功的关键。

对策：

1. 清除病人口、鼻、咽喉的异物、血凝块、分泌物及呕吐物。

2. 使病人侧卧或仰卧，托起下颌骨，防止舌后坠，并给予高流量面罩吸氧。

3. 建立双静脉通道，遵医嘱给予静脉输入抢救药物。

4. 护士应配合医生立即施行气管插管或气管切开。

5. 紧急情况下可先行环甲膜穿刺或环甲膜切开，待病人呼吸困难缓解后再行气管切开。气管切开的护理配合如下：

（1）床旁备好气管切开所需物品。

（2）立即协助病人去枕平卧，肩部抬高 10~15cm，充分暴露切开部位。严重呼吸困难出现强迫体位者，可采取半卧位。

（3）积极配合医生进行气管切开，协助医生进行操作时，护士应观察病人的意识及生命体征，尤其注意呼吸情况，适时给予吸痰。

（4）气管切开术后，立即给予吸氧以缓解长时间缺氧导致的损害。

（5）在抢救过程中，护士应及时、准确、详细地记录抢救全过程。

（6）抢救成功后，严密观察生命体征和血氧饱和度的变化。

【知识拓展】

喉阻塞对全身各系统的危害

　　喉阻塞呼吸困难严重者，若不能及时解除喉阻塞可导致呼吸功能不全，形成恶性循环的病理生理过程。病理生理学研究表明，缺氧和二氧化碳蓄积可使大脑的毛细血管通透性增加，脑间质水肿，颅内压增高，发生脑水肿，病人出现头痛、不安、惊厥，甚至昏迷。同时，对于循环系统，可使心电图出现ST-T改变、室性早搏、传导阻滞或心搏骤停；心脏功能失调、心肌无力、心排血量下降；胸腔负压增加、回心血量增多，右心扩张、静脉系统淤血。另外，对于呼吸系统，可使肺小动脉痉挛、肺动脉压增高、肺血管渗透压增加，导致肺水肿。对于泌尿系统，可使肾小球毛细血管渗透压增高，导致酸中毒和肾功能不全。

（张小燕）

第六节　气管切开病人的护理

【概述】

　　气管切开（tracheotomy）是一种急救手术，主要通过切开颈段气管前壁并插入气管套管，使病人直接经套管呼吸和排痰。一般在第3~4气管环处切开气管，应避免切开第1气管环，以免损伤环状软骨而导致喉狭窄，切开位置亦不能低于第5气管环，防止发生大出血。

　　气管切开术后，由于呼吸通道改变，空气未经鼻腔湿化过滤，直接进入下呼吸道，容易造成呼吸道分泌物黏稠、干燥、结痂，痰液不易咳出而造成呼吸道梗阻及肺部感染。因此，气管切开术后应做好气管切开护理，预防术后并发症的发生。

【护理难点及对策】

难点1　呼吸道阻塞解除的护理评估及干预

解析：病人行气管切开术后，应严密观察病人的病情变化，评估呼吸道阻塞是否解除、缺氧状态是否纠正。

对策：

1. 严密观察病人口唇、面色、呼吸情况，评估病人有无呼吸困难。

2. 安置床旁心电监护监测病人血压、脉搏、心率、血氧饱和度的变化，必要时行血气分析。

3. 如病人仍有呼吸急促、口唇发绀、三凹征、烦躁不安、出汗等情况，及时排除气管套管脱管或堵管。若气管套管通畅，应协助医生行胸部 CT 或胸片检查，排除有无气胸或纵隔气肿发生。

4. 做好气管切开术后的常规护理。

难点 2　气管套管脱出的预防及护理

解析：气管套管脱出是气管切开术后严重的并发症之一。正常人体内的氧储备量仅 1L 左右，呼吸停止后 4 分钟即可耗尽。如不能及时解决通气问题，就会危及生命。因此预防气管套管脱出，消除各种诱发因素显得尤为重要。

对策：

1. 术前应根据病人年龄、体型、胖瘦选择合适的气管套管。

2. 固定套管应选用牢固的布绳，不应选用松紧带或有伸缩性的纱布条。术后应每班检查系带的松紧度，松紧以能放进一指为宜。

3. 术前和病人商定术后沟通的方式，教会病人用简单的手势、纸笔及图片示意卡等，方便病人与家属及医务人员沟通。

4. 术后因病人沟通受限，应及时正确地了解病人的需求，尽量满足其需求，避免病人产生烦躁、焦虑等不良情绪。

5. 为防止烦躁的病人剧烈活动导致脱管或自行拔管，应专人守护，与家属沟通后，给予肢体约束，必要时根据医嘱给予药物镇静。

6. 病人改变体位时，动作应轻柔，保持头、颈及上半身在同一直线上并同时转动，以避免套管脱出而发生呼吸困难。

7. 加强气道湿化，适时给予吸痰，并指导病人正确的咳嗽方法，咳痰前用手固定好托盘，以免脱管。

8. 气管内套管取放时，注意保护外套管，禁止单手取放，应一手抵住外套管翼部，一手取放内套管。

9. 医护人员进行换药或行气管切开护理时动作应轻柔。

10. 进行气管切开护理时，应及时观察伤口的情况，病人皮下气肿消退后应及时调整系带的松紧度。

11. 让病人掌握气管切开术后的自护知识，做好健康教育。

难点 3　气管套管堵塞的预防及护理

解析：气管套管堵塞是指由于人工呼吸道正常的湿化、过滤及咳嗽功能消失，防御功能减弱，气管套管或下方有血性或黏性分泌物，堵塞呼吸道。因此，在气管切开护理中，加强人工气道的湿化，有效预防痰痂形成和清除痰痂，规范护士的操作可有效地防止气管套管堵塞的发生。

对策：

1. 将病人安置于安静、清洁、空气流通的病室内，保持适宜的温湿度，气管套管口覆盖 1~2 层湿纱布，必要时使用室内湿化器。

2. 保证病人液体的补给，在病情允许的情况下，每日入水量应在 1500mL 以上，避免因体液减少造成呼吸道分泌物黏稠形成痰痂。

3. 及时清洗内套管，保持内套管通畅，内套管清洗消毒脱离外套管的时间避免超过 30 分钟，以防外套管壁形成痰痂。对于分泌物较多的病人或小儿气管切开病人，要增加清洗次数，以防分泌物堵塞管道影响呼吸。

4. 安置内套管前要检查内套管是否清洗干净、有无异物残留，检查外套管是否通畅，若有痰液，吸净痰液再安置。

5. 对于昏迷、危重病人，应密切观察其是否出现呼吸困难、憋闷、血氧饱和度下降等情况，及时吸净痰液；对咳嗽反射好的病人，可适当刺激其自行将深部的痰由气管套管口咳出，然后再从气管套管口内吸净残余痰液，防止痰液在套管内长时间滞留，形成痰痂，造成堵管。

6. 定时翻身叩背排痰，鼓励病人咳嗽，及时将分泌物排出。

7. 选择合适的气管套管及吸痰管，吸痰管选用质软、圆头、外径不超过气管套管内径 1/2 的硅胶管。把握吸痰时机，避免频繁吸痰刺激黏膜，加重黏膜损伤，以防血痂形成。

8. 定时行雾化吸入，必要时行喷雾式或滴入式气道湿化。

9. 气管套管外口用双层湿纱布覆盖，以防空气尘埃、粉尘等异物落入套管内，造成套管堵塞。

难点 4　肺部感染的预防及护理干预

解析：肺部感染是气管切开术后病人常见的并发症之一，严重影响病人的预后，导致病人住院时间延长，医疗费用增加。加强对病人气管套管的护理，能减少肺部感染的发生，减轻病人痛苦，改善预后，提高生活质量。

对策：

1. 气道的湿化：合理的气道湿化有利于痰液的稀释和及时排出，能有效地预防肺部感染的发生。根据痰液性质选择湿化液，一般病人使用 0.45% 氯化钠溶液，痰痂或血痂较多的病人可选用 2.5% 碳酸氢钠溶液。根据个体情况选择气道湿化的方法，最常用的是雾化吸入加滴注式湿化法、人工鼻湿化法。根据病人病情调整湿化的频次。

2. 有效吸痰：通过听诊肺部有无湿啰音及喉部有无痰鸣音，判断病人是否需要吸痰；吸痰时要严格执行无菌技术操作，动作轻柔，减轻吸痰管对黏膜的损伤；对痰液多且黏稠的病人，可采取湿化后再吸痰的方法，以充分稀释痰液，利于痰液吸出，减少肺部感染发生的风险；吸痰时要由深而浅，吸痰最长时间不能超过 15 秒，连续吸痰不超过 3 次；吸痰的过程中，禁止不断地上下提插吸痰管。

3. 加强病房环境的管理：保持病房空气清新、洁净，病房温湿度适宜，定时给予紫外线消毒；最好将病人安置于单间，避免交叉感染；严格管理探视，减少病房人员流动。

4. 加强气管切开换药护理，在换药过程中需严格按照无菌技术操作，保持切口局部皮肤清洁干燥，气管内套管每天清洁消毒至少 3 次。

5. 加强营养支持，摄入充足的水分，选择合适的体位进食。对于安置胃管的病人，鼻饲前应检查胃管是否在胃内，鼻饲时病人采取头部抬高 30°～40°体位，防止食物反流入气管，造成吸入性肺炎。

6. 加强口腔护理，选择合适的口腔护理溶液清洁口腔，及时将病人口腔分泌物吸出，预防和减少口腔细菌的滋生。

7. 合理应用抗生素：气管切开病人合理应用抗生素，避免二重感染或定植菌株感染；吸痰时要注意观察痰液的颜色、量及肺部体征的变化，必要时做痰培养，根据痰培养结果选用抗生素。

难点 5　病人自护知识宣教

解析：气管切开病人出院后的自我护理是促进康复的重要部分，因此护士应做好气管切开术后病人的自护知识的健康宣教。

对策：

1. 做好饮食指导。饮食宜清淡、易消化、营养丰富，避免进食辛辣、刺激、坚硬食物，忌烟酒；进食速度不宜过快，宜细嚼慢咽，如出现轻微进食呛咳，可稍事休息后再进食，也可在吞咽的同时低头。

2. 保持清洁干净的家庭环境，室内开窗通风，维持适宜温度、湿度。

3. 活动与休息。颈部伤口未完全愈合前尽量不去人群密集的地方，防止上呼吸道感染。病人可从事适当的家务活动。

4. 告知病人防止脱管和堵管的重要性，嘱咐其经常检查系带松紧度是否适宜，教会病人正确取放、清洗和消毒内套管的方法，使其掌握避免异物和污水进入气管造瘘口、正确吸痰、气管湿化的方法，学会颈部伤口消毒及套管垫的安置方法。

5. 如出现呼吸困难、伤口出血及伤口周围皮肤溃烂，应及时到医院就诊。

6. 带管出院的病人需按医嘱复查至拔出套管为止。拔管出院的病人一个月后复查一次，以后按原发病复诊要求复诊。

【知识拓展】

气管切开后呼吸骤停的原因分析

　　长期呼吸道阻塞的病人，气管切开后可发生呼吸骤停，但并不常见。其原因为长期呼吸道阻塞，二氧化碳蓄积和缺氧。血液中二氧化碳浓度增高时，开始是刺激呼吸中枢，但浓度继续增高后，反而对呼吸中枢起抑制作用。此时，

呼吸的调节主要靠颈动脉体的化学感受器接受缺氧的刺激。一旦切开气管，血氧饱和度增高，颈动脉体的刺激消除，而二氧化碳对呼吸中枢的抑制尚未解除，因而发生呼吸骤停，甚至影响心跳。此时，应继续做人工呼吸，使肺泡气体交换继续进行，并注射呼吸兴奋剂，静脉注射碳酸氢钠溶液及高渗葡萄糖液紧急抢救。此种呼吸骤停片刻后可自行恢复。

（张小燕）

第五章　气管、食管异物护理

第一节　气管异物病人的护理

【概述】

气管、支气管异物（foreign bodies in the trachea and bronchi）是耳鼻咽喉头颈外科常见的急危重症之一，多发生于5岁以下儿童。吸入气道的异物种类多样，分为植物性异物、动物性异物、矿物性异物与化学合成品，临床上以植物性异物多见，如花生、瓜子、核桃等坚果。植物性异物富含游离脂肪酸，可导致气管黏膜弥漫性炎症反应，黏膜充血肿胀、分泌物增多。其他种类的异物对组织刺激相对小，炎症相对轻微。

异物呛入气管首先会引起剧烈的反射性咳嗽，以及急性缺氧、口唇发绀、面色青紫等。病人的症状与异物的大小形态、堵塞的位置、存留时间密切相关。异物堵塞在主气道时，发生窒息的危险性要比左右支气管大。异物较大时可引起窒息，异物较小时常出现持续性或阵发性呛咳。异物长时间停留在气道内，容易在呼吸道上产生肉芽，继发肺部感染及肺不张。长时间缺氧会导致多器官衰竭而危及生命，是学龄前儿童意外死亡的常见原因之一。

气管、支气管异物起病突然，病情变化快，需要及时采取急救措施。当发生气管或支气管异物时，可首先采取海姆立克急救法。如海姆立克急救法无效，应立即入院行气管镜或纤维支气管镜下异物取出术。气管镜及纤维支气管镜下异物取出术是临床上治疗气管、支气管异物的常用方法，若经以上方法无法取出，应开胸取出异物。

【护理难点及对策】

一、术前护理难点及对策

难点 1　呼吸道的管理及预防窒息的发生

解析：病人剧烈活动或拍背部会造成异物移位，刺激咽喉引起喉痉挛或阻塞声门、气管而造成呼吸困难加重或窒息，同时会增加耗氧量。因此，做好围术期呼吸道的管理，预防窒息的发生尤为重要。

对策：

1. 密切观察病人神志，口唇、面色有无发绀，呼吸的频率及深度，有无三凹征、喉鸣音、阵发性呛咳等症状。监测生命体征，尤其是呼吸及血氧饱和度的变化，发现异常立即通知医生处理。

2. 嘱咐家属照顾好病人，保持病人处于安静状态，减少活动，避免哭闹、跑跳、拍背等，禁食禁饮，等待手术治疗。

3. 备好急救用品：氧气、简易呼吸器、负压吸引器、气管插管包、气管切开包、呼吸兴奋剂等。

4. 如病人突然出现呼吸困难或呼吸困难加重，应立即行气管镜及纤维支气管镜下异物取出术或气管切开。

难点 2　病人身体状况的评估

解析：异物在气道内停留时间过长会导致病人出现反复刺激性咳嗽、肺部感染、体温升高，影响病人的饮食及睡眠，如没有及时治疗，会引发肺气肿、肺不张、呼吸衰竭和心力衰竭等严重并发症。因此，应注意评估病人的身体状况，提供相应的护理干预措施。

对策：

1. 评估异物的性质及吸入的时间，有无反复刺激性咳嗽、发烧等临床表现，做好相应护理。

2. 观察病人精神状态，判断是否有精神不振、咳嗽无力、哭闹等表现，做好家属的照护宣教。

3. 评估病人有无营养不良，如出现营养不良，则遵医嘱静脉补充营养液。

4. 指导家属合理喂养，增强病儿体质及免疫力。

二、术后护理难点及对策

临床病例

病儿，男，1 岁，因"气道异物"急诊入院。入院时，神志清楚，口唇、面色轻度发绀，有气紧，有三凹征及喉鸣音，有阵发性呛咳。卧床休息，面罩吸氧 4L/min，安置床旁心电监护示：SPO_2 波动在 98%～99%。在全麻下行

"气管镜及纤维支气管镜下异物取出术"，术中取出 1/4 颗花生碎粒。术后病儿口唇、面色红润，无气紧，无三凹征，无喉鸣音及阵发性呛咳。

难点 3　术后呼吸状态的评估及观察

解析：术后可能会发生喉头水肿，导致呼吸困难及声嘶，因此，术后病人的呼吸情况仍然是观察重点。

对策：

1. 观察病人口唇、面色是否红润，有无三凹征、喉鸣音及阵发性呛咳。

2. 遵医嘱予以氧气吸入，安置床旁心电监护，监测血氧饱和度的变化。

3. 合并有肺不张者，术后给予拍背，体位引流，鼓励咳嗽、排痰，合理使用有效抗生素。

4. 一旦发生呼吸困难，应及时通知医生处理，在药物和吸氧等处理无效时，应立即协助医生行气管插管或气管切开。

难点 4　预防异物吸入的健康知识宣教

解析：婴幼儿牙齿发育不完善，咀嚼功能不完善，不能将食物嚼碎，口腔控制能力、吞咽协调性、喉保护机能不健全，咳嗽反射欠成熟，易将异物吸入气道。儿童独立性逐渐增强，活动范围扩大，好奇心强，尚不能意识到行为的危险性及其后果，在嬉戏、哭闹、奔跑等情况下进食，容易将异物吸入气管。老年人咀嚼功能变差，黏膜感觉功能降低，常在进食时发生误吸。全麻或昏迷病人，由于咽反射消失，未取下的义齿或呕吐物易被吸入气道。因此要防止异物吸入，对病人及家属的健康宣教尤为重要。

对策：

1. 5 岁前的小儿勿食花生、瓜子、豆类、坚果、果冻等食物。

2. 进食时应注意力集中，避免在嬉笑、哭闹、追逐等情况下进食。

3. 如幼儿口中有异物不能强行从口中挖出，应诱导其自行吐出。

4. 纠正幼儿口中含物的不良习惯。

5. 加强对昏迷及全麻病人的观察及护理，防止异物或呕吐物进入呼吸道。

6. 宣传疾病知识，使病人及家属认识到气道异物的危险性。

【知识拓展】

海姆立克急救法

海姆立克急救法即气道梗阻急救法，简称海氏急救法，是将人体肺部视为一个气球，气管与肺部相连，将气管视为向气球吹气使用的气球嘴，一旦气管内出现异物，将气管卡住，无法进行人工呼吸，此时可利用外力对气球进行挤压，驱使肺部内残留空气移动至上方，并进入气管，从而将卡住的异物冲出气管。根据适应人群及方法，海姆立克急救法一般分为腹部冲击法、胸部冲击法和婴儿救治法三大类。

海姆立克急救法适用于呼吸道由外表光滑的单体积异物完全堵塞的情况，对于呼吸道内弥散性质异物的堵塞或者一侧支气管堵塞的情况解除效果则有限。对于形状不规则的异物，本法有可能损伤气管黏膜，甚至使其部分嵌入气管壁不易排出，若遇此种情况，需立即行进一步的急救，如气管切开，急送医院行喉镜、气管镜、支气管镜下异物取出术，也可采取外科开胸等手术方法取出。

（张馨元）

第二节　食管异物病人的护理

【概述】

食管异物（foreign bodies in esophagus）常见于进食匆忙大意，幼儿好奇误吞，咀嚼功能不良或食管本身存在导致狭窄的器质性疾病，如食管癌切除术后吻合口狭窄等。食管异物如处理不良，可引起严重并发症，甚至威胁生命，是耳鼻咽喉头颈外科常见的急症之一。病人常自述吞咽困难、疼痛、梗阻感，位置较固定，合并感染会引起发热，损伤黏膜或大血管还会呕血或者呕吐物中带血块。CT、食管镜检查可明确诊断。疑有食管穿孔时，采用碘油食管造影，禁用钡剂食管造影。

因食管有三个狭窄，一旦异物嵌顿，则很难随吞咽动作进入胃内。根据异物的性质、形状、大小、嵌顿部位以及有无并发症，选择手术方式，可采用硬管食管镜、Foley 管、胃镜、颈侧切开、开胸手术等取出异物。

异物嵌顿可导致食管局部黏膜的炎症反应，严重者可发生溃疡或食管穿孔，进而形成食管周围炎、纵隔炎或脓肿等危重并发症，如发生气管食管瘘、大血管破溃可危及生命。因此，积极的治疗和护理尤为重要。

【护理难点及对策】

一、术前护理难点及对策

难点 1　吞咽疼痛及梗阻的评估和护理干预

解析：由于异物嵌顿，病人有吞咽疼痛及吞咽梗阻感。根据病人吞咽疼痛及梗阻感的位置，可以判断异物嵌顿的位置。

对策：

1. 详细询问病人的异物史，异物的性质、大小、停留时间，疼痛的部位等。因为食管有三个狭窄，异物的性质和嵌顿位置不同，其临床症状及风险不同。

（1）第一处狭窄在环状软骨下缘平面，即食管入口处，异物嵌顿在此，病人常述咽喉处疼痛，异物较大时自述有气紧。

（2）第二处在食管与左主支气管交点处，有主动脉和左支气管横跨食管，尖锐异物如果嵌顿在此，有刺破主动脉引起大出血的危险。

（3）最后一处在食管下端，即食管穿过膈肌裂孔处，病人常述剑突处有疼痛。

（4）尖锐和形状不规则异物对食管损伤大，容易导致并发症。

2. 嘱病人禁食禁饮，防止进食时异物损伤食管或穿出食管，引起感染、食管损伤及穿孔等并发症。

3. 做好心理护理，尽量满足病人合理的要求，向其讲解手术的相关知识，缓解其焦虑、紧张等不良情绪，使其调整心态，配合治疗。

难点2　病人营养状态的评估及护理

解析：病人由于咀嚼、吞咽困难，有时伴有疼痛，术前需要禁食禁饮，可导致食物摄入不足，病人营养状态低下，不利于术后恢复。对异物停留时间较长或有并发症的病人进行营养状态评估，为采取干预措施提供指导。

对策：

1. 评估病人营养不良的症状，观察体重的变化，监测生化指标，检测白蛋白数值是否小于 $30g/L$。

2. 根据营养评估结果，遵医嘱予以补液，必要时运用全胃肠外营养（TPN）。对于不适合经口、管饲或胃肠造口进食的病人，TPN 是重要的选择。通过 TPN 使病人维持机体正常生理需要，促进康复。同时，应当注意预防 TPN 并发症。

3. 营养状态较差、消瘦的病人注意皮肤的护理。观察病人皮肤是否完整、有无压红，根据病人的年龄、感觉、活动度、皮肤有无潮湿、营养状况、有无潜在摩擦力及剪切力，来评估病人的压疮危险因素，做好皮肤清洁，制订翻身计划，采取相应预防压疮措施。

二、术后护理难点及对策

临床病例

病人，男，56 岁，因"食管异物"急诊住院。病人述有吞咽疼痛，吞咽梗阻，口中分泌物无血丝，有胸背部疼痛，在全麻下行"硬性食管镜检异物取出术"，术中在距中切牙18cm 的食管内见一长约 3cm 的鱼刺嵌顿，食管内黏膜部分剥落，食管内穿孔，见大量的脓性分泌物，取出鱼刺、吸出脓性分泌物后，留置胃管。术后病人神志清楚，自动体位，口中分泌物无血丝，自述胸背部疼痛较术前减轻，胃管妥善固定。术后第 1 天管饲流质饮食，无恶心、呕吐，无发热。术后第 3 天病人带胃管出院，术后 1 周行食管气钡双重对比造影，发现食管黏膜完整，穿孔愈合，拔出胃管，经口进食。

难点 3　术后饮食要求及护理

解析：异物取出后食管无损伤者，全麻清醒后可进食；异物取出后有食管损伤者，根据情况禁食或留置胃管。因此，护士应该了解术中情况，根据医嘱及病情，合理指导病人饮食。

对策：

1. 异物取出后，无明显食管黏膜损伤者，指导其全麻清醒后先进流质、半流质饮食，逐步过渡到软食、普食。

2. 食管黏膜损伤或食管穿孔者，禁止经口进食，遵医嘱留置胃管，根据营养师配置的营养餐进行鼻饲，注意口腔护理。一般情况下，安置胃管一周后，行食管造影检查证实食管黏膜恢复，无穿孔，可遵医嘱拔出胃管，经口进食。

3. 有脓肿形成，鼻饲不能满足机体需要的病人，遵医嘱行 TPN。

4. 指导病人早日下床活动，逐步增加活动量，预防肺部感染和深静脉血栓形成。

难点 4　相关并发症的观察及护理

解析：尖锐异物容易导致食管黏膜损伤、食管穿孔等并发症。食管损伤及食管穿孔后如进食不当，则容易引起食管周围脓肿、纵膈感染等严重并发症。

对策：

1. 监测病人生命体征，尤其是体温的变化。

2. 全身支持治疗，遵医嘱合理使用抗生素。

3. 有食管损伤者，禁止经口进食，留置胃管，注意口腔清洁，预防并发症的发生。

4. 脓肿形成时，行脓肿切开引流术，观察引流物的颜色、性状及量，做好相应护理。

5. 脓肿压迫喉部及气管出现呼吸困难时，立即吸氧，观察病人意识及呼吸状况，必要时行气管切开。

6. 颈部出现皮下气肿或纵膈气肿时，症状不明显者暂不需特殊处理，1～2 周后可自行吸收；积气较多时，行穿刺排气或胸骨上切口排气减压；食管穿孔严重者可行食管修补术。

7. 有大出血先兆者，应绝对卧床休息，颈部制动，保持呼吸道通畅，建立静脉通道。做好急救和急诊手术准备，发现异常立即配合医生处理。

【知识拓展】

迁移性食管异物

迁移性食管异物是呕吐物误吸或异物刺伤喉、气管壁，使部分异物从食管排入气管，引起咳嗽、发绀、呼吸困难等症状。也有专家认为引起以上症状的原因有：①分泌物反流误吸；②异物巨大，压迫气管壁；③异物引起邻近组织感染，向喉和气管扩散；④食管—气管瘘。迁移性食管异物好发于第6、7颈椎水平，因该处为食管的第一狭窄处，其后壁最薄弱，容易受伤穿孔。

（张馨元）

第六章 颈部疾病护理

第一节 甲状舌管囊肿及瘘管病人的护理

【概述】

甲状舌管囊肿及瘘管（thyroglossal tract remnant，TTR），是颈部最常见的先天性疾病，其发生与甲状舌管的胚胎发育异常有关。在胚胎发育过程中，甲状舌管退化形成细长的索状物，若索状物未退化，瘘管继续存在，瘘管两端闭合而中央保持开放，黏液状分泌物不能排出时则产生潴留性囊肿。囊肿与舌骨间有纤维组织索相连，吞咽与伸舌时囊肿可上下移动，穿刺可抽得黏液性分泌物，感染后呈脓性液带有半透明的黏液。当囊肿发生感染时，局部皮肤发红、压痛。感染后囊肿与皮肤粘连，分泌物变成脓性液。若囊肿穿孔，瘘管长期不愈，有时瘘管结痂后暂时闭合，当经过一段时间分泌物潴留增多，瘘管外口再次破溃，瘘管的愈合与破溃交替进行，非经手术切除瘘管无法痊愈。

囊肿与瘘管大多位居颈前正中线，少数偏向一侧。多数病人以颈前肿块就诊，肿块缓慢增大，多无明显不适。由于甲状舌管囊肿及瘘管分支较多、不规范的手术方式等，该病有反复发作的特点，病人常需再次手术。

【护理难点及对策】

一、术前护理难点及对策

难点 1　甲状舌管囊肿及瘘管的病情评估

解析：术前对甲状舌管囊肿及瘘管进行详细的评估能为医生把握手术时机和选择术式提供第一手临床资料；同时给予必要的、有针对性的术前护理干预，以确保手术顺利及安全。

对策：

1. 评估病人年龄，有无感冒、发热征象。

2. 评估甲状舌管囊肿及瘘管的部位、大小，以及甲状舌管囊肿及瘘管是否存在急性感染，患处有无红、肿、热、痛、脓性分泌物溢出等感染体征，在感染期严禁手术。

3. 评估病人有无甲状舌管囊肿及瘘管手术史、是否为术后复发、手术的次数等。

4. 评估病人的心理状态，是否因多次手术而失去信心，进行相应的护理干预。

二、术后护理难点及对策

临床病例

> 病人，男，47岁，因"甲状舌管瘘"住院，在全麻下行"甲状舌管瘘切除术"。术后第1天，病人神志清楚，半卧位，述咽喉疼痛，吞咽时加重，疼痛评分4分，颈部紧绷感明显，稍感气紧，颈部伤口敷料无渗血渗液，颈部血浆引流管引流出少量血性液。

难点2　吞咽疼痛的评估及护理

解析：术后吞咽疼痛与术中切断甲状舌骨中段和舌骨肌群损伤及引流管的刺激有关。术后应评估病人吞咽疼痛的程度及对饮食的影响，做好心理护理。

对策：

1. 用疼痛评估量表评估病人疼痛的程度。

2. 向病人讲解引起吞咽疼痛的原因，减轻病人的心理负担。

3. 指导病人术后进温凉的流质、半流质饮食，避免咀嚼引起的疼痛。暂禁经口进食的病人，遵医嘱留置鼻胃管管饲饮食，并加强口腔护理。

4. 轻度疼痛可以采取转移注意力的方式减轻。

5. 中重度疼痛遵医嘱使用镇痛药物。

难点3　呼吸状况的观察及护理

解析：手术时止血不彻底，术后剧烈咳嗽、呕吐、过频活动或讲话使血管结扎线滑脱引起切口内出血压迫气管，或术中损伤双侧喉返神经、手术操作创伤或气管插管导致喉头水肿，常引起病人呼吸困难。

对策：

1. 术后密切观察病情变化，监测体温、脉搏、呼吸、血压和血氧饱和度，重视病人不适主诉。

2. 观察病人颈部伤口有无肿胀及渗血，血浆引流管内引流物的性质及量，以判断颈部伤口有无出血。

3. 观察病人有无声音嘶哑、失声、呼吸困难等喉返神经损伤的表现。

4. 遵医嘱给予雾化吸入以减轻气道水肿、促进分泌物排出。

5. 遵医嘱静脉用药减轻病人气道水肿。

【知识拓展】

异位甲状腺

甲状舌管囊肿内可能残余有甲状腺组织，并在异位分泌甲状腺激素，但分泌量尚不足以影响正常的甲状腺功能和人体发育。但如果正常甲状腺缺失，或者在囊肿下方未显示甲状腺回声，则甲状腺的功能主要取决于囊肿内的异位甲状腺组织。因此，强调术前要常规做甲状腺及颈部超声检查，建议行甲状腺功能检查，确保病变是甲状舌管囊肿，而不是甲状腺组织，以免将异位甲状腺误认为甲状舌管囊肿切除后造成永久性甲状腺功能低下。

（赵会玲）

第二节　鳃裂囊肿及瘘管病人的护理

【概述】

鳃裂囊肿及瘘管（branchial cyst and fistula）由胚胎时期鳃沟或鳃囊（或称咽囊）发育异常引起。人类胚胎有四对明显的鳃沟和鳃囊，相邻鳃沟之间的隆起称为鳃弓。目前组织学按鳃弓的胚胎发育及其特定的解剖位置，将鳃裂囊肿分为第一至第四鳃裂囊肿。第一鳃裂囊肿外瘘口多位于下颌角后下方与胸锁乳突肌前缘之间的颈部皮肤，内瘘口位于外耳软骨、耳屏、乳突等处，表现为颈侧上方逐渐肿大的结节，第一鳃裂囊肿占所有鳃裂畸形的 10% 以下。第二鳃裂囊肿外瘘口大多位于胸锁乳突肌前缘下 1/3 处，内瘘口则在腭扁桃体窝，表现为颈侧中部逐渐肿大的包块，大约 90% 的鳃裂囊肿起源于第二鳃裂畸形。第三、第四鳃裂囊肿临床罕见，二者均位于下颈部胸骨上或锁骨上，瘘管在胸锁乳突肌前缘中下 1/3 交界处，周围有外瘘口，内瘘口均在梨状窝周围。

鳃裂囊肿及瘘管的治疗主要为手术切除囊肿、瘘管和受累的皮肤。由于瘘管往往和外耳道软骨、腮腺组织、面神经、颈部皮肤等结构关系密切，且走行曲折，局部切除后复发率高，而盲目扩大切除范围又易导致面神经功能障碍，因此术前应评估病人瘘管或囊肿的局部情况，评估有无手术史及局部有无感染征象，术后应观察病人有无面神经受损等并发症，做好病人的围术期护理。

【护理难点及对策】

一、术前护理难点及对策

难点 1　鳃裂囊肿及瘘管的病情评估

解析：术前对鳃裂囊肿及瘘管进行详细的评估，根据病人的影像学检查及临床表现判断病人鳃裂囊肿及瘘管的类型，预测可能会出现的并发症，对病人进行预见性护理。

对策：

1. 评估病人鳃裂囊肿及瘘管的部位、大小，进行针对性的术前健康宣教。

2. 评估鳃裂囊肿及瘘管是否存在急性感染，患处有无红、肿、热、痛及脓性分泌物溢出等感染体征。如处于急性感染期，应进行 2 周的抗感染治疗。

3. 评估病人有无鳃裂囊肿及瘘管手术史、是否为术后复发、手术的次数。

4. 评估病人的心理状态，是否因多次手术而失去信心，进行相应的处理。

二、术后护理难点及对策

临床病例

> 病人，男，29 岁，因"右侧鳃裂瘘管"住院，在全麻下行"右侧鳃裂瘘管切除术"，术中于甲状软骨下部喉返神经稍上水平发现一瘘管盲端，挤压见白色分泌物溢出，瘘管向上紧贴甲状软骨上部生长，后穿入深部同右侧梨状窝相通。术后安置鼻饲管，禁止经口进食。术后第 1 天，病人神志清楚，半卧位，保留胃管固定通畅，颈部伤口敷料无渗血渗液，颈部血浆引流管引流出少量血性液。右眼睑闭合不全，鼓腮漏气，不讲话状态下无口角歪斜。

难点 2　鼻饲管的护理及口腔清洁的维护

解析： 第三鳃裂瘘管的内口位于梨状窝内，术后应禁止经口进食，保持口腔清洁，避免伤口感染。安置胃管管饲流质饮食，促进伤口愈合。

对策：

1. 给予口腔护理，指导病人用漱口液漱口，保持口腔清洁，避免伤口感染。

2. 向病人及家属讲解留置胃管的目的，取得病人及家属的配合，提高病人对安置胃管的耐受性，避免因不适自行拔出胃管。

3. 妥善固定胃管，每日检查胃管插入的深度及牢固性，避免胃管脱出。

4. 做好饮食管理，管饲高蛋白的流质饮食，促进伤口的愈合。

难点 3　面瘫的观察及护理

解析： 因面神经从颈乳孔出颅，颈乳孔是第二鳃弓的衍生组织，所以第一鳃裂瘘管与面神经关系密切，尤其是多发性瘘管，可与面神经主干或其分支交叉、缠绕，更易发生面神经损伤。

对策：

1. 与主管医生沟通，了解病人术中有无面神经损伤等情况，以便采取有针对性的护理措施。

2. 术后严密观察病人抬眉、闭眼、龇牙、鼓腮情况，以判断病人有无面瘫发生，发现异常及时与医生沟通，采取必要的干预措施。

3. 告知病人及家属术后发生面瘫的可能因素，如术后局部组织肿胀、伤口加压包扎可发生暂时性面瘫。告知其面瘫会随肿胀消退而好转，做好健康宣教，以减轻病人及家属的恐慌心理。

4. 术后遵医嘱给予营养神经的药物治疗，并关注用药效果。

【知识拓展】

鳃裂瘘管的病因及发病机制

鳃裂瘘管的病因及发病机制目前主要有两种学说。一种学说为鳃源性器官残留，第二鳃沟闭合不全及鳃沟与咽囊之间的闭膜破裂，颈窦存留或未闭，胸腺咽管残留，染色体显性遗传异常。另一种学说为颈侧淋巴组织的囊性变。

（赵会玲）

第三节　颈动脉体瘤病人的护理

【概述】

颈动脉体瘤（carotid body tumor，CBT）是起源于颈总动脉分叉处的化学感受器肿瘤，临床较为罕见，常为单侧发病，也可双侧发病，可有家族史，属良性肿瘤，少数可发生恶变。临床表现为颈部无痛性肿块，生长缓慢。肿块较小时，多无临床症状，肿块较大时，可压迫邻近气管及神经，病人出现声嘶、吞咽困难、舌肌萎缩、伸舌偏斜等症状。

颈动脉体瘤确诊后首选手术治疗是国内外的共识。但由于其解剖结构的特殊性，手术的难度较大，且术后发生脑梗死、神经损伤等严重并发症的概率高。

为保证手术的安全，需做长时间术前准备，以建立脑部的侧支循环，术后需细致的观察和护理，预防并发症的发生。所以良好的围术期护理，包括术前的心理护理、颈动脉压迫训练、术后密切观察病情，是减少手术并发症、提高病人康复水平的重要保证。

【护理难点及对策】

一、术前护理难点及对策

难点 1　Matas 压迫训练的方法

解析：病人术前需进行 Matas 压迫训练以建立侧支循环，保证术后脑组织的供血，避免术后出现脑缺血。

对策：

1. 向病人及家属讲解 Matas 压迫训练的目的、方法，取得理解及配合。

2. Matas 压迫训练：一手的食指和中指扪到病变同侧的颞浅动脉搏动，另一手扪到颈总动脉，以水平方向将颈总动脉压向第 6 颈椎，力度以扪不到颞浅动脉搏动为限。压迫训练可 2~3 次/天，一般从 3~5 分钟/次开始，逐渐延长至 30 分钟/次，一般需 2~4 周。

3. 密切观察病人压迫训练过程中有无不适症状，不能耐受时需立即停止压迫。

4. 持续压迫 30 分钟/次，3 次/天，病人无自觉症状时，可再行脑血管造影以判断颅内侧支循环（Willis 环）是否通畅。

难点 2 颈动脉造影（DSA）及球囊闭塞试验（BOT）的护理

解析：行颈动脉造影及球囊闭塞试验可了解 Willis 环的通畅情况，判断大脑侧支循环血供，行颈动脉体瘤滋养血管栓塞，减少术中出血。

对策：

1. 检查前向病人解释造影的目的，给予腹股沟区备皮。

2. 准备好造影剂、栓塞剂及急救药品与物品。

3. 在球囊阻断期间，若病人无特殊不适，每隔 5 分钟对病人的神经功能进行评价，监测指标包括肢体运动、感觉、意识水平、计算能力及有无头痛、眼睛发黑等。若病人出现神经系统异常情况，随时终止球囊闭塞试验。

4. 病人颈内动脉气囊栓塞能坚持 30 分钟，临床神经系统检查无阳性发现，评价为能耐受颈动脉阻断，判定为球囊闭塞试验阴性。

5. 检查后病人绝对卧床 24 小时，咳嗽、大小便时应用手压迫穿刺点以防出血。

6. 检查后观察造影剂对脑组织的损害，如有无血压下降、抽搐、昏迷等；观察足背动脉搏动情况，如有异常及时通知医生处理。

7. 鼓励病人检查后多喝水，以促进造影剂排出。

二、术后护理难点及对策

临床病例

病人，女，47 岁，因"左侧颈动脉体瘤"住院。术前进行 Matas 压迫训练，局麻下行颈动脉造影左侧颈内动脉球囊闭塞试验，结果阴性。全麻下行左侧颈动脉体瘤切除及迷走神经副节瘤切除、颈总动脉及颈内动脉端端吻合、颈外动脉结扎术。术中阻断左颈总动脉约 35 分钟，病人术后气管插管拔除困难，送入 SICU。术后第 1 天下午转回普通病房，平卧位，颈部制动，伤口敷料包扎完好，无渗血渗液。术后第 2 天晨出现右侧肢体偏瘫，失语。急诊行颈动脉彩超示：颈总动脉及颈内动脉血栓。头颅及颈部增强 CT 示：左侧缺血性脑梗死。

难点 3　术后病情的观察

解析：因颈动脉体瘤的位置特殊，术后病人会出现呼吸困难、颅神经损伤、颈动脉血栓及脑梗死等并发症，所以术后病情观察非常重要。

对策：

1. 安置床旁心电监护监测生命体征变化，维持正常血压，保证一定的脑灌注压，避免患侧脑部缺血缺氧。

2. 观察病人神志、瞳孔、肢体活动及回答问题情况，判断其有无偏瘫、失语等脑缺血症状。

3. 观察病人伤口出血的情况，因切口出血过多可形成局部血肿，压迫气管引起呼吸困难，所以伤口敷料渗血较多时应及时更换。

4. 观察病人有无声音嘶哑、面瘫、饮水呛咳等颅神经损伤的表现。

难点 4　术后体位与活动

解析：颈动脉体瘤病人术后应保持适当的体位，避免早期活动引起颈动脉破裂、出血，保证脑部有充足的血液灌注，以免脑部出现缺血缺氧引起并发症。

对策：

1. 对单纯肿瘤剥除病人：麻醉清醒、血压平稳的病人，取半卧位，卧床休息 3 天，3 天后逐渐进行床边活动。

2. 对颈动脉切除病人：术后去枕平卧，颈部制动，绝对卧床休息 1 周，禁止取头高位，收缩压低于 110mmHg 的病人可取头低脚高位，抬高床尾 15°，以增加脑部血供，1 周后床上坐起活动，如无头晕、头痛，可协助下床活动。

3. 对血管重建病人：术后取平卧位，头部正中位，略偏向健侧，颈部两侧用软枕固定制动，避免移植血管扭曲，有利于增加脑部血流量。术后 24 时抬高床头 15°~30°，以促进血液回流，减轻局部组织水肿。绝对卧床休息 1 周，1 周后可协助病人床边适量活动，如无头晕等不适可逐渐增加活动量，2 周内避免颈部剧烈活动。

难点 5　神经损伤的观察及护理

解析：神经损伤是颈动脉体瘤术后最常见的并发症，由于术中分离肿瘤时阻断了舌下神经、迷走神经、颈交感神经、喉返神经等，术后出现伸舌偏移、眼睑下垂、饮水呛咳或声音嘶哑、唾液分泌较多等症状。术后应严密观察病人有无颅神经损伤及损伤的程度，做好病人的生活护理。

对策：

1. 舌下神经损伤的临床表现为舌运动障碍，伸舌向同侧偏斜，舌味觉部分消失、感觉减退等。应指导病人做舌部运动，如抬举、左右活动和卷舌运动等，以促进舌部代偿功能的产生。

2. 一侧喉返神经损伤可导致声带活动障碍，出现声音嘶哑，经对侧代偿，可逐渐恢复。对于声音嘶哑的病人，可指导其经常口含润喉药物以减轻不适。

3. 喉上神经外支损伤引起声带松弛，音调降低；喉上神经内支损伤，进食时特别是饮水时易发生呛咳误咽。指导病人尽量进食较黏稠的食物，进食速度不宜过快。饮水时低头将下颌尽量靠近胸骨，防止饮水呛咳。

4. 交感神经的中枢下行束损伤可产生 Homer 综合征，临床表现为眼睑下垂、瞳孔缩小、同侧局部少汗、眼球内陷、皮温增高、结膜充血。只要不伤及神经干本身，大多可自行恢复。

5. 对于进食时呛咳明显或吞咽困难的病人，可遵医嘱给予鼻饲流质饮食，以保证病人营养，呛咳好转或吞咽功能恢复后，指导病人经口进食。

6. 因术中过度牵拉及压迫引起的神经损伤，属于暂时性损伤，遵医嘱注射弥可保及 B 族维生素，结合理疗、针灸 3~6 个月内可恢复。

7. 因术中神经被切断引起的神经损伤，属于永久性神经损伤，往往无法恢复，应做好病人的心理护理。

难点 6 脑梗死的护理

解析：术前侧支循环建立不佳或术中阻塞颈动脉时间过长，都会导致患侧脑部供血不足，引起对侧肢体偏瘫、失语等脑梗死症状。应做好患肢的护理及言语训练。

对策：

1. 患侧肢体护理。颈动脉体瘤切除并发脑梗死的病人早期需严格卧床休息，采取正确的体位非常重要，患肢应取良肢位摆放，每 2 小时翻身一次，避免压力性损伤的发生。

（1）不论是健侧卧位还是患侧卧位，都要保持上肢位于肩上部，肘伸直，不垂腕，下肢髋关节伸直，屈膝时足底与小腿保持垂直，防止患肢压在身体下面。

（2）仰卧时，患侧腋下用枕垫支撑，臀部与大腿下放枕垫，使患侧肩向前外展、外旋，髋关节内收、内旋，在足后放置枕板，防止足下垂。

（3）对患侧肢体进行由远端向近端的近心性按摩，每天两次，每次 20 分钟。

（4）对患侧肢体进行适量的屈髋、屈膝、伸膝、踝背伸、踝跖屈、伸肘、屈肘、伸腕、曲腕被动活动，每天活动 1~2 次。

（5）术后 1 周，在协助病人被动运动的基础上，增加翻身训练、坐位训练、蹲位训练、步行训练等肢体主动运动训练。

2. 言语训练。针对病人因脑梗死引起的运动性失语，言语训练的方法如下。

（1）利用口型训练发音：训练者先做好口型发音示范，然后指导病人通过镜子观察自己发音时的口型，首先练习比较简单的拼音字母，后逐渐进行字、词、句训练。

（2）训练发音有关的肌肉：首先做张口、伸舌、鼓腮等简单的动作，后进行卷舌及舌的左右运动。

3. 用药护理。病人因病情需应用抗凝、脱水、营养脑神经、改善微循环、营养支持的药物，所以在用药的过程中注意药物用法、两种药物之间是否存在配伍禁忌等。对特殊的药物，在用药期间经常巡视，观察病人有无不良反应发生，以保证用药效果、促进康复。

【知识拓展】

颈动脉体瘤分型与手术方式

Shamblin 等将颈动脉体瘤分为三型。Ⅰ型：瘤体局限于颈动脉分叉处，与动脉壁无粘连。Ⅱ型：瘤体部分包绕颈动脉分叉处血管，与动脉壁部分粘连。Ⅲ型：瘤体完全包绕颈动脉分叉及与动脉壁完全粘连。

手术方案应根据肿瘤的大小、颈动脉受累的情况及侧支循环建立的情况拟定。颈动脉体瘤剥离术是最理想的手术方式，适用于Ⅰ型或肿瘤较小，血供不丰富的病人；颈外动脉连同肿瘤切除术适用于Ⅰ、Ⅱ型，肿瘤血供较丰富的病人；肿瘤切除、颈总动脉与颈内动脉重建术适用于Ⅱ、Ⅲ型或肿瘤较大（直径>5cm），血供丰富的病人，移植血管首选大隐静脉。

（赵会玲）

第四节　颈静脉球瘤病人的护理

【概述】

颈静脉球瘤（glomusiugulare tumor，GJT）是指起源于颈静脉球体外膜以及沿迷走神经耳支和舌咽神经鼓室支等部位分布的副神经节肿瘤。按肿瘤生长的部位，通常将发生于颅底颈静脉孔及其附近者称为颈静脉球体瘤，发生于中耳鼓室者称为鼓室球瘤，但临床因经常难以确定肿瘤的原发部位，故常将二者统称为颈静脉球瘤。发病高峰年龄为 41~70 岁，女性多见，多为单发，生长缓慢，病程可长达数十年。

肿瘤位于颈静脉孔附近者，可出现后组脑神经损害症状，如声音嘶哑、饮水呛咳、患侧软腭麻痹、咽反射消失等。肿瘤累及颅中窝和颅后窝时，部分病人可有颞叶、小脑和脑干受损症状，出现共济失调和走路不稳。晚期肿瘤侵入颅内，则出现颅内压增高症状，甚至发生脑疝而导致死亡。肿瘤位于中耳鼓室者早期可有与脉搏一致的搏动性耳鸣、进行性耳聋和耳内胀满感等，压迫同侧颈部血管可使耳鸣短暂减弱或消失，后可有外耳道反复出血、耳鸣、进行性耳聋，以及面瘫、面部麻木、复视等症状。

颈静脉球瘤在组织学上属于良性肿瘤，但其呈浸润性生长，与周围重要的血管和神经关系密切，手术风险大，术后可能会导致大出血、面瘫、脑脊液漏、误吸及吞咽困难等并发症。

【护理难点及对策】

一、术前护理难点及对策

难点 1　术前护理评估与风险预测

解析：术前应评估颈静脉球瘤的分型，预测术后可能会出现的并发症，有针对性地为病人做好术前健康宣教及心理护理。

对策：

1. 评估病人有无听力下降、耳鸣，有无面瘫的症状、体征及面瘫的程度。

2. 评估病人患侧外耳道有无脓性或血性分泌物流出，有无发热、头痛、呕吐等症状。

3. 肿瘤范围较大的需行 Matas 压迫训练，促进颅内侧支循环的建立，避免术中出现脑缺氧的症状。

4. 告知病人及家属手术风险及可能出现的并发症，建立适当的期望值。

5. 遵医嘱术前合血、备皮等。

6. 评估病人及家属的心理状况，有针对性地进行健康宣教及心理护理。

二、术后护理难点及对策

临床病例

> 病人，女，47 岁，因耳鸣，右外耳道充满粉红色新生物，表面光滑、质中，诊断为"右侧颈静脉球体瘤"入院。在全麻下行"右侧颞下窝进路右侧颈静脉球瘤切除术"。术后病人意识清楚，肢体运动、感觉正常，自述耳鸣减轻，有头部闷胀感和头晕，有恶心，无呕吐，进食温开水后无呛咳。伤口敷料无渗血，鼻腔和外耳道无异常液体流出，无面瘫症状和体征。

难点 2　颅内高压的预防及处理

解析：由于瘤体侵犯颅神经及向内浸润，或术中瘤体剥离时牵拉，刺激血管可使脑组织出现不同程度的缺血缺氧，导致脑水肿和颅内压增加。

对策：

1. 麻醉清醒后病人取头高卧位，以利于头部血液回流，减轻脑水肿。

2. 注意观察病人生命体征、意识、瞳孔、肢体活动及肌张力的情况，注意有无头痛、恶心、呕吐及视物模糊等颅内高压的症状。

3. 嘱病人避免剧烈咳嗽，勿用力大便，以免颅内压增高。

4. 遵医嘱正确使用脱水剂，如20％甘露醇等。

难点3 面瘫的观察及护理

解析： 面瘫发生的原因：一是肿瘤侵犯面神经导致术前就发生面瘫；二是术中为了彻底切除肿瘤，面神经需暂时前移或永久性切除，导致面神经牵拉或损伤，发生术后面瘫。

对策：

1. 注意观察面瘫的进展情况，加强心理护理。

2. 眼睑闭合不全者，日间可予以氯霉素眼药水滴眼，夜间可予以红霉素眼膏涂眼或眼部予以生理盐水纱布覆盖，戴护眼罩，以防角膜干燥导致溃疡、结膜炎的发生。

3. 口角歪斜者，指导其缓慢进食，加强口腔护理，防止口腔溃疡或感染。

4. 做好面部按摩，必要时可行理疗，促进恢复。

5. 遵医嘱予以神经营养药物治疗。

6. 对永久性面瘫者做好健康宣教及心理护理。

难点4 脑脊液漏的观察及护理

解析： 脑脊液漏是 GJT 常见的并发症之一，手术有可能导致硬脑膜、蛛网膜下腔与中耳腔相通，致使脑脊液流入中耳，经咽鼓管流入鼻腔或经穿孔的鼓膜流入外耳道，病人可感轻微的头痛或头晕。

对策：

1. 如怀疑有脑脊液漏发生，应及时收集漏出液进行生化检测，并遵医嘱予以利尿、脱水治疗。

2. 嘱病人绝对卧床休息，抬高床头 20°～30°，使脑组织通过重力的作用压迫在漏孔处，促进脑膜自行修复。

3. 保持鼻腔及外耳道清洁，禁止外耳道滴药、堵塞及冲洗，避免擤鼻、屏气、剧烈咳嗽及用力大便，预防颅内逆行感染的发生。

4. 一般脑脊液漏保守治疗 1～2 周后可自愈，不能自愈的脑脊液漏可行脑脊液漏修补术。

难点5 颅神经损伤的护理

解析： 由于肿瘤侵犯颅中窝、颅后窝，术中不可避免地会牵拉颅神经，导致颅神经麻痹，病人出现吞咽困难或误吸等症状。

对策：

1. 吞咽困难或误吸者，可遵医嘱安置胃管，管饲营养丰富的流质饮食。

2. 注意监测水、电解质，保持出、入量的平衡。

3. 遵医嘱使用营养神经的药物，如弥可保等。

4. 指导病人练习吞咽动作，促进吞咽功能的恢复。

【知识拓展】

颈静脉球瘤的分型

根据肿瘤侵犯脉孔区的范围，颈静脉球瘤可分为四型。

A 型（骨内型）：病变较小，局限于斜坡、颞骨岩部内。该区域另有少数肿瘤为早期的神经纤维瘤和神经鞘瘤。

B 型（颅内型）：肿瘤沿斜坡生长，主要为起源于后组脑神经脑池段的神经纤维瘤、神经鞘瘤以及侵袭颈静脉孔区的岩斜坡脑膜瘤。

C 型（颅外型）：病变位于颅底硬膜外，沿颈静脉孔向颞下窝及颈部延伸，常见颈动脉瘤、源于颅外的后组脑神经鞘瘤及纤维瘤、较大的颈静脉球瘤及脊索瘤。

D 型（颅内外沟通型）：病变范围较大，贯穿颅内外，见于上述各种类型病变的晚期和转移癌。

（赵会玲）

第五节　原发灶不明的颈部转移癌病人的护理

【概述】

原发灶不明的颈部转移癌（unknown primary cervical metastatic carcinoma，UPCMC）约占头颈部恶性肿瘤的 2%～5%，指经至少 2 周以上的仔细检查仍不能发现原发病灶的颈部淋巴结癌。2006 年吴毅等提出经临床仔细检查直到治疗开始前仍未发现原发灶的颈部转移癌，可以诊断为原发灶不明的转移癌，其发病率较低。国外资料报道在 3%～6%，国内报道颈部转移癌原发灶不明者占 1.85%～40.00%。

因其发病率较低，早期原发灶较微小、位置隐蔽、生长缓慢，所以早期发现较为困难。颈部转移癌（上、中颈区）的病理类型较为多样，以鳞状细胞癌最为多见，其次为未分化癌，腺癌最少。根据转移灶的病理类型可大致判断出转移灶的来源部位，如病理组织有甲状腺腺泡细胞特征的可为甲状腺乳头状癌，低分化鳞状细胞癌及非角化癌来自鼻咽癌的可能性较大。随着影像学检查的进步，PET－CT 逐步成为发现恶性肿瘤原发灶的重要方法。

【护理难点及对策】

一、术前护理难点及对策

难点1　病人心理状态的护理评估及干预

解析：转移癌意味着肿瘤已经扩散，再加上原发灶又不清楚，以及对治疗前途的担忧，会引起病人的恐惧、抑郁及绝望等悲观情绪，从而使其对进一步的检查和治疗持怀疑态度。

对策：

1. 护士及时介入，进行具有针对性的心理护理，以减轻病人的恐惧心理，如告知病人原发灶不明，说明原发灶小或病情发展缓慢，减轻其心理压力。

2. 介绍颈部转移癌的预后与是否正规治疗密切相关，经正规治疗其5年和10年生存率可分别达到79.1％和67.4％，从而减轻病人的忧虑，使其积极配合治疗。

二、术后护理难点及对策

临床病例

> 病人，男，47岁，因"右颈部转移癌"住院，在全麻下行"右侧颈部包块切除＋活检术"。术后第1天，颈部伤口敷料无渗血渗液，颈部血浆引流管固定通畅，引流出少量血性液。

难点2　负压引流的单向封闭无菌管理与引流物的观察

解析：颈部包块切除术后留置一次性负压引流管，需保障负压引流有效、通畅。引流液的量、颜色、性状等是评估切口渗血渗液、伤口愈合情况以及有无切口感染的重要指标。

对策：

1. 保持有效的引流。使用前仔细检查引流装置的密闭性，使用过程中观察负压引流盒内的负压的大小，使负压引流盒保持有效的负压状态。

2. 妥善固定。使用负压引流盒的病人可随身携带负压引流盒，但不得高于创口；注意防止引流管压迫或扭曲折叠；引流量多时应及时更换。

3. 密切观察引流液量。一般术后引流12小时内不超过250mL。若超过250mL或短时间内引流过快、过多，呈鲜红色，应通知医生及时处理。

4. 观察引流液的颜色及性状。正常情况下，引流物颜色由暗红变为深红，再变为淡红色，逐渐变淡。若引流液为乳白色，应考虑为乳糜漏（为术中损伤胸导管所致），应汇报医生拔除负压引流管，局部行加压包扎，并遵医嘱给予禁食或低脂饮食。严重者还要重新打开术区，缝合胸导管。

5. 适时拔除引流管。依据伤口情况，一般在术后第二天、引流管内引流物为少量淡黄色血浆时，医生即可拔除负压引流管。

难点 3 正电子发射计算机断层显像（PET-CT）的护理

解析： PET-CT 已成为发现恶性肿瘤原发灶的重要方法。PET-CT 通过检查出不同病灶的代谢活性，从而为鉴别诊断提供重要信息。恶性肿瘤有一个共同的特性，就是代谢活性非常高。葡萄糖是人体细胞（包括肿瘤细胞）能量的主要来源之一，因此恶性肿瘤摄取的葡萄糖远远多于其他正常组织。利用这一特性，在葡萄糖上标记上带有放射活性的元素 ^{18}F 作为显像剂（^{18}F-FDG），将此显像剂注入静脉内，在体内循环，恶性肿瘤摄取的 ^{18}F-FDG 远多于其他组织，因此，肿瘤细胞内可积聚大量 ^{18}F-FDG，经 PET-CT 显像可以检测到体内 ^{18}F 分布情况从而显示肿瘤的部位、形态、大小、数量及肿瘤内的放射性分布。

对策：

1. 向病人及家属交代 PET-CT 检查前的注意事项。

（1）在检查前 24 小时不要喝酒、不要做剧烈的运动、不要长时间运动，最好保证清淡饮食。

（2）携带好自己的相关资料，如 CT 片、核磁共振片、B 超报告、病理报告、肿瘤标志物检验报告等。

（3）检查进行前，病人在注射显像药物后应该保持安静，不要走动，还要尽量避免与人交谈，可以饮用少量清水。

（4）检查前 6 小时开始禁食，禁饮含糖饮料和禁止静脉滴注葡萄糖注射液，可饮用少量清水。糖尿病病人正常用降糖药，以免因血糖过高而影响检查时间及效果。

（5）进入检查室时，需取下身上所戴金属饰物和手机等。

2. 向病人及家属交代 PET-CT 检查后的注意事项。

（1）尽量多喝水，以利于 ^{18}F-FDG 代谢，将其尽快排出体外。

（2）检查后 10 个小时内不要接触孕妇或者儿童。

【知识拓展】

颈部转移癌与淋巴结的关系及治疗原则

颈部转移癌原发灶的来源和其不同部位的淋巴回流有密切关系。组织器官位于头部的恶性肿瘤较易转移至上颈部淋巴结，组织器官位于颈部的恶性肿瘤较易转移至颈内静脉中区，含有腺体结构的远处器官的恶性肿瘤较易转移至下颈部及锁骨上淋巴，如乳腺、肺、胃肠等部位。在查找原发灶时可根据转移灶所在颈部淋巴组织分区重点追踪排查。

　　近年来，临床上对原发灶不明的颈部转移癌的治疗，持积极的态度，不过分强调寻找原发灶，而是争取时间及时治疗，密切随诊，寻找原发灶。对于局限于颈部的肿块，直径在 0.5cm 以下，可活动，界限清楚，病理组织学属于分化较高的转移癌，且全身情况良好，未发现远处转移者均可考虑手术治疗。手术以颈淋巴结清扫术为主。

（赵会玲）

第六节　甲状腺肿瘤病人的护理

【概述】

　　甲状腺肿瘤是头颈部常见的肿瘤之一，女性多见。症状为颈前正中肿块，随吞咽活动，部分病人还有声音嘶哑、吞咽困难、呼吸困难。

　　甲状腺肿瘤种类多。甲状腺良性肿瘤很常见，在颈部肿块中约占 50％。一般无明显症状，当瘤体较大时，会因为压迫气管、食管、神经而导致呼吸困难、吞咽困难、声音嘶哑等症状，当肿瘤合并出血而迅速增大时会产生局部胀痛。甲状腺恶性肿瘤中最常见的是甲状腺癌（thyroid carcinoma），极少数可有恶性淋巴瘤及转移癌，甲状腺癌占全身恶性肿瘤的 1％。除髓样癌外，绝大部分甲状腺癌起源于滤泡上皮细胞。

　　手术切除是各型甲状腺癌的基本治疗方式，包括甲状腺本身的手术和颈淋巴结清扫术。只要确诊为甲状腺分化癌（乳头状甲状腺癌和滤泡状甲状腺癌），应行全甲状腺切除术。对于甲状腺分化癌有淋巴结肿大者，应行颈淋巴结清扫术。除手术治疗外，辅助治疗包括应用核素、甲状腺激素和放射外照射等。

【护理难点及对策】

一、术前护理难点及对策

难点 1　全身状况评估

　　解析：甲状腺是位于人体颈部气管两旁，具有合成、贮存和分泌功能的器官，其分泌的甲状腺激素对于人体正常生理功能的调节十分重要。甲状腺肿瘤一般早期无明显症状，随瘤体逐渐增大，甲状腺功能会受到影响，病人会出现全身症状，瘤体较大时甚至会压迫气管、食管、神经等，影响周围器官的功能，甚至出现严重并发症。术前进行全身评估有利于了解疾病情况，帮助判断有无手术指征，为术后的康复和护理提供参考。

对策：

1. 详细询问病人发现甲状腺肿块的时间和方式、肿块生长的速度、有无压迫症状和其他表现。

2. 询问病人的诊疗经过，了解治疗的方式和效果。

3. 询问病人的饮食、睡眠和大小便情况，观察病人的精神状况。

4. 询问病人的出生地和生活环境、婚姻和生育情况，了解其幼年时是否接受过头颈胸部 X 线照射治疗。

5. 了解病人日常生活是否规律，有无烟酒嗜好、特殊的饮食喜好或禁忌等。

6. 了解病人有无其他的肿瘤病史及家族史。

7. 触诊评估颈部有无肿块及其性质、大小、韧性、活动度等。

8. 实验室检查测定甲状腺功能和血清降钙素，有助于诊断髓样癌。

9. 影像学检查测定甲状腺大小，了解肿块的位置、大小、数目，以及与周围组织的关系，有无气管移位或狭窄等。

10. 协助医生完善血常规、生化、心电图等检查及麻醉评估，排除手术禁忌。

二、术后护理难点及对策

临床病例

> 病人，女，28 岁，因"甲状腺恶性肿瘤"住院，在全麻下行"甲状腺右叶及峡部切除＋右侧中央区淋巴结清扫术"。术后第 1 天，病人神志清楚，半卧位，体温正常，颈部伤口无渗血渗液，血浆引流管通畅在位，引流出血性分泌物约 50mL。自述有颈部紧绷感及刺痛，有吞咽梗阻感和吞咽疼痛，疼痛评分 3 分。

难点 2　卧位与活动

解析：甲状腺手术过程中强制性的颈过伸位可引起一系列脑血管的病理生理变化，造成脑缺血缺氧、肿胀、颅内压增高，如果术后再继续平卧，病人会感到全身不适、头痛、头晕、烦躁不安。长期平卧位腰椎虽不受体重的影响，但各椎体之间的肌肉韧带长期处于伸展位，会产生酸困感，降低病人的舒适度。术中及术后由于长时间卧床不动，加上手术应激，病人容易发生血流动力学改变，导致静脉血栓栓塞症的发生。术后应鼓励病人早期下床活动，以预防血栓及加速康复。

对策：

1. 全麻术后清醒的情况下即抬高床头取半卧位，有利于降低手术切口的张力，促进切口积液的引流，有利于呼吸，减轻头部胀痛。

2. 术后早期尽量避免大幅度活动颈部，变换体位时用手托住病人头颈部，如医嘱有颈部制动或特殊体位要求，应指导病人勿活动颈部，告知颈部制动的原因，避免并发症的发生。

3. 术后当天病人卧位休息，术后第1天起可下床逐步活动，步行≥1000m，达不到步行标准者床上屈伸膝关节15～20分钟，3次/天，以后逐渐增加活动量。

4. 根据医嘱及病人伤口恢复情况，指导病人渐进性行颈部功能锻炼，行5分钟颈部前屈、旋转和回环等活动，再行颈部放松运动，2～3次/天，15～30分钟/次，预防颈部伤口挛缩。注意应适度活动，避免颈部剧烈活动，有不适应立即停止活动。

难点3 引流管的护理

解析：头颈外科术后留置引流管可促进创面分泌物充分引流，控制感染，促进伤口愈合。重大手术后因麻醉、疼痛等导致病人出现烦躁不安、意识不清、床上翻身等，可能致使引流管脱落。术后做好引流管护理非常重要，可有效避免非计划拔管，减少重置管率，减少院内感染的机会。

对策：

1. 术后返回病房应妥善固定好引流管，防止其脱落。使用高举平抬法固定好管路，加强巡视，胶布潮湿、卷边、黏性下降时，及时更换，并有效固定。

2. 根据引流管的不同类型妥善固定引流管及引流袋，位置不可过高或过低，避免引流管移位、脱出，防止逆行感染。

3. 避免引流管折叠、扭曲、受压，定时挤压，保持引流通畅，如引流不畅应查明原因并给予相应处理。

4. 观察并记录引流液的性质及量，如有异常情况，及时通知医生。

5. 认真做好非计划拔管风险评估，低度风险每周评估一次，中度风险每周评估两次，高度风险每24小时评估一次，高危病人床头及腕带应做好清晰标识，提醒值班护士注意观察及交接班。

6. 对病人及家属做好健康教育，告知留置引流管的目的和重要性，做好心理护理，使病人及家属知晓并积极配合。

难点4 并发症的观察及预防

1. 出血的观察及护理。

解析：术后出血是甲状腺手术最严重的并发症，通常发生在术后24小时内，最常发生在术后6～8小时。甲状腺术后出血的常见原因包括干呕、呛咳、屏气动作、血压升高、甲状腺实质血管增生、自身存在出血倾向等。出血过多容易导致病人出现休克和心脏停搏，甚至导致病人死亡。

对策：

（1）密切观察生命体征，观察伤口敷料及引流液的颜色、性状及量。出现颈部伤口敷料有较多渗血或负压引流24小时引流量大于500mL或1小时内大于100mL，即为出血，应立即通知医生，及时处理。

（2）观察颈部是否肿胀、呼吸是否通畅，如有异常及时通知医生。

（3）更换颈部敷料，给予加压包扎，颈部制动。

（4）及时遵医嘱正确使用止血药。

（5）保持静脉通道通畅，补液、交叉配血、备血。

（6）如出血严重，应紧急手术止血。

2. 伤口感染的观察及护理。

解析：伤口感染是头颈外科手术后的常见并发症。伤口感染、愈合不良等会影响病人治疗效果，同时还会在不同程度上延长病人住院时间，严重者还可诱发各种感染性疾病及器官功能衰竭，导致休克及死亡。因此，积极预防头颈外科手术后伤口感染，确保病人伤口良好愈合至关重要。

对策：

（1）密切观察病人伤口情况，当颈部伤口出现异常分泌物，伤口周围红、肿、疼痛明显，局部皮温高时，提示有感染发生，应立即通知医生并协助处理。

（2）严格无菌技术操作，规范局部换药。

（3）根据分泌物细菌培养结果，遵医嘱正确使用敏感抗生素。

（4）保持敷料清洁干燥，浸湿或污染后及时更换。

（5）必要时局部使用六合丹等中药外敷。

3. 喉返神经损伤的观察及护理。

解析：喉返神经损伤主要由手术中切断、缝扎、挤压或过度牵拉喉返神经所致，也有少数由血肿压迫或瘢痕组织的牵拉所致。常为单侧内支损伤，表现为声音嘶哑、饮水呛咳，绝大多数是暂时性的，经 2～3 周即可自行恢复。双侧损伤表现为失声、呼吸困难甚至窒息，应及早手术。

对策：

（1）密切观察病人呼吸情况、有无气紧或活动后气紧现象，发现异常立即通知医生处理。

（2）密切观察病人发音、吞咽功能，麻醉清醒后鼓励病人说话，了解其发声情况，判断有无声音嘶哑或语调降低。

（3）注意观察病人饮水和进食情况，鼓励进食便于吞咽的流质饮食，克服吞咽不适的困难，逐步过渡为半流质饮食及软食。

（4）单侧喉返神经损伤病人声带活动障碍，声门关闭不全，其健侧声带发声时超过中线并接触患侧声带，从而改善发音，可指导病人进行发音练习。发音练习方法：病人用同侧四指按住喉结两旁向中线靠拢，并同时发"啊、哦"等颤抖单音；双侧损伤则可采用"弹唇练习"，双唇闭合并用气息冲击双唇使其颤动，发出"嘟嘟"声。该练习可用于声带按摩，帮助康复。

（5）对于双侧喉返神经损伤病人，应根据其呼吸情况选择手术时机，并做好病人及家属的健康宣教。

4. 手足抽搐的观察及护理。

解析：手术时甲状旁腺被误切、挫伤或其血液供应受累都可引起甲状旁腺功能低下。随着血钙浓度下降，神经肌肉的应激性显著提高，引起手足抽搐。手足抽搐多发生在术后 1～3 天。

对策：

（1）术后注意询问病人面部、口唇周围和手足有无针刺和麻木感。一旦产生症状，可适当控制饮食。限制摄入含磷较高的食物，如坚果类（核桃、榛子、花生、开心果等）、动物内脏（猪肝、猪腰、猪心等）、海产品（海带、紫菜、海苔等）、动物瘦肉（瘦猪肉、瘦牛肉、瘦羊肉等）、菌类（蘑菇等）、蛋黄等。指导病人选择高钙低磷的食物，如绿叶蔬菜、水果、乳类和乳制品、豆类和豆制品等。

（2）加强血钙浓度动态变化的监测。

（3）症状轻者，口服钙片和维生素 D_3，症状较重者，口服双氢速变固醇油剂，可迅速提高血钙浓度。抽搐发作时，应立即静脉缓慢推注 10% 葡萄糖酸钙或氯化钙 10～20mL。

5. 甲状腺危象的观察及护理

解析：甲状腺危象多发生于术后 12～36 小时，是术后严重的并发症，主要表现为高热、脉快、大汗、烦躁不安、谵妄甚至昏迷，常伴有呕吐、腹泻。

对策：

（1）应严密观察病人体温、脉搏、血压、意识的变化。

（2）若体温超过 38.5℃，脉搏每分钟 120 次以上，病人有烦躁、谵妄、呕吐、腹泻、大汗、昏迷等，应给予物理降温、吸氧和静脉补液以保证水电解质平衡和酸碱平衡，按医嘱给予碘剂、激素、镇静剂及冬眠合剂等。

（3）对病人及家属行健康宣教、心理护理，嘱咐其保持情绪稳定，积极配合治疗护理。

（4）保持病室环境整洁安静，减少噪声等不良刺激。

难点 5　后续治疗指导

解析：甲状腺癌手术会破坏部分甚至全部甲状腺功能，导致术后病人生活质量下降，容易出现不同程度的心理问题。颈部术后容易出现颈部肌肉僵硬、组织粘连，活动受限。行颈淋巴结清扫术会对斜方肌造成不同程度的伤害，术后容易导致患侧肩下垂。行甲状腺癌近全或全切除者，因甲状腺素缺乏，容易发生甲状腺功能低下和肿瘤复发。因此，甲状腺手术后的后续治疗及健康指导对于促进病人康复及提高生活质量十分重要。

对策：

1. 甲状腺癌病人术前应做好心理－社会状况的评估，评估患病后是否存在焦虑、病人对自我形象的接受程度及家庭社会对病人的支持程度。术后应指导病人调整心态，保持乐观情绪，积极配合治疗及正确面对疾病。

2. 为促进颈部功能恢复，术后应指导病人在切口愈合后逐渐进行颈部功能锻炼，行淋巴结清扫术后应指导病人在伤口愈合后即开始肩关节和颈部的功能锻炼，并随时保持患侧上肢高于健侧的体位，以防肩下垂。

3. 甲状腺全切除者应遵医嘱坚持终身服用甲状腺素制剂，以防甲状腺功能减退和抑制促甲状腺激素（TSH）分泌。术后需行放射性核素及放射外照射治疗的病人应遵医嘱按时治疗，治疗前应停服甲状腺激素及禁碘 3 周，使 TSH 水平明显升高，以提高放射性碘治疗的效果。

4. 病人出院后应指导其定期随访，复查颈部、肺部及甲状腺功能等，若发生颈部肿块、结节或异常应及时就诊。

【知识拓展】

腔镜下无充气腋窝入路甲状腺切除手术

手术切除是目前治疗甲状腺肿瘤的主要手段。传统开放性甲状腺手术颈部留有瘢痕，影响外观，且术后病人感觉颈部皮肤异常，出现感觉迟钝及吞咽不适等症状。腔镜技术具有术野清晰、创伤小、美容效果突出等特点。目前国内完全腔镜下甲状腺手术，主要以充 CO_2 气体经乳晕、胸前或腋窝入路为主，存在皮瓣恢复慢、操作空间不稳定等问题。

2017 年郑传铭在国内首次开展无充气腋窝入路完全腔镜下甲状腺手术，显示出手术视野清晰、取标本时间短、术后皮瓣恢复快及美容效果佳等优势。在手术操作中利用机械拉钩建腔，为手术医生识别喉返神经和保护甲状旁腺提供便利的角度和途径。分离皮瓣后利用肌层间隙作为手术通道，减少手术分离面积，降低手术创伤及对神经肌肉组织的损害，符合快速康复理念，可减轻病人疼痛，降低术后并发症发生率，提高病人生活质量，具有较高的可行性和安全性。

（邓　欣　张小燕）

第七节　腮腺肿瘤病人的护理

【概述】

腮腺位于外耳道的前下方，腮腺组织富含脂肪，与周围组织对比明显。腮腺区可发生多种类型的肿瘤，病因尚不十分清楚，任何年龄均可发生，以 30～50 岁多见。其中良性肿瘤≥80%，以多形性腺瘤居多；恶性肿瘤<20%，以黏液表

皮癌居多，其次为腺样囊性癌、恶性混合瘤等。腮腺恶性肿瘤生长迅速，肿块形态不规则，质硬，不活动，边界不清，侵犯周围肌肉、血管、神经时可有面部麻木、疼痛、张口受限，还可以出现听力减退、吞咽困难。良性肿瘤除肿块外，可无特殊表现。

腮腺肿瘤治疗方法以手术为主。手术方式一般根据肿瘤的部位和性质选择，良性肿瘤和恶性肿瘤的治疗方案差别较大。预后与治疗方式的选择有直接关系。由于各种原因病人术后常发生面瘫、涎瘘、积液、味觉出汗综合征（Frey 综合征）及面部畸形不对称等并发症。

【护理难点及对策】

一、术前护理难点及对策

难点 1　心理评估及护理

解析：腮腺肿瘤发生部位在下颌部，处在特殊的颜面部位，神经分布异常复杂，血运也比较丰富，手术治疗具有较大的难度和危险性，存在损伤面神经或大块肿物切除后引起颜面畸形等风险。术前应评估病人心理承受能力，行心理护理，预防术后病人由于颜面畸形出现负性情绪，影响康复。

对策：

1. 了解病人对所患疾病及其治疗方式的认知，以及应对治疗风险的心态，做好心理疏导工作，缓解病人及家属的恐惧、担忧。

2. 向病人及家属介绍腮腺肿瘤的危害性和治疗的必要性，介绍手术方法、手术医生的技术水平、手术的安全性，并提供治疗效果显著的病例，以增强其接受治疗的信心，使其消除心理顾虑，以最佳心理状态接受手术，正视现实，稳定情绪，顺应医护计划。

二、术后护理难点及对策

临床病例

> 病人，男，69 岁，因"腮腺肿瘤"住院，在全麻下行"左侧腮腺浅叶及肿物切除＋左颈部淋巴结清扫术"。术后第 1 天，病人神志清楚，半卧位，体温正常，左侧面部肿胀，加压包扎敷料无松脱，伤口无渗血渗液，血浆引流管通畅在位，引流出约 30mL 血性液，无面瘫症状和体征。述左面部麻木，有放射性疼痛，疼痛评估 3 分。

难点 2　伤口出血的观察及护理

解析：腮腺区血供丰富，在手术解剖面神经时，因不能贸然钳夹，只能采用压迫止血的方法，在术后全麻清醒期内，为了防止气道受压影响呼吸，加压包扎又不能过紧，加上术后病人体位变动和血压波动，可能会导致术后伤口出血。

对策：

1. 密切监测生命体征变化，严密观察伤口敷料渗血渗液情况。

2. 做好负压引流管的护理，注意观察负压引流液的颜色、性状和量，并准确记录。观察负压引流装置有无漏气现象，保持负压引流固定通畅。

3. 手术当日一般应每小时观察引流量 1 次，若引流量超过 30mL/h 且色鲜红，提示伤口有出血的可能，应及时报告医生处理。若引流量过少，应检查引流管是否阻塞或折叠。

4. 注意观察颈部负压引流处皮肤是否贴合好、有无隆起，如有，说明术腔内可能有积血或积液，应及时清创。

5. 正常情况下引流液颜色逐渐变淡，即暗红变为深红，再变为淡红，一般术后 2~3 天引流液 24 小时少于 30mL，即可拔除引流管。

难点 3　面神经损伤的观察及护理

解析：面神经损伤是腮腺区手术最常见的并发症，由于腮腺解剖上与面神经关系特殊，面神经分支走行于腮腺深浅叶之间，切除腮腺过程中需解剖面神经，手术中易造成面神经损伤。面神经损伤会对病人造成生理及心理创伤，影响其生活质量。

对策：

1. 面神经损伤的早期判断：观察术后鼓腮、鼻唇沟、眼睛闭合、额纹等，询问病人有无面部不适感，如麻木、放射性疼痛等。

2. 术后遵医嘱使用营养神经的药物促进神经功能恢复。

3. 对于术后面神经功能出现暂时性损伤的病人，如鼓腮漏气、眼睛闭合障碍、鼻唇沟与额纹变浅乃至消失，要做好解释工作，告知病人面神经损伤的原因、愈后、恢复时间等详细情况，从而消除病人的恐惧。

4. 指导和协助病人进行正确的功能训练，以促进受损神经的恢复。如用力抬眉至不能抬高为止；用力皱眉至最大限度；用力闭眼，如不能完全闭合，可以用手指力量帮助，紧闭眼与轻闭眼交替进行。

5. 对已切除面神经的病人应给予更多的关心，说明手术的必要性，使病人放下心理负担，鼓起生活的勇气。

难点 4　皮下积液和涎瘘的观察及护理

解析：腮腺是一个多突起不规则腺体，手术不可能完整将其切除，腮腺肿瘤切除后残留的腺体仍有分泌功能，分泌物不能通过正常导管系统排入口内，就会潴留于创口内。常见原因有术中残留腺泡过多，切断腮腺组织时，断端或残端未仔细缝合结扎。局部加压包扎或负压引流处理不当，造成皮瓣下涎液滞留，局部压力过大则涎液从切口处溢出形成瘘。由于腮腺区血供丰富，术中常用含少量肾上腺素的 1‰普鲁卡因做局部注射，术后易出现反应性血管扩张性出血，加上残留腺体仍会在一定时间内分泌涎液，以及摘除瘤体及腺体后均有空腔存在，术后容易发生皮下积液和瘘。

对策：

1. 腮腺肿瘤切除术后采用负压引流，可明显降低皮下积液及涎瘘的发生率。

2. 引流管保持通畅，避免扭曲、折叠、压迫，妥善固定；同时密切观察引流液量、颜色、性状的变化。

3. 一般 12 小时引流液不超过 250mL，色泽逐渐变浅，量由多到少。短时间内引流量较大且色泽鲜红，要警惕切口内出血，及时报告医生采取措施。若引流液为乳白色牛奶状，应考虑乳糜漏，并报告医生拔除负压引流管，局部加压包扎。

4. 局部伤口应使用绷带加压包扎，加压不能过紧也不能过松，以病人能张嘴一横指为宜。要定期巡查加压包扎伤口的病人，以防绷带松脱掉落或过紧导致病人呼吸困难等，发现异常及时通知医生处理。

5. 告知病人进食营养丰富的流质或半流质饮食，禁食刺激性食物，特别是酸性食物，因为酸性食物刺激腺体分泌，易造成唾液潴留，影响伤口愈合。必要时遵医嘱口服抑制唾液分泌的药物，如山莨菪碱，以减少发生涎瘘的可能性。

【知识拓展】

内镜下经口入路腮腺肿瘤切除术

腮腺深叶多形性腺瘤多位于咽旁间隙内，位于此间隙内的肿瘤只占头颈部肿瘤的 0.5%。此区域解剖结构复杂，外科手术通常很难到达此区域，传统术式风险大，容易损伤颈内动脉及面神经。

目前有报道称，应用内镜经口入路切除腮腺深叶多形性腺瘤的新术式在临床上已取得较好的效果。经口入路以最短的距离直接到达咽旁，避开了颈内动静脉和后组脑神经以及面神经，还避免了面颈部皮肤切口瘢痕，并且病人术后咀嚼及言语功能均未受影响。

（邓　欣　张小燕）

第七章 护理新技术、新业务

第一节 皮肤点刺试验

【概述】

皮肤点刺试验是将少量高纯度化的变应原溶液滴于病人前臂皮肤表面，再使用点刺针轻轻刺入皮肤表层，等待 15～20 分钟，观察病人的皮肤情况，如果病人对该变应原有过敏反应，就会出现局部的风团、红斑以及瘙痒等症状，由此可以判定该病人对此变应原有过敏反应。皮肤点刺试验是一种诊断变态反应性疾病的方法，具有方便、快捷、痛苦小、特异度高等特点，在临床上应用较为广泛。

皮肤点刺试验的原理是当某种变应原进入皮肤时，对该物质有速发型过敏反应的病人，立即特异性地引起皮肤内的肥大细胞脱颗粒，释放组胺等活性物质，导致局部毛细血管扩张，形成红斑，毛细血管通透性增强，形成水肿、风团。

皮肤点刺试验采用组胺作为阳性对照，以计算相对的反应强度，是一种有效测定过敏性疾病的特应性（对一种或多种变应原敏感）方法。通过皮肤点刺试验，确定变应原，为临床预防、治疗和护理提供有效的依据，适用于 IgE 介导的过敏性疾病的诊断、过敏性疾病特异性免疫治疗的效果判断。

【护理难点及对策】

难点 1 皮肤点刺试验操作前的评估

解析：皮肤点刺试验操作前对病人及抢救物资进行评估非常重要。评估决定着病人的安全以及检查结果的准确性、有效性。

对策：

1. 评估病人皮肤点刺试验前有无服用抗组胺类药物及糖皮质激素类药物，如有，应在皮肤点刺试验前 3 天停用抗组胺类药物，前 7 天停用糖皮质激素类药物。若病人不清楚用药史，可以先用阴性对照剂和阳性对照剂进行皮肤点刺试验，根据结果评估是否进行皮肤点刺试验。

2．评估病人是否处于空腹状态。食物不影响皮肤点刺试验结果，为避免晕针虚脱，不建议空腹进行皮肤点刺试验。

3．评估病人是否处于妊娠期，若在妊娠期应尽量避免做此试验。

4．评估病人有无过敏性休克史及既往是否因严重过敏反应住院治疗，若有则严禁做此试验。

5．评估病人局部皮肤情况，如有无皮炎、破损、瘢痕等。

6．评估抢救物资是否齐全、适用，以及时抢救发生过敏性休克的病人。

难点 2　操作方法的把控

解析：点刺部位的选择、皮肤点刺时力度的大小以及操作过程中药物之间的距离等都会影响结果的准确性。因此，准确的试验操作可以保证试验顺利进行，保证试验结果的准确性。

对策：

1．选择点刺部位。一般选择在前臂内侧，3 岁以下幼儿可选择背部皮肤。点刺部位皮肤必须干燥、清洁，没有涂抹化妆品，避开湿疹和红肿区域。嘱病人将前臂放松，掌心向上放于治疗台上，用 75％乙醇溶液消毒试验区域的皮肤（乙醇过敏的病人可用生理盐水清洁皮肤）。

2．自肘部向远端将变应原溶液按固定顺序，分别取一滴滴在皮肤表面，滴变应原液时滴管和瓶帽不得接触皮肤，每种药液之间的间隔距离应在 2cm 以上，以便于测量风团大小。滴药的部位需避开肘关节和腕关节。

3．点刺时，用点刺针的尖端于皮肤表面成 90°角垂直通过变应原溶液滴刺入皮肤表层，停顿 1 秒钟后垂直拔除点刺针。点刺阴性对照液、阳性对照液及每一个变应原溶液时，必须更换新的点刺针。

4．保证合适的点刺力度。通过点刺针将皮肤表层刺破，刺破过程中保持力度适当，避免刺破真皮层导致出血。

5．点刺结束 30 秒后，用薄绵纸将皮肤上剩余的变应原液擦净，以避免变应原液混合，影响结果的判读。

难点 3　皮肤点刺试验的结果判读

解析：在进行结果判读时，要准确地描绘风团大小，正确计算风团直径，准确识别假阳性及假阴性结果，这样才能出具正确的检查报告。

对策：

1．点刺结束后 15～20 分钟，用油性尖笔描绘风团轮廓，确保整个风团轮廓粘贴到有黏性的透明胶带上，将透明胶带从皮肤上移下，贴在报告单上，在报告单上读取反应结果。

2．用有弹性的塑胶尺量取数值，用毫米单位记录测量结果，风团直径＝

（最小横径＋最大横径）/2，最小横径与最大横径之间的夹角成 $90°$。

3. 皮肤点刺试验结果判断见表 7-1-1。

表 7-1-1　皮肤点刺试验结果判断

	欧洲（风团/组胺）	美国（风团大小）
阴性	无反应	无反应
＋	＜1/2	3～5mm
＋＋	1/2≤比值＜1	5～10mm
＋＋＋	1≤比值＜2	1～2cm
＋＋＋＋	≥2	≥2cm

4. 临床中经常出现假阳性反应或假阴性反应。引起皮肤点刺试验假阳性反应的常见原因有：①变应原溶液本身的原因，非特异性刺激物；②病人的原因，皮肤反应性增高（皮肤划痕症）；③操作者的原因，点刺力度较重。引起皮肤点刺试验假阴性反应的常见原因有：①变应原溶液的抗原性低或失效；②病人皮肤反应性差，如幼儿、老年人，以及过敏性休克或哮喘大发作之后；③试验前使用抗组胺药等药物。因此，需根据以上因素结合病人的皮肤反应做出正确的结果判读。

难点 4　过敏反应的急救处理

解析：皮肤点刺试验的过敏反应包括局部反应和全身反应，在临床中时有发生，严重时可能会危及病人的生命。应根据病人的具体情况进行及时有效的处理。

对策：皮肤点刺试验过敏反应的急救护理见表 7-1-2。

表 7-1-2　皮肤点刺试验过敏反应的急救护理

	局部反应	轻度全身反应	严重全身反应
临床表现	风团直径大于 4cm	风团直径大于 4cm，并发鼻炎、结膜炎、哮喘、扩散性皮疹或荨麻疹	皮肤潮红、瘙痒，出现广泛的荨麻疹、胸闷、喘鸣、憋气、发绀、心悸、面色苍白
局部治疗	在变应原点刺部位上方扎止血带，局部用类固醇乳剂	在变应原点刺部位上方扎止血带，局部用类固醇乳剂	在变应原点刺部位上方扎止血带，以减缓药物的吸收
全身治疗	口服抗组胺药	建立静脉通道，静脉输入抗组胺药物；使用肾上腺素气雾剂；监测血压和脉搏	平卧，保持呼吸道通畅，给予高流量吸氧；立即给予肾上腺素 0.3～0.5mL 皮下注射或肌内注射，必要时 5～10 分钟重复一次；建立静脉通道，静脉输入抗组胺药物；监测血压和脉搏

（张虹婷　纪小琴）

第二节　特异性免疫治疗

【概述】

特异性免疫治疗又称脱敏治疗，是世界卫生组织（WHO）推荐的唯一可以影响过敏性疾病机制，从而改变其自然进程的治疗方法。特异性免疫治疗是用逐渐增加剂量的变应原提取物对过敏病人进行反复刺激（皮下注射或舌下含服），使机体免疫系统逐渐适应，最终对外界环境中的变应原刺激产生无炎性的反应状态，即免疫耐受，从而达到控制或减轻过敏症状目的的一种对因治疗方法。特异性免疫治疗能降低病人对致病变应原的敏感度，从而减轻或消除症状；减少或免除对症治疗药物的使用及由此类药物带来的不良反应，降低总治疗费用；阻断由过敏性鼻炎发展为哮喘；预防出现新的变应原；停药后能够长时间维持疗效。

【护理难点及对策】

难点1　特异性免疫治疗适应证的把控

解析：特异性免疫治疗是一种对因治疗方式，病人对某种变应原过敏，即采用该变应原的提取物对病人进行治疗。特异性免疫治疗的治疗周期为3～5年，需要病人长期配合。由于个体差异，可能某些病人效果不一定理想。因此，选择合适的病人进行治疗就显得尤其重要，关系着病人的安全与疗效。

特异性免疫治疗的适应证和禁忌证：

1. 病人有明确的但无法避免接触的变应原，如螨、花粉等。

2. 病人吸入变应原后引起过敏性鼻炎、结膜炎和哮喘。

3. 病人的皮肤点刺试验结果显示＋＋以上、血清特异性 IgE Ⅱ级以上，且鼻腔黏膜激发试验阳性。

4. 病人避免接触变应原和经足量的药物治疗后仍不能很好地控制症状。

5. 病人不愿意接受持续或长期对症药物治疗。

6. 药物治疗引起不良反应。

7. 病人理解治疗的风险性和局限性。

8. 病人年龄在5～65岁之间。

9. 病人若患中到重度持续性哮喘，应将哮喘病情控制稳定，不能处于急性发作期，FEV1 不能低于正常预计值的 70%。

10. 病人若患有严重的免疫系统疾病、心血管系统疾病、癌症以及慢性感染性疾病，必须服用β受体阻滞剂（包括表面吸收剂型）。若缺乏依从性以及有严重心理障碍，则不能进行特异性免疫治疗。

难点2　特异性免疫治疗前的准备

解析：特异性免疫治疗可能会导致病人在治疗过程中出现不同程度的过敏反应，甚至威胁到病人的生命安全。因此，特异性免疫治疗前对病人进行充分的评估，对抢救物资及设备进行检查都非常重要，这关系着病人的生命安全。

对策：

1. 向病人讲解特异性免疫治疗的目的、意义、疗效、疗程以及不良反应和风险，取得病人的配合，并签署知情同意书。

2. 评估病人的身体状况。每次注射前护士应了解病人的基本情况，对病人进行全面评估，包括病人注射前3天的症状、上次注射至今的间隔时间、上次注射后的全身和局部反应。根据病人的具体情况进行个性化的治疗。

3. 注射变应原疫苗前，检查抢救设备及药品是否备齐、适用，同时在治疗车上备好1∶1000盐酸肾上腺素液。护士应熟练掌握过敏症状的判断及其处理的方式，掌握过敏性休克的抢救流程。

4. 仔细核对病人的姓名、变应原疫苗的药瓶号、药物的浓度及剂量，确定脱敏治疗次数，填写脱敏治疗卡。

5. 注射前需至少提前30分钟口服抗过敏药物，因此操作前需要常规询问病人当天是否服用抗组胺药，忘记服药的病人应立即补服，服药至少30分钟后才能注射变应原疫苗。

6. 为避免晕针虚脱，不建议空腹进行脱敏治疗。

难点3　特异性免疫治疗计划的制订

解析：特异性免疫治疗前将整个过程计划设立好，按计划实施，可以保证计划顺利进行，保证病人的安全和治疗的有效性。根据病人自身的情况制订特异性免疫治疗的方案。

对策：

1. 皮下注射脱敏治疗的完整疗程分为两个阶段：剂量累加阶段和剂量维持阶段。根据剂量累加阶段，免疫治疗可分为常规免疫治疗和集群免疫治疗。常规免疫治疗在剂量累加阶段需要每周注射1次变应原疫苗，需16周左右达到剂量维持阶段；集群免疫治疗每周就诊1次，每次注射2~3针，注射间隔30分钟，6周左右即可达到剂量维持阶段。剂量维持阶段每4~8周注射1次变应原疫苗，持续时间为3~5年。

2. 皮下标注化螨变应原制剂免疫治疗方案。

（1）常规免疫治疗剂量累加阶段见表7-2-1。

表 7-2-1 常规免疫治疗剂量累加阶段

瓶号	浓度（SQ-U/mL）	周数	注射次	容量	剂量（SQ-U）
1	100	1	1	0.2	20
1	100	2	2	0.4	40
1	100	3	3	0.8	80
2	1000	4	4	0.2	200
2	1000	5	5	0.4	400
2	1000	6	6	0.8	800
3	10000	7	7	0.2	2000
3	10000	8	8	0.4	4000
3	10000	9	9	0.8	8000
4	100000	10	10	0.1	10000
4	100000	11	11	0.2	20000
4	100000	12	12	0.4	40000
4	100000	13	13	0.6	60000
4	100000	14	14	0.8	80000
4	100000	15	15	1.0	100000

（2）集群免疫治疗剂量累加阶段见表 7-2-2。

表 7-2-2 集群免疫治疗剂量累加阶段

瓶号	浓度（SQ-U/mL）	周数	注射次	容量	剂量（SQ-U）
1	100	1	1	0.1	10
2	1000	1	2	0.1	100
3	10000	1	3	0.1	1000
3	10000	2	4	0.2	2000
3	10000	2	5	0.4	4000
3	10000	3	6	0.5	5000
4	100000	3	7	0.1	10000
4	100000	4	8	0.1	10000
4	100000	4	9	0.2	20000
4	100000	5	10	0.2	20000

瓶号	浓度（SQ-U/mL）	周数	注射次	容量	剂量（SQ-U）
4	100000	5	11	0.4	40000
4	100000	6	12	0.4	40000
4	100000	6	13	0.6	60000
4	100000	7	14	1.0	100000

3. 舌下滴剂脱敏治疗适用于皮下注射脱敏治疗出现全身严重不良反应的病人、不愿意接受注射脱敏治疗的病人。舌下滴剂脱敏治疗发生全身不良反应的概率很低，没有危及生命的全身反应；安全、简便易行，病人每天在家自行使用；剂量累加阶段为一个月，达到最大剂量后，剂量维持阶段持续3~5年。

难点4　特异性免疫治疗过程实施

解析：皮下注射脱敏治疗是将变应原疫苗注射到病人皮下，采用的是皮下注射，但因变应原疫苗的特殊性，该注射方法又与一般的皮下注射有所不同，如注射的部位、进针的角度、抽回血及注射用时等方面不同。因此，在整个注射过程中需要严格掌握操作方法并准确实施。

对策：

1. 抽吸变应原疫苗前，轻轻颠倒药瓶10~20次，以充分混匀变应原疫苗。

2. 选择注射部位。注射部位最好选在上臂近端1/3的外侧或前臂中1/3的外侧，注意进针点应避开皮肤破损、红肿、皮疹处。

3. 严格按变应原疫苗皮下注射法操作。注射时用拇指及食指按住皮肤，针头与手臂平行，与皮肤表面成30°~60°角，进针约1cm，回抽无血后注药，每注射0.2mL回抽1次，确保整个注射药物过程中无回血，注射必须缓慢，注射1mL用时大约1分钟。

4. 如果注射过程中回抽见血，应立即停止注射，记录已经注射的剂量，观察30分钟，如无异常，再选取其他部位注射剩余剂量。

5. 建议左右臂轮流注射，注意避免药物注射到皮内、肌内。

难点5　特异性免疫治疗不良反应的观察及处理

解析：免疫药物治疗的不良反应一般在注射后30分钟内出现，因此一般在注射后需严密观察病人30分钟，根据病人情况进行及时有效的处理。

对策：

1. 局部反应：注射后常出现局部发红、风团、痒、痛，一般不需要处理。若注射部位风团的直径超过5cm，可口服抗组胺药和局部冰敷。

2. 全身反应：

（1）全身反应分为迟发型全身反应和速发型全身反应。欧洲变态反应和临床免疫学学会提出的全身反应分级方案见表7-2-3。

表7-2-3 欧洲变态反应和临床免疫学学会提出的全身反应分级方案

不良反应	表现
0级	无症状或症状与免疫治疗无关
Ⅰ级	轻度全身不良反应：局部荨麻疹、鼻炎或轻度哮喘，呼气峰流速（PEF）较基线下降小于20％
Ⅱ级	中度全身不良反应：发生缓慢（大于15分钟）的全身荨麻疹和（或）中度哮喘，PEF较基线下降小于40％
Ⅲ级	重度（非致命性）全身不良反应：快速发生（15分钟以内）的全身荨麻疹、血管性水肿或严重哮喘，PEF较基线下降大于40％
Ⅳ级	过敏性休克：迅速发生全身瘙痒、潮红、红斑、全身性荨麻疹、喘鸣（血管性水肿）、速发型哮喘、低血压休克等

（2）全身不良反应的处理。

轻度全身不良反应：局部荨麻疹、鼻炎或轻度哮喘可用抗组胺药物或支气管扩张剂治疗。

中度全身不良反应：中度哮喘、泛发性荨麻疹或血管性水肿，需要建立静脉通道，给予糖皮质激素和抗组胺药物治疗，监测血压和脉搏。

过敏性休克：呼吸困难的病人立即深部肌内注射1∶1000肾上腺素0.5～0.8 mg，取仰卧位，建立静脉通道，遵医嘱给予皮质激素和抗组胺药物，高流量吸氧，监测血压、脉搏和氧饱和度。

难点6 特异性免疫治疗的健康指导

解析：特异性免疫治疗病人有发生不良反应和过敏反应的现象，由于治疗时间较长，收效慢，导致病人丧失治疗信心，加之费用较高，部分病人不能坚持，而产生悲观失望的心理。因此，需要对病人进行有针对性的健康宣教及心理护理，提高病人战胜疾病的信心及自护能力。

对策：

1. 注射后，应严密观察病人至少30分钟。告知病人观察期间出现任何不适和异常症状，比如皮肤瘙痒、皮疹、胸闷、气紧、腹痛、头晕、心慌等，都要立即报告医护人员。

2. 注射当天，避免接触暴露于大量变应原的环境，避免体育运动、热水淋浴和喝酒等能加速血液循环的活动。注射完毕观察结束离院后，注射部位出现红、肿、痛、痒，可冰敷注射部位，严禁热敷。

3. 注射前的一周以及注射后的一周不应注射其他疫苗。发热期应延期治疗。

4. 告知病人脱敏治疗起始阶段仍需对症用药，维持阶段根据症状的变化逐步减药。在治疗和随访的过程中，对病人进行有针对性的心理护理，并及时对治疗产生的不良反应进行处理，使病人能坚持完成整个特异性免疫治疗，并最终获得良好的疗效。

5. 保持心情愉快，注意劳逸结合，加强身体锻炼，增强机体免疫力。注意保暖，预防上呼吸道感染，减少诱发因素。

6. 注意室内通风，保持空气新鲜。不用地毯，家中不养宠物，经常晒洗衣物被褥，打扫卫生时戴口罩。空调过滤器的滤网需经常清洗、更换。

（张虹婷　纪小琴）

第三节　鼻腔通气功能检测

【概述】

鼻腔通气功能检测包括动态检测和静态检测。动态检测指鼻阻力检测和鼻呼吸量检测，静态检测指鼻声反射检测。两种不同检测技术从不同的侧面反映鼻腔问题，共同组成一套完整的鼻腔通气功能检测系统。

鼻阻力检测通过测量鼻腔气流量和气流压力的值计算出鼻腔内气流阻力值，客观直接地显示出整个呼吸过程的通气情况。流体力学认为，空气阻力是在一定时间内将一定体积的气体推动到一定距离所需的压力，据此原理，鼻腔阻力等于鼻腔管道两端的压力差除以流速，通过公式计算出鼻阻力值。鼻腔阻力＝压力差/流速，即 $R = \Delta P / v$。它可以作为衡量鼻腔通畅程度的客观指标。

鼻呼吸量检测仪客观测量在固定时间段内，通过左右两侧鼻孔吸入、呼出的气体体积，通过比较，可以初步判定鼻腔的通气状况。

鼻声反射检测是一种利用声波反射的原理评估鼻腔气道的客观检查方法，主要用于定量判断鼻咽腔容积、鼻腔最小横截面积，进而对鼻腔及鼻咽部疾病的病变程度、疗效，甚至疾病的性质做出客观的评估。其通过声波（Click）传导技术对鼻腔进行快速、客观准确、无侵入的检查。

【护理难点及对策】

难点 1　鼻腔通气功能检测适应证的把控

解析：鼻腔通气功能检测能客观衡量鼻腔通气状况。鼻阻力检测可用于判定鼻气道阻力大小、鼻道狭窄的部位、鼻腔最小横截面积及容量等；评估手术及药物治疗的疗效。鼻呼吸量检测动态测试人体鼻腔固定时间段内的呼吸总体积值。鼻声反射检测可以准确地反映鼻腔的几何形态和黏膜的充血状态。但不是所有的病人都适合做鼻腔通气功能检测，应准确把握其适应证，为病人的诊疗提供依据。

鼻腔通气功能检测多用于：

1. 通过鼻部阻塞性疾病（鼻炎、鼻窦炎、鼻息肉、鼻中隔偏曲、鼻部肿瘤、OSAS）阻塞程度的定量、阻塞部位的定位，客观评估鼻腔通气功能。

2. 区分可逆性黏膜性阻塞和不可逆性黏膜性阻塞。

3. 鼻腔黏膜激发试验（激发后鼻阻力值在基础水平上增加 40％为鼻腔黏膜激发试验阳性），过敏性鼻炎的诊疗和科研。

4. 评估手术疗效，术后双侧鼻腔总阻力下降 20％为有临床显著性。

5. 评估药物治疗效果。

6. 为鼻中隔偏曲是否需进行手术干预提供一定的参考依据。

7. 司法证据，自我保护。

难点 2　鼻腔通气功能检测操作前的评估

解析：病人使用某些药物如鼻腔减充血剂或抗过敏药物，以及鼻腔的一些病变，会对鼻腔通气功能检测结果产生影响。因此，需要在操作前对病人进行评估，以保证检查结果的准确性。

对策：

1. 评估病人有无使用鼻腔减充血剂（如氯麻滴鼻剂、可麻滴鼻剂等）、抗过敏药物（如氯雷他定、盐酸西替利嗪等）、糖皮质激素及麻黄碱类药物，如有，应在检测前 24 小时停用。

2. 评估病人有无鼻中隔穿孔，应避免为鼻中隔穿孔的病人做鼻腔通气功能检测。鼻腔阻力等于鼻腔管道两端的压力差除以流速，当鼻中隔穿孔时，左右侧鼻腔是相通的，无法测出双侧鼻腔气流的准确值，从而导致检查结果不准确。

难点 3　鼻腔通气功能检测操作中病人的配合指导

解析：鼻腔通气功能检测不仅要求操作者要熟练掌握操作方法，在操作过程中还需要病人的充分配合，如果病人配合不当，会导致测量结果出现误差，影响医生的诊疗。因此，应在操作前告知病人操作的注意事项，操作过程中及时指导病人，取得其充分配合，确保结果的准确性。

对策：

1. 鼻阻力检测的配合指导。

（1）选择合适的鼻塞，既不能漏气又不能使鼻翼变形，塞入非测量侧的前鼻孔，确定无漏气，对侧前鼻孔无变形。

（2）用面罩严密扣住口鼻，勿挤压鼻翼及鼻腔的其他部位，确定面罩接触部分无漏气。

（3）检测过程中病人闭嘴平静呼吸。

2. 鼻呼吸量检测的配合指导。

（1）选择合适的鼻腔连接管，嘱病人将两个连接管分别与左右鼻孔相接，保持密封，但不能挤压鼻翼。

（2）嘱病人闭嘴平静呼吸，3~4秒后点开始键，记录20秒内双侧鼻腔吸入或呼出的气流体积。

3. 鼻声反射检测的配合指导。

（1）病人保持相对稳定的体位及头位（面向操作者坐正），测量时保持不动。同一受检者重复测量时应尽量保持相同的体位及头位。

（2）选择合适的鼻腔探头，避免声波泄漏，必要时使用密封胶，不能挤压鼻孔使之变形。

（3）为了使鼻腔探头与前鼻孔密切接触，可适当调整声波管的方向和角度，但声波管的长轴应尽量与鼻梁保持基本平行。同一受检者重复测量时应尽量保持声波管的方向不变。

（4）嘱病人先深吸气，再呼出一半，然后屏住呼吸。

（5）测量开始，声波反射至少4次后停止。

（6）必要时可重复测量，连续两次的测量结果之间的变异系数应小于10%。

难点4　鼻腔通气功能检测的结果判读

解析：鼻腔通气功能检测能客观评价病人的鼻腔通气状况。病人主观性鼻塞可能出现鼻阻塞程度与检查结果不相符的情况。鼻声反射检测结果可能受操作者的熟练度及病人的配合度的影响，应多次测量，准确分析，出具准确的检测结果。

对策：

1. 鼻阻力检测的结果判读：双侧鼻腔总阻力正常平均值为$0.126\sim0.328Pa/S$。阻力的大小取决于鼻腔气道最狭窄处的截断面积，即鼻腔有效横断面积（cross sectional area，CSA）。成年人正常值为(0.52 ± 0.17) cm^2，儿童正常值为$(0.4\pm0.12)cm^2$。

2. 鼻声反射检测的结果判读。

（1）正常人测量曲线上会出现2个向下凹陷的切迹，一般认为第一个切迹形成的最小截面积是鼻瓣的截面积，第二个切迹是下鼻甲头端的截面积。通过面积-距离曲线可得出鼻腔最小横截面积、鼻腔容积、鼻咽部容积、鼻腔最小横截面积位置到前鼻孔的距离等参数，其中鼻腔最小横截面积是广为接受的反映鼻腔通畅程度的指标。鼻声反射正常值见表7-3-1。

3. 鼻呼吸量检测的结果判读：鼻呼吸量检测可客观量化鼻中隔偏曲的程度（是否在正常范围），判断是否需要手术或者其他医学介入治疗。"N"表示不适合外科手术，"Y"表示适合手术。

表7-3-1　鼻声反射正常值

	鼻腔容积（NV）	鼻咽部容积（NPV）
成年人	17.991cm^3	52.645cm^3
儿童、少年（3~15岁）	9.175~17.213cm^3	22.158~52.228cm^3

（2）鼻声反射检测有4种常见的异常曲线：①鼻腔段曲线突然显著增高，多见于鼻中隔穿孔及萎缩性鼻炎。②鼻腔段曲线显著降低，多见于鼻炎、鼻息肉等鼻腔增生性疾病及鼻阈狭窄（鼻中隔偏曲）者。急性鼻炎用1‰麻黄素后曲线基本正常，肥厚性鼻炎经下鼻甲切除术后或等离子射频消融术后曲线基本正常。③曲线后段显著增高，多见于腭裂病人。④曲线后段低平，多见于腺样体肥大、OSAS、鼻咽癌等鼻咽部增生性疾病病人。OSAS一般同时伴有鼻腔段曲线降低。

（张虹婷　纪小琴）

第四节　鼻腔黏膜激发试验

【概述】

鼻腔黏膜激发试验是指将变应原在标准的、有控制的条件下直接作用于鼻腔黏膜，以观察变应原是否可激发出鼻黏膜速发的Ⅰ型免疫反应，并引起鼻炎的主要症状，如打喷嚏、鼻痒、鼻塞、流涕以及眼部症状。鼻腔黏膜激发试验直接证明了变应原与鼻部症状之间的因果关系，是目前国际公认的诊断过敏性鼻炎变应原的"金标准"。

【护理难点及对策】

难点1　鼻腔黏膜激发试验适应证的把控

解析：鼻腔黏膜激发试验是为了诊断病人是否对某种变应原过敏，即采用该变应原的提取物对病人进行检测，观察病人鼻腔是否对该变应原敏感。检测过程中病人可能出现打喷嚏、鼻痒、鼻塞、流涕等不适。因此，在为病人进行检测前需要明确其是否适合该检测。

对策：

1. 鼻腔黏膜激发试验可用于变应性鼻炎的诊断，特别是病人对多种变应原呈阳性结果，进一步确认特定变应原与临床表现的相关性。

2. 当病史与皮肤点刺试验和（或）血清 sIgE 结果不吻合或诊断存在困难时，可用鼻腔黏膜激发试验来进行判别。

3. 鼻腔黏膜激发试验可用于评估鼻炎治疗药物（如口服抗组胺药物、鼻用激素等）的有效性。

4. 鼻腔黏膜激发试验可用于特异性免疫治疗前确定鼻腔对特定变应原的反应程度，也可用于特异性免疫治疗后的疗效评估。

5. 鼻腔黏膜激发试验可用于评估病人鼻部症状的严重程度、对变应原的敏感性（对变应原刺激出现反应的剂量），以及变应原刺激引发的病理生理学机制研究。

6. 鼻腔黏膜激发试验可用于职业变应原性呼吸系统疾病的病因学研究。

难点 2　鼻腔黏膜激发试验操作前的准备

解析：鼻腔黏膜激发试验操作前的准备包括药物的准备和病人的准备。为避免药物在使用过程中出现污染情况，应严格按照无菌技术要求保存药物。很多药物如抗组胺药、鼻用激素、鼻用减充血剂等会干扰鼻腔黏膜激发试验的检查结果，病人在进行试验前需停药一定的时间，并处于无症状期，以保证检查结果的准确性。

对策：

1. 变应原激发溶液的保存。应盖好变应原激发溶液瓶，放在 2～8℃冰箱内保存；不能将不同浓度的激发溶液混在一起使用；定期检查变应原激发溶液，确保在有效期以内。

2. 病人检查前 24～48 小时避免吸烟及饮酒。

3. 掌握影响鼻腔黏膜激发试验结果的药物的停药时间。口服抗组胺药需停药 48 小时～2 周（需根据具体药物而定），鼻用抗组胺药需停药 4～5 天，鼻用激素需停药 48～72 小时，口服激素需停药 2～3 周，色苷酸钠需停药 1～3 周，鼻用减充血剂需停药 2 天。

4. 病人需在检测环境内等候 20～30 分钟以适应环境，检查室内温度应保持在 20～22℃，湿度保持在 40%～60%。

5. 病人若患病毒性或细菌性呼吸道感染，应在感染控制后 4 周再进行鼻腔黏膜激发试验。

6. 病人行鼻部手术后应间隔 6～8 周再进行鼻腔黏膜激发试验。

7. 花粉过敏的病人应在非花粉季节进行鼻腔黏膜激发试验，常年性过敏的病人应在无症状或症状非常轻微时进行。

8. 对于鼻中隔穿孔或严重鼻塞的病人，不建议行鼻腔黏膜激发试验。

难点 3　鼻腔黏膜激发试验的给药方法及流程把控

解析：鼻腔黏膜激发试验需要将变应原溶液作用在病人的鼻腔黏膜。正确有效地给药是保证检查结果准确的必要条件。给药的间隔时间及给药浓度的选择也对检测结果有一定的影响。因此，需要把控好整个操作流程，确保检测结果的准确性。

对策：

1. 给药方法。

（1）注射器、滴管或微量吸液管滴入法。

（2）滤纸片法：利用滤纸片将所检测的变应原作用于检测部位。

（3）喷雾法：喷雾法是目前公认的最简单、最有效的方法。推荐每次使用 $100\mu L$ 变应原进行激发，变应原试剂可单侧鼻腔给药，以鼻腔较通畅的一侧作为激发侧，也可双侧鼻腔给药。

（4）变应原环境激发舱（environmental exposure chamber，EEC）：让病人在密闭环境中受控地暴露于变应原，不受季节、天气条件等外界因素的影响，这是一种最接近变应原自然暴露的方法。目前该方法的安全性、有效性及可重复性已得到证实。但是 EEC 仍不同于变应原的自然暴露，其暴露量相对较低、暴露时间相对较短；同时，EEC 操作复杂并且设备昂贵，目前全世界已建立的 EEC 数量非常有限。

2. 操作流程。

（1）询问病人是否已按要求停药，检查当日鼻部有无症状、有无哮喘病史。有哮喘病史的病人，需评估哮喘的控制情况、近期有无发作，评估其峰流速值，需在检查前完善肺功能检查，其中 FEV1 不能低于正常预计值的 70%，检查时尤其注意观察病人的呼吸，监测峰流速值的变化。

（2）根据病人的皮肤点刺试验结果及血清 IgE 的检查结果确定鼻腔黏膜激发试验的变应原。

（3）向病人交代检查的目的与意义、方法与程序、相关风险等，并签署知情同意书。

（4）病人检查前休息 20～30 分钟，进行症状及鼻腔通气功能评估（基础值），选择鼻腔通气状况好的一侧作为激发侧喷药。

（5）先嘱病人清理鼻腔，并坐直。向鼻腔喷入 $100\mu L$（即 1 喷）溶媒（对照液），10 分钟后进行主观症状评分及客观鼻腔通气功能评估。

（6）主观症状评分。嘱病人若有症状，马上告知并记录。若出现打喷嚏，请记清此次喷药后喷嚏的个数，不能数次喷药后喷嚏个数累加。如出现痒感，请区分部位，鼻痒计 1 分，耳部和（或）腭部计 1 分。若出现流涕，请区分流向，从前流出、从后流出分别计1分。若出现鼻塞，激发侧鼻腔（伴或不伴对侧鼻腔）轻微鼻塞，计1分；激发侧鼻腔通气差，明显鼻塞（伴或不伴对侧鼻腔轻微鼻塞），计2分；激发侧鼻腔通气差，明显鼻塞，伴对侧鼻腔明显鼻塞，计3分。眼痒计1分。特别提醒：若病人检查前有症状，症状评分时请注意与检查前症状相比较，根据症状是否加重及加重的程度来评分。

（7）依次向鼻腔喷入1喷1/100、1/10、原液试剂，分别于15分钟后进行评估，每次步骤均需进行主观症状评分及客观鼻腔通气功能评估，直至出现阳性结果或变应原浓度达到最高时停止试验。

难点4　鼻腔黏膜激发试验结果的准确判断

解析：正确掌握阳性诊断标准，出具正确的检查报告，便于临床确诊变应原。临床中经常出现假阳性反应、假阴性反应，需要正确分析。引起鼻腔黏膜激发试验假阳性反应的常见原因有鼻周期（最常见的原因）、鼻腔黏膜处于非特异性高反应状态、变应原试剂因素、给药方式错误。引起假阴性反应的常见原因有停药时间不足、鼻息肉、鼻塞明显、变应原试剂因素、给药方式错误。

对策：

1. 严格按照鼻腔黏膜激发试验药物的管理要求保存药物。

2. 严格按照鼻腔黏膜激发试验的给药方法给药。

3. 在操作前充分评估病人的鼻腔情况，可先行鼻阻力检测评估鼻腔通气情况后再行鼻腔黏膜激发试验。

4. 在鼻腔黏膜激发试验操作前认真询问用药史及停药时间。

5. 准确出具检测结果。①主观评分：症状评分≥5分。②客观评分：鼻阻力增加≥100％或流量减少≥30％。若同时满足主、客观评分即可诊断"鼻腔黏膜激发试验阳性"。若仅满足其中1条，应分别诊断，如鼻腔黏膜激发试验主观评估阳/阴性，客观评估阳/阴性。

（张虹婷　纪小琴）

第五节　嗓音训练

【概述】

嗓音训练是指发音障碍病人在言语训练师的指导下，调整呼吸肌发音，充分利用共鸣系统并通过听觉反射不断循序渐进，纠正不良的发音习惯及方法。

嗓音形成要素包括呼吸系统、发音系统和共鸣系统。呼吸系统可以提供说话所需的气流；发音系统主要是喉及神经系统，保持平衡、协调和耐力，是正常发音的保证。这两个系统和共鸣系统，如胸腔、喉腔、口咽腔、鼻腔及头颅，一起协调合作，实现正常发音。

嗓音训练适应证有声带小结，病程较短、病灶较小的声带息肉，肌紧张性发声障碍，发声疲劳，声带闭合不全，男声女调，癔症性失声，单侧声带麻痹，慢性喉炎及老年喉等。嗓音训练还可用于声带术后的嗓音恢复，并可降低声带息肉或小结的复发概率。

【护理难点及对策】

难点1　发音障碍的主、客观评估

解析：嗓音的产生需要人体多部位多器官协调合作，因此，采用主客观结合的评估有利于对嗓音疾病的整体把握。

对策：

1. 嗓音障碍指数量表（voice handicap index，VHI）是目前常用的嗓音自我评估方法。它的优点包括内在一致性、可重复测试等。它可准确地反映病人对自身嗓音障碍严重程度的主观感知，是了解嗓音疾病对病人生理、心理影响的简便而有效的手段。

2. 动态喉镜检查是嗓音功能检测的重要手段之一。通过对快速声带振动慢相的观察获得声带振动的特征，可观察声带闭合情况、声带运动对称性、声带振动规律性、声带黏膜波等，为声带疾病的诊断提供客观依据。

3. 喉记波扫描分析分为正常模式和高速模式，可以用于观察声带的振动。

4. 电声门图可客观地判断声门振动是否存在，便于确定振动的基本周期。

5. 空气动力学评估是一种在各个国家规范使用的嗓音评估手段。空气动力学参数包含声门下压力、发音压力阈值、发音域流量、发音阈能和发音功率等，能客观有效地评估嗓音功能的变化。

6. 计算机嗓音分析为嗓音功能检测提供了客观的数据，是一种非侵入性的检测手段，主要用于检测嗓音的音质。

难点2　心理健康评估及护理

解析：嗓音疾病的病人可表现出不同程度的心理和社会问题。病人的不良心理因素又可引起发怒、大声吼叫、酗酒、过度吸烟等不良行为，从而对发音器官造成损伤。嗓音疾病与不良情绪形成恶性循环，相互作用，相互影响，病情迁延不愈。因此，需要关注病人的心理健康状况并适时进行干预。

对策：

1. 与病人建立良好的护患关系，及时觉察病人的不良心理状态，认真倾听病人述说，告知家属常与病人沟通交流，引导其用积极的心态面对嗓音问题。

2. 告知病人嗓音训练能改善其发声状况，特别是空气动力学和声学分析指标能得到明显改善，以解除病人的焦虑情绪，使其积极主动地配合嗓音训练。

3. 以小组集中模式进行嗓音训练，起到同伴教育作用。在小组训练中病人可互相学习、监督，更好地掌握知识，有利于更好地改变自我管理行为，改善心理状况，缓解焦虑情绪等。

4. 有针对性地进行心理辅导，以倾听、鼓励、非言语行为等方式，引导病人从不同角度看待问题，帮助其寻找资源，解除精神上的压力，心理治疗与正确的发声方法相结合。

难点 3　科学用嗓，嗓音保健常识讲解

解析： 嗓音保健的基本原则包括补充水分、控制炎症、正确用嗓、坚持嗓音训练。通过讲解咽喉部解剖、人体发声原理、嗓音保健知识等，提高病人对训练的依从性。

对策：

1. 运用咽喉部的模型简要介绍发声器官的解剖、发声原理，这样有利于病人学习和领会动作要领，提高学习效率。

2. 多喝温水，保持体内水电解质平衡，充分滋润声带。可以通过观察尿液的颜色来进行判断，尿液清亮则表示水分充足。可以喝温白开水、温蜂蜜水、温柠檬水、淡茶等来补充水分。

3. 控制炎症。积极治疗胃食管反流及上呼吸道感染等疾病。

4. 增强锻炼，可选择慢跑或仰卧起坐，以训练腹肌，形成腹式呼吸的习惯。

5. 保持良好的生活习惯，讲究饮食卫生，要戒烟酒，少吃过热、过凉和辛辣食物，不喝浓咖啡和浓茶，避免吸烟及环境污染等。

难点 4　不良用嗓习惯的改变

解析： 通过嗓音训练改变发声中不恰当的喉部肌肉生理活动，使与发声有关的所有器官建立生理平衡，纠正声带病变引起的错误条件反射导致的发声障碍。根据病人的不同问题，使用不同的方法，对症下药。嗓音治疗师需要在治疗中不断为病人寻找最佳、最适宜的发音训练方式。嗓音训练后，病人应牢记正确的发声方法，并运用在日常生活中，从而改变其不良用嗓习惯。

对策：

1. 改变错误的说话呼吸方式，减少讲话时气流对声带的冲击，从而减弱声带接触时的撞击力，避免声带病变的发生。

2. 声带肌及颈部肌肉过度紧张会导致声带张力过大，说话费力，发声时声带容易疲劳。可以通过喉部按摩来改善声带紧张度。全身放松练习有利于帮助病人协调发声器官与全身肌肉之间的关系。

3. 用录音机录下病人的声音，通过回放寻找差异，进行发音调整。

4. 避免失控地大嚷，不要在吵闹的环境中讲话，学会正确的说话方式。保持适宜的音量和音调说话非常重要，说话时放慢速度，并在句与句之间多做停顿，停顿时保持正常呼吸。

5. 频繁用力清嗓会导致声带损伤，可以通过喝温水、做伸舌或呵气动作来缓解喉部不适。

6. 调整病人个体适合的音域，并不断重复和强化，从简单的字词到句子、文章，直至自由会话。

（徐　婷　张馨元）

第六节　食管发音训练

【概述】

全喉切除术是治疗中晚期喉癌、下咽癌及部分颈段食管癌的主要手段之一。然而，全喉切除术后失去发音功能、嗅觉减退以及永久性气管造口等一系列问题常使病人的行为状态、人际交流以及社会角色发生重要变化。发声的动力器官和构语器官仍然完整存在，为术后发音重建提供了先决生理条件。

食管发音是全喉切除术后发音重建的方法之一。其发音原理是使食管贮存一定量空气，借助食管肌层弹性收缩及胸腔内压力，如同打嗝一样，将空气从食管腔内逼出，从而使下咽食管交界处的组织振动而发声，经过鼻、鼻窦、咽、胸腔等共鸣腔及口腔、舌、齿、唇等构音器官的协调加工，形成食管语言。又因咽部与食管连接处为主要振动发声部位，故称它为"新声门"。食管发音不需借助任何器械，避免了手术重建的痛苦，不受任何场所条件的限制，经济有效，简便易行，只要坚持训练，其发音成功率较高，从形象上维护了病人的尊严，被公认为最自然、最方便、最符合生理要求的言语康复方法，也是无喉病人重建语言的首选方法。与其他言语康复方法相比，食管发音训练枯燥，训练难度较大，训练时间较长，发音强度较低，连贯性较差。需大量气体进入食管，有的病人可能发生腹胀、打嗝、胃部不适等反应。

食管发音培训为无喉病人提供了一个相互交流、相互鼓励的环境。不定期举办食管发音培训是切实落实术后延续医疗护理服务的一项重要举措，通过培训帮助全喉切除病人实现言语功能重建，提高其自护技能，改善生活质量。在临床工作中，我们要注重提升健康宣教的实用性。术前关注病人的治疗进展，为病人提供培训信息，增强其接受手术的信心；出院前关注病人需求，做好登记，为持续性的食管发音培训提供素材。

【护理难点及对策】

难点 1　食管发音训练前的病情评估

解析：食管发音训练前需要病人及家属做好思想上及身体上的准备，通过查体及专项评估量表全面了解病人病情及情绪状况，为食管发音训练过程中进行个性化指导提供可行性依据，有利于培训课程的顺利开展，达到预期效果。

对策：

1. 评估病人颈部伤口恢复情况，有无红肿、压痛及包块等，排除肿瘤复发者。

2. 评估病人自理能力，可否自行咳嗽排痰及进行自我护理。

3. 了解病人后续治疗，如放、化疗是否已结束。

4. 了解病人有无反酸、嗳气、胃部不适等症状，以便于与训练过程中可能出现的不适相区别，有针对性地采取保胃治疗等干预措施。

5. 了解病人是否使用其他辅助发音工具，如电子喉、机械喉等，以及其言语康复情况。

6. 指导病人填写焦虑自评量表、抑郁自评量表、生活质量及症状量表，从多维度了解病情及情绪状况。

7. 有吞咽障碍，呼吸困难，造瘘口感染或咽瘘，放、化疗后皮肤破溃或肿胀，精神差等不适症状者暂缓训练。

难点 2　食管发音训练老师的遴选

解析：食管发音训练老师向病人及家属讲解食管发音的原理、优缺点、食管发音辅助发声方法及技巧，展示食管发音的效果，有助于病人及家属对食管发音有清晰的了解，使其消除对食管发音训练的顾虑。尤其是无喉老师通过现身示教，发挥同伴教育和同伴支持作用，有助于增强病人学会食管发音的信心和毅力。

对策：

1. 邀请已经学会食管发音的无喉者担任无喉老师。

2. 由曾在其他医院或机构中参与食管发音相关培训的医护人员担任培训老师。

3. 由言语康复师担任培训老师。

4. 专门培训学习食管发音积极、热心、病情恢复良好、愿意掌握食管发音后承担同伴教育的无喉者担任无喉培训老师。

难点 3　健康宣教及心理护理

解析：病人的心理状态与言语康复存在较强关联性。病人经历癌症带来的创伤，术后丧失发音功能，术后存在不同程度的抑郁、焦虑或恐惧。有些病人由于与他人沟通能力有限，可能会出现自我贬损和价值感降低；有些病人担心疾病复发而忧心忡忡，仅仅关注能否发音，而不努力尝试发音。帮助病人缓解不良情绪不但可以促进其康复，而且有助于病人积极参与食管发音训练。

对策：

1. 医护人员在病人围术期应及时传递全喉切除术后言语康复的重建方法，让病人及家属有所了解，增强其战胜疾病及重塑语言的信心。

2. 告知病人及家属食管发音培训时间、训练周期没有一个固化的标准，只要病人有意愿，在病情允许的情况下都可以在培训老师指导下进行练习。

3. 培训期间尽量把性格开朗外向的病人同性格内向的病人安排在一起培训，定期召开病友联谊会，使病友间能够有效交流和鼓励，增加其对康复的信心。

4. 提供必要的心理咨询和正性引导等，帮助病人正确认识疾病和面对现实。

5. 引导病人及家属树立食管发音的适当期望值，要达到自如运用食管发音进行交流必须进行 3 个月以上的刻苦训练，甚至终身练习才行。

难点 4　食管发音培训方案的制订

解析：制订食管发音培训周期，每个周期的具体安排：集中培训内容，病人自行练习，家属督导。这样有助于病人及家属明确培训的进度，医护患有章可循，加强遵医行为，稳定情绪，增强学习食管发音的信心及毅力。

对策：

1. 第一阶段：理论知识讲解，食管发音训练示范，练习打基础嗝，数数 1~10，读声母、韵母。指导病人进行口鼻咽部肌群功能锻炼，如鼓腮、打嘟、吹气练习，使长时间失用的口鼻咽部组织肌肉能重新动起来；指导腹式呼吸练习，即吸气时鼓腹，呼气时收腹，强化腹肌的力量锻炼，为食管发音打下基础；指导其采用吸气法或注气法进行打嗝练习。

2. 第二阶段：评估病人掌握打单嗝情况，指导其采用辅助发音如喝茶或碳酸饮料法辅助发声，强化练习打单嗝，读声母、韵母，指导练习二连嗝，数数 1~20，读双音节词。

3. 第三阶段：强化练习打二连嗝，读声母、韵母，指导病人练习打长嗝，数数 1~50，读二音节。

4. 第四阶段：强化练习打多嗝，读声母、韵母、二音节，指导练习打长嗝、快嗝、喊嗝，数数 1~100，读三音节。

5. 第五阶段：强化练习打多连嗝，读三音节，练习闭嗝，读四音节。

6. 第六阶段：综合练习，纠错。指导病人将生活中的常用句子进行拆分练习说话，鼓励其在生活中实践，与家人交流，随时有意识地说，习惯及善于自言自语练习。

难点 5　病人不适症状的处理

解析：食管发音训练时需要将大量的气体吞咽入胃内，再将胃内气体排出，此时热气体达到鼻部，易引起流泪及鼻涕增多，又因吞咽气体过多、胸腹肌有意识地控制运动、过度换气，部分病人训练初期可出现腹部胀气、胸腹部肌肉酸疼、口干、痰多、胃食物反流、头昏等不适反应，这些都是由发音方式改变所致，为正常现象。

对策：

1. 嘱咐病人餐后 1 小时开始练习或空腹练习。

2. 指导病人练习过程中借助喝水进行练习，补充过多换气丢失的水分，缓解口干不适。

3. 嘱咐病人选择有靠背的椅子采取坐位练习发音，出现不适则适当休息后再练习。

4. 胃反酸明显时可服用雷尼替丁、奥美拉唑等进行保胃治疗。

5. 指导病人加强日常的身体锻炼，如散步、打太极拳、扩胸运动、坐位或躺卧抬腿运动等，以增强胸腹肌功能。

难点 6　食管发音集中培训结束后的督导

解析：食管发音集中培训时间有限，培训过程多是技巧的传授，需要病人回家后自觉坚持练习。病人日常生活中常依赖外在辅助工具或依赖照顾者传达个人观点，这减弱了其食管发音的意识和努力程度，因此培训后的督导就尤为重要。

对策：

1. 借助社交网络如微信群、QQ 群建立沟通平台，为病人及同伴教育者提供双向信息沟通渠道。

2. 对陪同家属做好宣教沟通，强调其在病人练习中的作用，提高病人家庭支持力度。

3. 培训老师通过沟通平台及时指导，并解答病人在康复训练中遇到的问题，督促病人改变依赖外在辅助工具或依赖家属传达个人观点的习惯。病人要有意识地运用食管发音方法交流，在其过程中不急躁，必要时借助书写及手势进行表达。

4. 指导病人及家属每天通过沟通平台进行练习打卡，与其他病友分享每一次的进步，病友间相互监督、相互学习鼓励，形成良好的康复训练氛围。

难点 7　食管发音培训效果评价

解析：食管语音量小的主要原因是食管内用于发音的空气较少，病人发音时，气流存储于食管上段而非肺，气体量为 50~80mL，而喉发音者为此容量的 10~30 倍，需要有充足的气体以备气流容量、速度、压力增加的需要。因此，食管发音的效果评价与其他的嗓音评估不一样。

对策：采用国内较常用的纪燕分级评分法（又称四档五级评分法）从发音的连贯流利度、音强响亮度、清晰可懂度、音色接受度四个方面进行评定，以五个级别呈现。具体如下。

1. 劣（1~4分）：音极弱，只能通过看口型及表情猜测其表达的意愿。

2. 差（5~8分）：说话断断续续，音弱，结合口型及表情能猜测出其表达的意愿。

3. 中（9~12分）：说话断断续续，基本能表达意愿，需认真听才能理解。

4. 良（13~16分）：说话较清晰，可表达意愿，每次进气能说2个字。

5. 优（17~20分）：说话流利连贯，吐字清晰易听懂，每次进气能说3~5字，最大声时2秒以上。

（徐　婷　辜德英）

第七节　吞咽功能训练

【概述】

吞咽功能障碍是指由于下颌、双唇、舌、软腭、咽喉、食管括约肌等器官结构损伤或功能受损，不能安全有效地把食物由口腔输送至胃内获得足够营养和水分。头颈部恶性肿瘤本身或经过治疗后可导致不同程度的吞咽功能障碍。国内外研究显示，50%~60%头颈部恶性肿瘤病人在治疗后发生吞咽功能障碍。吞咽功能障碍会导致头颈部恶性肿瘤病人吞咽后呛咳，引起吸入性肺炎，长期吞咽困难的病人会出现营养不良、焦虑、生活质量下降等问题。

吞咽功能训练是指通过一系列科学训练的手段，使吞咽功能恢复到正常或接近正常。应在合适的时机对病人进行吞咽功能训练，促进病人顺利经口进食，避免发生呛咳及吸入性肺炎，提高生存质量。

【护理难点及对策】

难点1　吞咽功能障碍评估方法的选择

解析：吞咽功能评估的方法有很多，但目前暂无针对头颈部肿瘤病人吞咽功能障碍的特异性量表，对于头颈部肿瘤病人的吞咽功能评估，护士常用的临床评估方法主要有3种：洼田饮水实验、进食评估问卷调查（eating assessment tool，ETA－10）、容积－黏度测试（volume-vis-cosity swallow test，V－VST）。吞咽障碍评估工具有各自不同的特性，护士应根据病人伤口的恢复程度和康复的不同阶段来选择合适的评估工具，以确保评估的准确性和灵敏性。

对策：

1. 洼田饮水实验：让病人端坐并饮用 30mL 白开水，观察并记录病人吞咽的次数和时间，以及有无呛咳，通过此方法来筛查病人有无吞咽功能障碍。术后吞咽功能尚未恢复的病人不适宜使用此方法，因为吞水会增加呛咳、误吸的风险。

2. 进食评估问卷调查：是一种针对吞咽功能障碍病人进食情况的调查评估工具，包括 10 项吞咽相关的问题，内容涵盖吞咽功能在社交、情感、心理和生理方面的影响。可用于各类吞咽功能障碍的评估，与洼田饮水实验合用，可提高筛查的敏感性和特异性。

3. 容积-黏度测试：主要用于吞咽障碍病人进食安全性和有效性的风险评估。通过选择 3 种不同容积（5mL、10mL、20mL）和 3 种不同黏度（低、中、高）的食物，按照不同组合进行进食测试，观察病人的吞咽情况。其优点在于可以帮助病人选择适宜的液体量及最合适的容积和黏度，为病人提供客观、精准的饮食方案。

难点 2　吞咽功能训练计划的制订

解析：吞咽功能训练遵循"吞咽肌群训练→加强呼吸道保护→强化声门闭合"的递进原则，包括代偿性姿势训练、空咽训练、头颈训练及屏气发声训练等。这些训练可以起到增强吞咽辅助肌群、增强咽部吞咽运动启动的灵敏性、强化吞咽反射、锻炼病人吞咽肌群、减少食团残留量和误吸的发生、强化声门闭合的作用。但是训练需要按照一定的时间顺序来进行，因此，需要制订详细的训练计划，以保证训练的顺利进行。

对策：

1. 术后 7 天以内颈部限制性活动以利于伤口愈合。术后第 8 天开始进行头部旋转、前倾、侧偏等代偿性姿势训练。

2. 术后第 7 天起，病人若无严重感染、咽瘘等并发症，护士指导病人进行空吞咽动作，每次完成 10 个吞咽动作，3～5 次/天，训练 5～7 天。空吞咽动作训练宜在抬头和低头交替时进行，若病人发生呛咳则停止。

3. 术后第 8 天开始进行头颈部训练。头颈部训练包括头部旋转、前倾、侧偏等代偿性姿势训练，每次 10 分钟，3～5 次/天。肌肉训练的次数和强度以头颈部舒适，没有酸、痛为度。空吞咽动作训练及头颈部训练持续至病人可经口进食时。

4. 屏气-发声训练。部分喉切除术后气道恢复正常的病人，可进行屏气-发声训练。方法：让病人坐在椅子上，双手支撑椅面屏气做推压动作，然后突然松手，声门打开，呼气发声。5～10 分钟/次，3～5 次/天。

难点 3　进食方式的选择

解析：手术方式不同，病人进食的方式也有所不同，因此，应根据病人的具体情况选择合适的进食方式。

对策：

1. 抬头进食，低头含胸吞咽。病人取坐位，进食时抬头，吞咽时头低 30°，下颌内收，颈部稍向前弯曲。这种进食方式适合水平喉切除的病人。

2. 体位吞咽。左侧垂直半喉切除的病人，取右侧卧位进食；右侧垂直半喉切除的病人，取左侧卧位进食。

3. 交替吞咽。让病人交替吞咽固体食物和流食，或每次吞咽后饮少许水（1~5mL）。此方法既激发了吞咽反射，又能去除咽部残留物，适合有一定吞咽功能的部分喉切除病人。

4. 3 秒吞咽法。控制进食速度，小口慢咽，将食物在口中咀嚼后含在口中，心里默数 1、2、3，数 3 的同时将食物咽下。此方法适合有一定吞咽功能的部分喉切除病人。

难点 4　摄食训练前的准备

解析：摄食训练前应做好病人、食物以及环境等方面的准备，以达到吞咽训练的有效性。

对策：

1. 病人准备。病人病情稳定，部分喉切除病人正常情况下术后 7 天可进行摄食训练。此时期需病人情绪稳定，能够配合进食，家属参与。

2. 食物及餐具准备。选择密度均匀、黏性适当、不易松散、通过咽和食管时易变形且很少在黏膜上残留的食物，如香蕉、汤圆、蒸蛋、藕粉、均质糊状食物等，避免有碎屑的糕饼类食物和缺少内聚力的食物。另外，还要注意餐具的选择，开始时以薄而小的匙子为宜。

3. 环境准备。营造安静、整洁、轻松的进食环境。

难点 5　摄食过程的护理观察及指导

解析：病人在摄食过程中可能会出现呛咳、误吸等并发症，因此，在进行吞咽功能训练时应做好相关指导，减少或避免并发症的发生。

对策：

1. 观察病人进食时有无咳嗽、哽咽、呛咳等情况。若发生咳嗽应停止进食，休息片刻后再试。若发生哽咽、呛咳等情况，应立即将食物排出，如吐、咳、拍背或用吸痰管吸出。

2. 病人在进食流质食物有呛咳时，可适当增加饮食的黏度，必要时加入增稠剂使食物变成糊状以利于吞咽。

3. 摄食训练初期病人宜进食密度均匀、黏性适当、不易松散的食物，以免引起呛咳。

4. 选择适宜的一口量，即最适于吞咽的每次摄食入口量，正常人约为20mL。对病人进行摄食训练时，如果一口量过多，食物会从口中漏出或引起咽部残留导致误咽；如果一口量过少，则会因刺激强度不够，难以诱发吞咽反射。一般先以少量试之（3~4mL），然后酌情增加。

5. 指导病人完全咽下后再进食第二口，进食速度不宜过快。

6. 摄食训练应在鼻饲前进行，避免饱胀感影响病人进食的欲望。

（陈小婷　乔怡歆　赵会玲）

第八节　肩颈功能训练

【概述】

颈淋巴结清扫术是治疗头颈原发性癌及颈部转移癌的常用手术方式，这种手术方式能提高头颈部恶性肿瘤病人的生存率和临床治愈率，目前已成为头颈部恶性肿瘤综合治疗中极为重要的方式。由于颈淋巴结清扫术切除了副神经、颈内静脉、胸锁乳突肌、脂肪及相关结缔组织等，病人术后常会出现不同程度的颈部疼痛、麻木，斜方肌软瘫，上肢外展障碍，手臂活动受限等并发症，影响日常生活，降低病人的生存质量。

肩颈功能训练是指通过一系列科学训练的手段，使肩颈的功能恢复到正常或接近正常。早期开展肩颈功能训练，有利于缓解病人颈肩部症状，预防肩颈功能障碍，提高生存质量。

【护理难点及对策】

难点1　肩颈功能障碍的评估及判断

解析：肩颈功能障碍的评估包括肩颈部疼痛、麻木的程度，有无肩下垂，耸肩高度是否一致，有无斜方肌萎缩、肩活动度障碍，有无颈部僵硬、瘢痕挛缩等。护士应充分掌握评估要点，准确判断肩颈功能障碍程度。

对策：

1. 肩颈疼痛、麻木：评估病人疼痛及麻木的部位和程度。

2. 肩下垂：病人站立时在双侧肩放松状态下双肩高度相差≥1cm。

3. 耸肩高度不一致：站立时双侧耸肩高度相差≥1cm。

4. 斜方肌萎缩：站立时在双肩放松状态下患侧斜方肌呈软瘫状，无肌张力。

5. 肩活动度障碍：病人身体正立，上肢伸直，测量体侧至外展上肢间的最大角度，1 级≥120°，90°≤2 级＜120°，3 级＜90°。

6. 颈部僵硬：颈部肌肉紧张、发胀、发硬、痉挛（抽筋），脖子运动不灵活。

7. 瘢痕挛缩：通过 Leung 瘢痕分级法进行评定。瘢痕Ⅰ级：瘢痕柔软，颜色为浅粉色；Ⅱ级：瘢痕较柔软，颜色为粉红色；Ⅲ级：瘢痕偏硬，颜色为红色；Ⅳ级：瘢痕很硬，颜色为红色。可将瘢痕Ⅳ级判定为瘢痕挛缩，Ⅰ～Ⅲ级瘢痕则判定为未发生瘢痕挛缩。

难点 2　肩颈功能训练计划的制订

解析：肩颈功能训练是一个长期的过程，应制订详细训练计划以保证训练的有效性及持续性，从而促进病人肩颈功能的恢复。

对策：

1. 术后第 1 周：病人全麻清醒 6 小时后，可用患侧五指同时做屈伸、握拳，屈腕活动；术后第 1～2 天，用患侧手臂做旋腕及屈肘运动；术后第 3 天，用健侧手扶住患侧手摸同侧耳及对侧肩；术后第 4～5 天，用患侧手臂越过头顶摸对侧耳，并将双手放于颈后，开始可低头位，逐渐到抬头挺胸位；术后第 6～7 天，练习肩关节功能，包括梳头、耸肩运动。以上项目均 3～5 分钟/次，3 次/天。

2. 术后第 2 周：实施颈部及肩、臂的早期功能训练。颈部功能训练包括前伸、后仰、左右侧屈、旋转，前伸、后仰及左右侧屈以 30°为宜，颈部放松，肌肉不宜紧张。开始时动作宜缓慢，避免用力过大。肩部功能训练包括耸肩、前举、侧举、内收、后伸、内旋、外转。病人双手自然垂直于两体侧，两臂同时运动。臂部功能训练包括屈肘运动、抬举运动、爬墙运动、绕头运动、划臂运动。训练 5～10 分钟/组，3 组/天，饭后半小时实施。

3. 术后 2 周以后：除继续第二阶段练习外，还需进行力量练习，包括抬高肩臂、提举重物、扩胸伸展运动。提举重物时可提举 2～3kg 重物并保持手臂垂直或水平，保持 20～30 秒。重量由轻到重，逐渐增加，每次增加 0.5kg，若增加重量后出现肩部或上肢疼痛，次日仍不能缓解，则退回至上一级重量。10～12 次/组，4 组/天。

难点 3　肩颈功能训练效果评价

解析：对肩颈功能训练效果的评价现主要采用量表评分法。

对策：Constant's 肩功能量表（表 7－8－1）是欧洲肩关节外科学会所采用的评分方法，需要在医护人员和病人的共同配合下完成评估。左侧肩关节和右侧肩关节分别单独评分。量表主要分为主观评价指标（35 分）和客观评价指标（65 分），各分值越高表明肩功能越好。

表7-8-1 Constant's 肩功能量表

评分项目	分值（分）	评分项目	分值（分）
疼痛程度（15分）		主动活动范围（40分）	
无	15	上举（10分）	
轻度	10	0°~30°	0
中度	5	31°~60°	2
重度	0	61°~90°	4
日常生活活动（20分）		91°~120°	6
活动水平（10分）		121°~150°	8
工作限制		151°~180°	10
无受限	4	外展（10分）	
中度受限	2	0°~30°	0
重度受限	0	31°~60°	2
娱乐限制		61°~90°	4
无受限	4	91°~120°	6
中度受限	2	121°~150°	8
重度受限	0	151°~180°	10
睡眠影响		外旋（10分）	
无影响	2	手放于头后，肘可向前	2
偶尔影响	1	手放于头后，肘可向后	4
经常影响	0	手放于头顶，肘可向前	6
无痛活动达到位置（10分）		手放于头顶，肘可向后	8
腰际	2	手可完全举过头顶	10
剑突	4	内旋（10分）	
颈	6	手背可到大腿	0
头颈	8	手背可到臀部	2
头上	10	手背可到腰骶关节	4
肌力（25分）		手背可到腰（第3腰椎）	6
0级	0	手背可到第12胸椎	8
Ⅰ级	5	手背可到肩胛区	10
Ⅱ级	10		
Ⅲ级	15		
Ⅳ级	20		
Ⅴ级	25		

难点4 肩颈功能训练的注意事项

解析：肩颈功能训练需要病人长期配合，每个周期的动作需要反复练习，在训练过程中需向病人交代一些注意事项，以巩固训练效果，避免并发症的发生。

对策：

1. 训练时不能急于求成，需要循序渐进。

2. 每个周期中的每个动作需停留5~10秒，再进行下一个动作。

3. 如果一个周期训练有难度或者出现肩部及上肢疼痛不能缓解，可以退回到上一周期或者减少该周期的训练频率。

4．在进行手臂力量训练时，可选择 500mL 瓶装矿泉水一瓶或相等重量哑铃训练，注意在训练中保持手臂垂直或者水平，每个位置停留 20～30 秒为宜。

5．如果增加重量后出现肩部及上肢疼痛，次日仍不能缓解，则退回上一级重量进行训练。

（陈小婷　乔怡歆　赵会玲）

第八章　耳鼻咽喉头颈外科疑难案例护理

案例一　1例晚期下咽恶性肿瘤术后并发颈动脉破裂出血病人的护理

【案例介绍】

病人杨某某，男，45岁，因"反复颈部肿胀疼痛不适 2$^+$ 月，加重伴气紧 1$^+$ 天"急诊入院。病人有糖尿病史 10$^+$ 年，既往口服二甲双胍控制血糖，3$^+$ 月前改为阿卡波糖。2 年前在全麻下行梨状窝癌切除术，术后行放、化疗治疗。术后 4 个月复诊示肿瘤复发，随后行喉全切除术，术后免疫治疗 2 个周期，并于入院前 1 个月结束。入院诊断：颈部脓肿，全喉切除术后，糖尿病，下咽癌术后复发。查体：体温 36.2℃，心率 82 次/分钟，呼吸 20 次/分钟，血压 108/68mmHg。病人口唇、面色红润，颈部可见气管造瘘口周围皮肤红肿，皮温高，压痛明显，可扪及波动感。

完善术前检查后，在全麻下行颈部脓肿切开引流＋颈部肿瘤切取活检术。术中见脓腔内大量脓性分泌物及肿瘤坏死物。术后第 5 天病人用力咳嗽后颈部气管瘘口周围涌出大量鲜血，家属呼救，责任护士立即赶到病床，予以紧急手指颈部压迫止血，同时呼叫医生及协同抢救。随即吸出气道内血性液，安置带气囊气管套管，球囊辅助呼吸。测得病人血压为 50/22mmHg，病人四肢冰凉，口唇、面色苍白，小便失禁，意识丧失，对光反射迟钝。建立静脉双通道，快速补液扩容，遵医嘱予肾上腺素 1mg＋0.9％NS 50mL 予 1mL 静脉推注后以 2mL/h 静脉泵入。急查血常规，合血。经积极抢救后病人意识恢复，复测血压 114/49mmHg，双侧瞳孔直径约 3mm，对光反射灵敏，气管造瘘口周围有少量渗血，出血总量约 1500mL，予以纱布绷带加压包扎止血，随后送入手术室行探查止血术，术中于右颈总动脉见一约 0.6cm×0.2cm 破损，局部管壁缺血发黑，予以双结扎右颈总动脉，取出部分肿瘤送检，术后病人病情平稳后转回病房，术后病人无四肢肢体瘫痪等症状，顺利出院。

【护理重点】

重点 1 迅速采取压迫止血、抗休克处理

护理措施：

1. 局部压迫止血。发现出血迅速协助病人取平卧位，头偏向一侧，用拇指着力按压颈总动脉止血。按压方法：迅速找准出血位置，摸到动脉搏动，用单手拇指或四指并拢紧紧压住动脉破裂近心脏端1～2cm处将颈动脉压向颈椎的方向止血，也可以用双手同时分别压迫颈动脉的上下两端（不能同时压迫双侧颈总动脉，以免造成脑缺血坏死）。注意压迫时间不宜过久，以免引起颈动脉化学感受器反应而出现生命危险；同时在抢救过程中做好职业防护，戴手套及防护面屏等。

2. 立即呼救。大声呼叫同事携带抢救物资到床旁抢救，必要时请旁边的家属或同病房的病人/家属协助呼救，切勿自行离开病人去呼救。

3. 采取休克体位。帮助病人采取头低脚高位让下肢血液迅速回流，优先保证心脑供血。

4. 补充有效循环血容量。立即建立静脉双或三通道，以保证快速补液，及时补充有效循环血容量。

5. 监测病人生命体征的变化，严密观察病人的面色、意识、四肢活动度情况，保持血压稳定，减轻脑、心、肾的损害。

6. 协助医生进一步采用颈部敷料加压包扎止血，并结合手指局部压迫法。

7. 急查血常规、凝血常规、生化、血型，合血、备血，做好输血及手术探查止血准备。

重点 2 保持呼吸道通畅，预防血液流入气道内导致窒息

护理措施：

1. 迅速清除口腔、鼻腔、气道内的血性分泌物，保持下呼吸道通畅。

2. 迅速更换带气囊的气管套管，予以气囊注气，防止血液流入下呼吸道。

3. 连接吸氧装置，予以球囊辅助呼吸。

4. 监测生命体征、血氧饱和度的变化。

5. 适时呼喊病人，有意识的病人嘱咐保持清醒，别恐惧，自主呼吸。

重点 3 维持良好的抢救环境，保证抢救有序进行

护理措施：

1. 责任护士主动安抚家属，引导其暂时离开病床。

2. 抢救过程中注意清理病房其他人员，使用床旁隔帘或屏风遮挡，避免出现围观现象。

3. 协助陪护或家属联系病人至亲，告知病人病情，取得治疗配合。

4. 高年资护士或护士长协助医生做好家属的沟通工作，完善手术探查止血的相关手续签字。

5. 及时完成抢救记录，保持医护记录内容一致，做好班班交接工作，保证抢救工作有序进行。

【护理经验与启示】

颈动脉破裂大出血是晚期咽喉部恶性肿瘤病人术后的严重并发症之一，发病快，死亡率高，止血抢救不及时则病人立即死亡。与颈动脉破裂相关的因素有术前放疗、感染、皮瓣坏死、咽瘘以及手术过程中破坏动脉外膜。颈动脉破裂还与肿瘤的侵犯情况和手术使用的材料对血管的压迫等有一定关系。

病人突然颈动脉破裂大出血时，第一现场救护中正确、彻底、有效地局部止血，保持气道通畅与补液是抢救成功的关键。手指压迫止血法是头颈部大出血紧急有效的暂时性止血方法。有必要加强日常应急培训，使医护人员人人掌握其操作要领。在临床工作中对可疑大出血的病人做好班班交接，严密观察病人颈部情况及生命体征变化，随时做好出血抢救的准备。床旁常规备好吸氧、吸痰装置，床旁或治疗室应准备好出血急救专用包，放在固定位置且方便拿取。急救包内物品包括带气囊气管套管、空针、手套、纱布、绷带、血管钳、防护面屏等。固定治疗车上备齐补液扩容液体、止血药物等输液用物。保证病人日常至少有 1 条静脉通道有效，20G 及以上留置针为宜；佩戴好气管套管，以带气囊气管套管为宜。

出血是一种恶性刺激，尤其是对家属来说。因此，在病人住院期间，应积极协助主管医生与家属详细交代病人病情、可能出现的病情变化、如何应对等，让家属事先有心理准备及对病人的治疗有正确的预期。在迅速抢救病人的同时安抚好家属情绪，避免出现围观现象，做到忙而不乱地配合急救，避免发生医疗纠纷。

（辜德英）

案例二　1 例鼻咽癌放疗后并发鼻出血病人的护理

【案例介绍】

病人曾某某，女，74 岁，因"鼻咽癌放疗后 8$^+$ 年，鼻出血 7$^+$ 天，气切术后 4$^+$ 天"急诊入院。病人既往因鼻咽癌复发曾多次入院治疗。入院诊断：鼻咽恶性肿瘤，鼻出血。查体：体温 36.3℃，心率 72 次/分钟，呼吸 20 次/分钟，血压 116/68mmHg。病人神志清楚，贫血貌，双侧鼻腔可见油纱条填塞，鼻腔暂无活动性出血，口中分泌物带少许血丝，颈部气管套管固定通畅。

入院后第 5 天，护士巡视病房时发现病人口腔、鼻腔涌出较多鲜血，立即手指紧捏双侧鼻翼，嘱病人吐出口腔内分泌物，予以气管套管气囊充气，及时经气管套管吸出血性分泌物；建立静脉双通道，快速补液扩容；协助医生予以后鼻孔填塞及油纱条填塞鼻腔，后鼻孔水囊压迫止血；急查血常规，合血；安置床旁心电监护，经积极抢救病人生命体征平稳，鼻腔出血停止，出血量约 300mL，完善术前检查后在全麻下行鼻内镜下左侧鼻窦开放术＋鼻腔止血术。术后第 2 天，病人右侧鼻再次突发活动性出血，予膨胀海绵填塞，并于全麻下行全脑血管造影术＋超选动脉造影术＋右侧颈内动脉破裂孔段假性动脉瘤带膜支架植入术，术后遵医嘱予以替罗非班 4mL/h 泵入 12 小时后暂停，口服阿司匹林 100mg/天，氯吡格雷 75mg/天，定时复查凝血功能。术后第 6 天经精心的治疗及护理，病人鼻腔未再出血，顺利出院。

【护理重点】

重点 1　鼻出血的应急处理

护理措施：

1. 局部压迫止血。发现出血，迅速协助病人取半卧位，用拇指和食指紧捏双侧鼻翼。

2. 立即呼救。请家属协助呼救，同时按呼叫器，切勿自行离开病人床旁。

3. 备齐抢救物品到床旁抢救。鼻出血抢救物品包括静脉止血药物（巴曲亭等）、肾上腺素、生理盐水、平衡液，以及空针（5mL、20mL 等）、油纱条、纱布、手套等。

4. 监测病人生命体征变化，严密观察病人的面色、意识状态。

5. 及时有效地补充循环血容量，建立静脉双通道，以保证快速补液。

6. 遵医嘱使用止血药物，观察出血量、颜色及性状。

7. 遵医嘱合血，查血常规、生化，做好输血及手术准备。

重点 2　保持呼吸道通畅

护理措施：

1. 神志清楚者协助其取坐位或半坐位，将口腔分泌物吐出。意识丧失者取平卧位，头偏向一侧。

2. 迅速给带气囊的气管套管气囊充气，及时清除口中及气管套管内的分泌物，保持下呼吸道通畅。

3. 立即经气管套管吸入氧气（3～5L/min），密切观察血氧饱和度的变化。

重点 3　血管栓塞术后的观察及护理

护理措施：

1. 观察病人穿刺部位包扎固定是否良好，周围有无渗血，嘱病人穿刺侧肢体制动 24 小时，避免剧烈咳嗽、打喷嚏。

2. 观察病人神志、瞳孔、四肢活动度、生命体征的变化，识别有无脑梗死的发生。

3. 严密观察穿刺侧肢体皮肤颜色、温度、足背动脉搏动情况，肢体有无疼痛、麻木等不适。

4. 遵医嘱使用抗凝药物，责任护士应掌握药物的使用方法、用量及用药过程中的注意事项。抗凝治疗期间，注意观察大小便颜色，穿刺部位有无血肿、皮下瘀斑等，判断有无出血倾向，发现异常及时与医生沟通。

5. 遵医嘱定期复查凝血常规。

重点 4　健康宣教

护理措施：

1. 安抚病人情绪。病人因鼻腔反复出血，导致情绪紧张和恐惧。责任护士应及时安慰病人，讲解不良情绪会导致血压升高，诱发或加重鼻腔出血，嘱咐病人保持情绪稳定。

2. 饮食指导。指导病人出血停止后进食低脂肪、高蛋白、高热量、富含维生素的温凉半流质饮食或软食。

3. 加强病人口腔护理。指导病人少量多次饮水以湿润口腔，使用漱口液或生理盐水勤漱口。

4. 休息与活动。嘱病人出血期间床上休息，床上主动及被动活动四肢，勿过早下床活动或外出散步。

5. 避免剧烈咳嗽、擤鼻，打喷嚏时张嘴深呼吸以缓解其力度。

【护理经验与启示】

鼻咽癌放疗后鼻出血的主要原因是肿瘤复发侵犯血管，以及大剂量放疗损伤鼻咽部组织引起血管壁改变，动脉变硬，弹性下降，以致血管容易破裂，如合并肿瘤坏死浸润或活检直接损伤血管则更易导致出血。放疗后少量鼻出血较常见，并发大出血虽不常见，但来势凶险，常危及病人生命。通常一次连续出血在300mL 以上，或一次出血 100mL 以上并反复发生称为大出血。

鼻咽癌放疗后并发鼻出血的止血方法主要包括非手术治疗（前、后鼻腔填塞）、手术治疗［鼻内镜下低温等离子电凝止血、数字减影动脉造影（DSA）＋患侧颈内动脉破裂孔段假性动脉瘤带膜支架植入术等］。一旦病人口鼻涌出较多鲜血，提示鼻腔出血量大，要立刻通知医生，采取局部压迫止血，同时清除口中分泌物。对于已行气管切开的病人立即予以气管套管气囊充气，对于未行气管切开的病人必要时协助医生尽快行气管切开，及时清除下呼吸道血性分泌物，保持呼吸道通畅。整个抢救工作必须做到快速及时，保持呼吸道通畅是抢救成功的关键。

临床工作中收治此类病人后床旁可常规备好抢救物资，如气管切开包、负压吸引装置、氧气吸入装置。确保病人留置的大号留置针适用，必要时保留两根留置针。事先向家属交代病人病情，告知随时可能突发大出血，让其做好心理准备，以免抢救时家属慌乱、哭闹等影响抢救进程。

（孔　玲　辜德英）

案例三 1例经鼻内镜行垂体瘤切除术后并发尿崩症病人的护理

【案例介绍】

病人陈某某，女，66岁，因"视物模糊、复视，反复头昏1+月"入院。蝶鞍区增强MRI提示：蝶鞍区结节，直径约1.3cm，强化不明显，轻度推挤视交叉，性质待查。入院诊断：垂体瘤。入院查体：体温36.0℃，心率82次/分钟，呼吸20次/分钟，血压117/64mmHg。病人述视物稍模糊、复视，有头昏，无鼻阻、鼻出血等症状。

完善术前检查后，在全麻下行鼻内镜下行垂体瘤切除＋颅底重建＋双侧鼻窦开放＋中鼻甲部分切除＋下鼻甲骨折外移＋鼻中隔成形术。术后病人鼻腔填塞物在位，未见明显出血及分泌物。术后第2天，病人述口渴、饮水多、烦躁、尿量增多。生化提示：血钠161.8mmol/L，钾3.44mmol/L，血清无机磷0.41mmol/L，镁1.05mmol/L，氯118.6mmol/L，尿素1.90mmol/L。医生考虑诊断为高钠血症，水电解质失衡，尿崩症。责任护士向病人及家属交代限制钠盐摄入，遵医嘱补钾、补液纠正水电解质失衡，并记录24小时出入量。术后第3天，病人24小时出量8000mL，入量6500 mL；复查尿常规、激素、生化、血常规示尿比重降低，电解质持续紊乱，肝功提示异常。继续当前限制钠盐摄入，补钾、补液等处置纠正水电解质失衡，术后第6天病人仍述感烦躁、口渴，多饮好转，尿量较前减少，复查水电解质基本正常。继续监测肝肾功、电解质、血常规、24小时出入量，予以垂体后叶素、强的松等药物治疗，术后第10天复查病人电解质、激素水平已基本恢复正常，顺利出院。

【护理重点】

重点1 准确记录出入量，注意维持水电解质平衡

护理措施：

1. 采用精密测量器准确测量病人每小时尿量，准确实时记录，并严密观察尿量、尿色、尿比重的变化。

2. 责任护士指导家属在病人进食流质食物或饮水时，使用有刻度的水杯，并在记录本上详细记录进食时间和量。

3. 根据病人每小时的尿量补充液体和饮水，保持每班及24小时病人出入量平衡或入量稍大于出量，维持血容量正常。

4. 建立静脉双通道，遵医嘱及时补液，补液以无钠低张糖水为主，避免使用甘露醇等脱水药物。注意补液速度不宜过快，防止心脏负荷增加。

5. 高钠使血液黏稠度增加。责任护士需遵医嘱监测病人血钠浓度，静脉补液。能口服补液的病人尽量口服补液，以稀释血液，防止血栓形成。

6. 监测病人的生命体征变化，密切观察病人有无发热、口渴、便秘、皮肤干燥、倦怠、睡眠不佳、食欲不振、头痛、恶心、呕吐、胸闷、虚脱、昏迷等脱水症状，发现异常及时告知医生处理。

重点 2　高钠血症的护理

护理措施：

1. 每日复测电解质，动态评估病人血钠变化，遵医嘱及时调整病人补水及补液量。

2. 重视病人的主述。责任护士要熟悉低钠、低钾等电解质紊乱的表现，及时评估病人有无低钾、低钠的症状。

3. 观察病人面色，有无全身乏力、恶心、呕吐、腹胀及心电图有无 Q–T 间期延长、S–T 段下降、T 波低平，有无明显 U 波等。根据化验结果遵医嘱及时调整补钾的剂量，严格依据补钾原则补钾。

4. 观察病人意识状态，有无进行性肌肉颤抖，运动失调，惊厥、癫痫发作，甚至昏迷等。

5. 限制钠的输入量，采用胃肠道补水，选择温开水或纯净水，避免饮用矿泉水。

重点 3　饮食护理

护理措施：

1. 嘱病人禁食辛辣、刺激性的食物，以低盐、低脂、高蛋白清淡饮食为主，先流质，再半流质，逐步过渡到软食。

2. 对于低钾且可进食的病人，鼓励其进食钾含量高的食物，如香蕉、瘦肉、西红柿汁、小黄瓜、菠菜、包心菜、芹菜、杏仁和蘑菇，适当饮用橙汁或其他果汁等。

3. 对于食欲下降的病人，鼓励其少量多餐进食，指导家属注意食物颜色及种类的搭配，尽量做到色香味俱全。

重点 4　体位与活动

护理措施：

1. 术后病人需要平躺 2 天，2 天后视病情适当抬高床头 15°～30°。病人病情不同，其卧床时间也不同，通常需要卧床休息 5～7 天。

2. 指导病人卧床期间进行适当的床上活动，如屈膝抬臀以预防由长时间卧床导致的腰部肌肉酸痛、压力性损伤，同时也可以较好地改善下肢静脉回流，预防下肢深静脉血栓的发生等。

3. 嘱咐病人须严格遵医嘱下床活动，并采取循序渐进的活动方式，坐起→床旁→离床走路活动，逐步增加活动量。

重点 5　脑脊液鼻漏的观察及护理

护理措施：

1. 加强床旁巡视，密切观察病人鼻腔渗出液的颜色、性状及量。

2. 脑脊液鼻漏常发生于术后 3~7 天，分泌物呈清亮不结痂液体状，可从鼻腔流出或流入口咽部，发现异常及时告知医生。

3. 嘱病人遵医嘱严格卧床休息 5~7 天，适当抬高床头以降低颅内压。

4. 嘱咐病人及家属切勿用棉球、餐巾纸等填塞鼻腔或冲洗鼻腔，防止逆行感染。

5. 避免用力咳嗽、打喷嚏、屏气，防止高压气流的冲击加重漏口损伤。保持大便通畅，避免用力排便使颅内压升高。

6. 监测病人生命体征的变化，观察病人有无头晕、头痛等不适；遵医嘱按时输注药液，并关注病人用药后的效果。

【护理经验与启示】

垂体瘤术后病人由于下丘脑至神经垂体通路受影响，抗利尿激素分泌和释放减少，不能促使水分在肾脏重吸收，导致尿量异常和尿比重减低。尿崩症常发生于垂体瘤术后 24~48 小时。若病人尿量超过 200mL/h，持续 2~3 小时，排除使用脱水剂、大量饮水及进流质食物，尿比重小于 1.005，可诊断为尿崩症。

尿崩症病人的临床表现主要有口渴、饮水增多、尿量增多、尿比重降低和尿渗透压降低等。失水较少的病人可同时伴有头晕、乏力等脱水症状；若大量失水、电解质严重紊乱，可表现为精神不振、意识障碍甚至死亡。因此，垂体瘤术后责任护士要严密监测病人的尿量、尿常规、水电解质，对于低钾和低钠的病人，采取静脉和口服的方式补钾、补钠，高钠的病人不仅要限制钠的摄入，还要大量补水。补液量依据尿量，遵循出入量平衡原则。根据病人尿崩症的严重程度，严格遵医嘱给予对症治疗，密切观察病人病情变化。做好饮食指导及疾病相关知识宣教，协助医生与家属做好沟通工作，减轻病人及家属的紧张、急躁情绪，增强其治愈疾病的信心，从而使其积极配合治疗。

尿崩症是垂体瘤术后常见的并发症之一，其发生的原因十分复杂，可能与手术中肿瘤的破坏、术中的创伤及肿瘤分泌激素类型等有关。责任护士要熟悉尿崩症的病因、临床表现、各种检验数值的意义及治疗原则，谨记注意事项，通过细心观察，及时发现尿崩症，有效地调整护理措施，这对提高临床护理质量十分重要。

（孔　玲　辜德英）

案例四　1 例晚期喉癌行皮瓣修复术后病人的护理

【案例介绍】

病人苟某某，男，57 岁，因"声嘶 8[+] 年，全喉切除术后 1[+] 年，颈前包块 3[+] 月"入院。病人自述既往 8 年之内先后接受过 5 次经口喉部手术（具体名称不详）。1$^+$年前声嘶加重，伴吞咽梗阻、气紧、咳嗽，行全喉切除术＋气管造瘘术，术后未行放、化疗。入院诊断：喉癌术后复发。查体：体温 36.5℃，心率76 次/分钟，呼吸 20 次/分钟，血压 118/72mmHg。病人精神状况较好，消瘦，气管造瘘口通畅，颈部正中可见不规则包块，呈桑椹样，红肿有触痛，上至颏下水平，下至造瘘口上方，外侧至胸锁乳突肌内侧。

完善术前检查后，在全麻下行气管肿瘤切除术＋食管肿瘤切除术＋下咽癌切除术＋甲状腺全切术＋双侧中央区淋巴结清扫术＋双侧颌下腺切除术＋左颈内静脉结扎术＋右颈内静脉修补术＋右大腿游离皮瓣切取移植术。术后第 1 天，病人头颈部肿胀，舌体外露，颈部各引流管固定通畅，皮瓣左侧远端稍淤血，皮温可，切口少量渗血，遵医嘱予以双静脉通道输入晶体、胶体补充血容量，予以红外线局部照射并轻微按摩皮瓣。术后第 2 天，病人颈部皮瓣左侧远端淤血加重，占据皮瓣近一半，皮温稍低，切口渗出暗红色血性液体，考虑皮瓣淤血、静脉回流障碍，遵医嘱予以皮下注射速碧林，医生予以颈部左侧切口缝线拆除 3 针、肝素水穿刺注射入皮瓣，适时皮瓣按摩，流出暗红色淤血后皮瓣淤血减轻，颜色较之前红润。术后第 3 天，皮瓣左侧远端淤血较前改善，皮温可，切口少量渗血，遵医嘱继续红外线照射并轻微按摩皮瓣，抗凝及抗感染治疗。术后第 8 天，病人皮瓣色发黑，淤血明显，按压见皮瓣双侧边缘脓液溢出，皮瓣上方可见分泌物溢出，考虑为皮瓣坏死、咽瘘。清理皮瓣周围脓性分泌物，剪除坏死皮瓣组织，于皮瓣两侧填塞引流条，艾力克彻底消毒创面，取干净敷料覆盖，继续加强抗感染、补液等治疗。在术后救治过程中，病人精神差，心情沮丧，家属情绪起伏大，对病人的康复治疗丧失了信心，放弃后续手术治疗，自动出院。

【护理重点】

重点 1　皮瓣的观察及护理

护理措施：

1. 皮瓣颜色的观察。正常皮瓣皮肤颜色为淡红色，色泽红润。若皮肤颜色变浅或苍白，提示动脉血供不足，有栓塞或痉挛；若皮肤颜色大片或整片变深，应考虑静脉回流受阻，随着淤血加重，皮瓣继而变为红紫或黑紫。发现异常情况应及时报告医生进行相应的处理。

2. 皮瓣温度的监测。术后每小时测皮瓣皮温一次，并与健侧对比。一般移植皮瓣温度与健侧皮温相差 0.5~2.0℃，若低于正常皮温 2.0℃，提示将发生血液循环障碍。如皮温突然增高超过正常范围，且局部有刺痛感觉或疼痛持续加重，提示有感染可能。

3. 判断皮瓣的肿胀程度。可根据皮纹来判断皮瓣肿胀程度，正常情况下，皮瓣饱满且富有弹性，可见皮纹。若张力过高，则皮瓣皮纹消失，色泽青紫，肿胀发亮甚至皮下出现水疱。发现皮瓣肿胀，应告知医生并协助其查看敷料包扎是否过紧、皮瓣下是否有血肿压迫，可间断拆除缝线，清除积血和血肿。

4. 注意保护皮瓣。

（1）移植的皮瓣常用多层纱布覆盖，以防受外界温度影响。

（2）必要时遵医嘱给予红外线烤灯照射，3~5 次/天，15~20 分钟/次，4~6 天后逐渐减为 2~3 次/天，15~20 分钟/次，持续 7~10 天。

（3）注意烤灯距离皮瓣以 30~45cm 为宜，避免太近导致烫伤，太远导致热量不足影响照射效果。

（4）因病人手术部位在颈部，灯光会直接刺激眼睛，照射时可用厚毛巾遮挡脸部及眼睛，避免灯光直接照射眼睛引起病人不适。

5. 遵医嘱按摩局部皮瓣，以促进局部血液循环及引流。

6. 遵医嘱按时使用抗感染、抗血栓、抗痉挛及扩血管药物。用药期间注意观察皮瓣渗血渗液情况，发现异常及时通知医生处理。

7. 观察供皮区伤口敷料有无渗血渗液、肿胀情况，适当抬高供皮区肢体，避免受压。若敷料渗血明显，伴有异味、疼痛，应及时拆除敷料，检查伤口，协助医生换药。

重点 2　伤口的观察及护理
护理措施：

1. 密切观察病人伤口渗出液的颜色、性状及量，保持伤口敷料清洁干燥。如有明显渗液、异味，及时通知医生处理。

2. 协助医生及时清除坏死皮瓣组织，选用合适的敷料，保持伤口长期湿润，促进肉芽组织的生长。

3. 遵医嘱及时、有效地输入抗生素，严格执行无菌技术操作，防止交叉感染。

4. 加强病人营养支持，纠正低蛋白血症，促进伤口愈合。

重点 3　引流管的护理
护理措施：

1. 明确引流管的数量及位置，并做好标识。

2. 妥善固定。使用 3M 弹力胶布固定时采取高举平台法，使用透气胶贴固定时采取"U"形或"C"形固定。用系带将引流器固定于床档，离床活动时用系带将引流器固定在衣服扣眼中，防止牵拉折叠，防止脱出。

3. 保持引流管引流通畅。

（1）保证引流装置各部分连接紧密，保持负压引流装置的完整、通畅和封闭，防止引流管受压、扭曲、成角、反折、堵塞、漏气等。

（2）定时挤压引流管，一手固定并捏闭引流管上端，另一只手放在其下端由近心端向远心端挤捏引流管，然后双手同时放开，反复多次，防止堵管发生。

（3）一旦发生堵管，应立即告知医生调整引流管位置，或协助医生用少量生理盐水冲洗引流管。如引流管漏气，也应立即告知医生。

4. 观察引流液颜色、性状及量。

（1）正常情况下，24 小时内引流出较鲜红的血性液体，随后渗出液的颜色会逐渐由深变浅，由浓变淡，由深红色变为浅红色或橙红色，后逐渐变为黄色浆性液体。如出现暗红色液体，为术后的陈旧性出血。

（2）引流液太少应注意是否存在位置不当、弯曲、折叠、堵塞，可以改变位置或冲洗引流管以解除堵塞。引流液量过多，且呈鲜红色（血性）或是 12 小时引流液量大于 250mL，提示活动性出血，应及时告知医生对症处理，必要时进行再次手术、输血、输液或应用止血药物。

5. 观察引流管处局部切口有无渗血渗液、皮肤有无红肿及触痛。

重点 4　口腔护理

护理措施：

1. 常规予以漱口液或生理盐水棉签行口腔护理，保持口腔清洁，改善病人的舒适度，预防口腔感染。

2. 病人舌体外露部分，予以生理盐水湿纱布覆盖，适时浸湿。

3. 病人张口受限时采取口腔冲洗法。由两名护士配合完成，先将气管套管气囊充气足够，吸净病人气管套管内及口腔内分泌物；将病人床头抬高 30°，头偏向一侧；一名护士用注射器（除去针头）抽取漱口液缓慢冲洗病人口腔各部，另一名护士拿吸痰管在口腔低处做同步负压吸引；同法行对侧口腔冲洗，直至吸出液澄清为止，最后用石蜡油或唇膏涂唇。冲洗过程中密切观察病人有无呛咳、呕吐、缺氧等情况，发现异常暂停操作，进行对症处理。

重点 5　健康宣教

1. 术前协助主管医生与病人及家属详细交代病情，告知术后可能出现的并发症、如何应对等，让病人及家属事先有心理准备及对治疗有正确的预期。

2. 术后协助主管医生向病人及家属反馈手术情况，嘱咐其积极配合治疗和护理，保持病人情绪稳定，避免发生不良事件。

3. 拟计划出院前 2~3 天开始给病人及家属逐步行出院健康指导，包括气管切开护理、吸痰法、鼻饲法、雾化吸入法、伤口换药法等自护技能，指导正确选择饮食、活动与休息，讲解院外继续治疗的必要性，必要时复诊等。

4. 采取共情的方法理解关心病人及家属，安抚其情绪，对提出的疑问予以及时解答，提供适时帮助等。

【护理经验与启示】

目前，随着显微外科的发展，游离皮瓣移植成为头颈部肿瘤术后缺损修复的一种新方法。游离皮瓣移植可一次完成大面积缺损的修复，扩大了手术适应证，为广泛切除肿瘤解决了后顾之忧。加上游离皮瓣血供好，色泽协调，收缩小，可用于血供差的受区，能耐受术后放、化疗，游离皮瓣移植为头颈部肿瘤术后实行综合治疗、提高生存率及生存质量创造了有利条件。

皮瓣移植术后常见的并发症有感染、皮瓣坏死、瘘管形成、伤口裂开等，特别是皮瓣移植术后 48 小时内易发生血管危象。因此，术后应密切观察移植皮瓣的皮肤颜色、肿胀程度，定时测量皮温，掌握检查毛细血管反应的方法，积极进行抗感染、抗凝、抗痉挛及扩血管药物治疗。检查毛细血管反应的方法：可用一根玻璃棒或一个空心注射器压迫皮肤，使皮肤变苍白后移去检查用的玻璃棒或注射器，苍白的皮肤即转为红色，这段时间即为毛细血管充盈时间，正常为 1～2 秒。若少于 1～2 秒，则提示充盈过快，要注意静脉淤血；若回血很慢，时间达 5 秒以上或无反应，可能是血运中断。

在临床工作中，皮瓣移植成活与否受诸多因素的影响，如病人供皮区皮瓣血管与受皮区血管是否匹配，血管吻合技术，病人既往手术史，放、化疗史，营养状况，基础疾病等。术前应充分评估供皮区皮瓣的情况，做好备皮护理，采用带有肥皂液的备皮包刮尽供皮区域的毛发，清洁干净，切勿刮伤皮肤。在诊疗护理过程中，协助医生术前充分与病人及家属做好沟通，使病人及家属充分了解手术方案，并知晓手术后可能发生的并发症，让病人及家属事先有心理准备，积极配合治疗护理，避免医疗纠纷的发生。

（孔　玲　辜德英）

案例五　1 例车祸伤致视神经管骨折病人的护理

【案例介绍】

病人尼某某，男，47 岁，因"骑摩托车摔倒致右眼视力丧失，面部及四肢多发挫伤 7 天"急诊入院。病人患癫痫 10$^+$ 年，自行停止药物治疗 2 年。院外头部 CT 示右侧鼻骨、右侧眼眶外壁、蝶窦右上壁骨折，断端稍错位，蝶窦内少许积液、积血，右侧眶尖处及眶脂体后分间隙模糊伴少许稍高密度絮状影。入院诊断：视神经管骨折。查体：体温 36.8℃，心率 86 次/分钟，呼吸 20 次/分钟，血压 112/62mmHg。病人右侧面部可见多发挫伤，血痂附着，右眼眉弓处可见约 3cm 裂伤，右眼睑无明显肿胀，眶周轻度青紫，右眼结膜下出血，右眼瞳孔直径约 5mm，直接对光反射消失，间接对光反射存在，自述无光感，左眼瞳孔直径约 3mm，直接及间接对光反射均存在，视物清晰。

完善术前检查后，在全麻下行鼻内镜下右侧视神经减压术＋右侧鼻窦开放术＋右侧眼眶减压术。术中见右侧上颌窦、筛窦及蝶窦内少许陈旧性血性分泌物，右侧眶尖及视神经管骨折，周围黏膜肿胀。术后病人安全返回病房，鼻腔无活动性出血，遵医嘱予以甘露醇、头孢西丁钠、甲强龙、埃索美拉唑等静脉输入，维生素 B_{12} 静脉推注。病人自述术后右眼视力较术前无变化。病人于术后第 3 天出院，定期门诊随访。

【护理重点】

重点 1 眼部症状的观察及护理

护理措施：

1. 每班观察患侧眼瞳孔大小、直接间接对光反射是否存在、患侧眼球活动度、眼球有无突出、球结膜下有无血肿等，询问病人患侧眼视力有无改善、视野有无变化，并做好记录。

2. 病人患侧眼球结膜充血，遵医嘱涂红霉素眼膏 2 次/天，在用药前做好手部卫生，并观察用药反应。

3. 嘱病人不能用力揉搓眼部，用清洁的湿巾纸轻轻拭去眼部分泌物，注意眼部卫生。

4. 保持病室内光线柔和，避免强光对患侧眼部的刺激。

重点 2 特殊药物使用期间的观察和护理

护理措施：

1. 由于创伤的刺激，眶内组织、视神经高度水肿，为减轻组织、视神经水肿，缓解周围组织对视神经的压迫，病人入院后遵医嘱予以静脉输入脱水剂、抗生素、大剂量激素等治疗。

2. 使用甘露醇的护理重点。

（1）甘露醇遇冷易结晶，故备药时注意检查药物是否有结晶，如果有结晶应溶解后再用。

（2）输注时应选择粗、直、弹性好、便于观察的静脉。

（3）避免在同一静脉通路连续多次输入甘露醇。

（4）严格掌握甘露醇输注的速度，使用后观察病人的尿量，定期复查电解质，防止发生脱水及电解质紊乱。

（5）输注过程中定时巡视，严密观察穿刺部位皮肤的情况，倾听病人主述，防止液体外渗或静脉炎的发生。

（6）一旦发生液体外渗，应立即停止输液，先不要拔除输液针，用 5mL 注射器连接输液针，缓慢回抽，尽可能抽吸出刚渗出的药液，使渗出的药液量减少，再更换穿刺部位。

（7）渗出处用 50％硫酸镁湿敷，既可减轻局部组织肿胀，又可加速局部血液循环，促进甘露醇的吸收。

3. 使用甲强龙的护理重点。

（1）使用甲强龙治疗的过程中应密切观察病人的病情变化，特别是有无高血压、低血钾、消化道出血、感觉减退等症状，发现异常及时报告医生，及时进行对症处理。

（2）使用甲强龙后，会增加胃酸和胃蛋白酶的分泌，降低胃黏膜的抵抗力，诱发或加重溃疡，所以要联合使用胃黏膜保护剂，预防胃肠道反应。

（3）为病人做好口腔护理指导，避免口腔感染。

（4）甲强龙可导致已存在的不稳定的情绪或者精神状态加重，有癫痫史、精神病史的病人，应适当减少冲击剂量。

重点 3　防止意外事件的发生

护理措施：

1. 病人因视力改变，跌倒、坠床风险高，应与家属沟通并让其签字知晓。

2. 嘱 24 小时留陪护，病人勿擅自离开病房。

3. 床头牌及腕带上粘贴跌倒、坠床高风险标识。

4. 保持地面清洁干燥，及时清除水渍、污垢及行走途中的障碍物，常用物品置于病人易取放处。

5. 告知病人及家属正确使用床档以及呼叫器的方法。

6. 病人癫痫发作时，应立即取平卧位，头偏向一侧，及时清除口中的分泌物，保持呼吸道通畅，以防窒息。在病人的上、下磨牙之间垫上纱布卷或压舌板，以免造成舌咬伤。发生抽搐时，肌张力增高，不可强行按压肢体，以免造成骨折及脱臼。

7. 加强巡视，严格交接班。

重点 4　心理健康评估及护理

护理措施：

1. 病人为年轻的男性病人，视力丧失会对其造成一定的心理压力，应注意观察病人的心理及情绪状态。

2. 病人民族为藏族，不懂汉语，需能进行汉语交流的家属 24 小时陪护。了解病人是否存在焦虑、抑郁、悲观等情绪，主动关心病人，必要时告知医生，协助处理。

3. 在与病人的沟通过程中，可以使用非语言性沟通，如手势、表情、眼神等，以热情积极的态度对待病人，让病人感受到被尊重，减少其不良情绪。

4. 告知家属并转告病人其病情、治疗方法以及护理要点，使病人积极配合治疗。

重点 5　并发症的观察及护理

护理措施：

1. 鼻腔出血的观察及护理：观察病人鼻腔有无活动性出血、口中有无吐出鲜血或者频繁吞咽动作。告知病人及家属有少量渗血是正常现象，不必惊慌，可使用毛巾冷敷鼻额部，收缩血管，以减少出血。嘱病人勿用力揉搓鼻部，勿自行取出鼻腔填塞物，尽量避免打喷嚏及用力排便等，避免引起或加重鼻腔出血。

2. 脑脊液鼻漏的观察及护理：由于筛蝶窦紧邻颅底，手术极易损伤颅底骨板，导致脑脊液鼻漏的发生。应观察鼻腔渗出液的性质与量，若鼻腔流出血性液体，中心呈红色而周边清澈或流出无色液体，不易凝固，俯卧、低头时流液增多，则应警惕脑脊液鼻漏。一旦发生以上症状，立即通知医生，嘱病人卧床休息，床头抬高 $15°\sim30°$，避免擤鼻及低头，限制饮水量，严格遵医嘱用药。

3. 眶内并发症的观察及护理：观察病人眶周有无青紫、眶内有无出血及水肿、眼球有无突出。一旦病人出现以上情况，立即请眼科会诊协助治疗。嘱病人卧床休息，床档保护，遵医嘱使用抗生素预防感染，静脉输入脱水剂以降低眶内压。

【护理经验与启示】

视神经管骨折是耳鼻喉科常见的急诊之一，常由车祸伤、坠落伤和撞击伤等引起，其中最常见的是车祸伤。受伤后病人视力大多严重受损甚至失明。目前，临床常用的治疗方法为鼻内镜下视神经管减压术。

这类病人由于外伤后视力急剧下降，承受了很大的心理压力，因此术前我们要充分了解病人的病情，做好病人及家属的心理护理，稳定病人的情绪，介绍该疾病的护理要点以及术后的注意事项，使病人能主动积极地配合治疗与护理。在治疗过程中，密切观察病人的视力情况并做好相应记录；激素冲击治疗期间，观察病人有无高血压、消化道出血等不良反应；术后注意病人有无脑脊液鼻漏、鼻出血、眶周血肿及感染等并发症，及时告知医生并配合医生进行相应处理。

（袁琪琦　周　琦）

案例六　1例鼻腔纽扣电池异物病人的护理

【案例介绍】

病人吴某某，男，5岁，因"右侧鼻腔塞入异物 4+ 天，鼻部疼痛伴流脓涕、鼻面部肿胀 2+ 天"急诊入院。病人鼻部 CT 检查示：右侧鼻腔有一圆形金属异物。入院诊断：鼻腔异物。查体：体温 37.8℃，心率 96 次/分钟，呼吸 20 次/分钟，血压 92/56mmHg，右侧鼻腔有脓性分泌物流出，鼻面部稍肿胀。

完善术前检查后，在全麻下行鼻内镜下鼻腔异物取出术，术中清除鼻腔部分脓性分泌物及结痂，取出纽扣电池一粒。术中见右侧鼻腔黏膜腐蚀，呈黑褐色，鼻中隔无穿孔。术后病人安全返回病房，术后第 2 天出院，出院后继续予以抗感染治疗 1 周，随访发现病人无鼻腔粘连等并发症发生。

【护理重点】

重点 1　纽扣电池危害性宣教

护理措施：

1. 纽扣电池在导电良好的湿润鼻腔内会发生短路，放电产热，使周围黏膜、软骨严重烫伤。

2. 纽扣电池内容物泄漏，致使大量强碱性有毒物质侵蚀鼻腔黏膜及软骨。

3. 纽扣电池长时间的机械压迫作用，引起鼻中隔黏膜溃烂、软骨坏死，直至全层穿孔。

4. 纽扣电池含有镉、汞、铬、镍等重金属，在鼻腔停留时间过长，重金属被人体吸收后可长期滞留在体内导致慢性中毒，引起中枢神经系统、消化系统、呼吸系统的疾病。

重点 2　术前病情观察及护理

护理措施：

1. 纽扣电池导致损伤的严重程度与异物在体内留存的时间有关。应询问塞入异物的时间、出现的症状等。

2. 避免病人剧烈运动，禁止擤鼻及挖鼻孔，以防异物滑入气道引起窒息或其他部位的损伤。

3. 做好家属的解释沟通工作，让家属了解纽扣电池和其他异物的不同之处，使其对该疾病有充分的认识，对可能发生的鼻腔粘连、鼻中隔穿孔有充分的心理准备，以消除可能发生的医患纠纷，并使其积极配合治疗及护理。

4. 积极完善术前相关检查，嘱病人禁饮 2~4 小时，禁食 6~8 小时，积极配合治疗，以尽快取出异物。

重点 3　术后健康宣教

1. 禁止病人擤鼻和挖鼻孔，避免加重鼻腔黏膜的损伤。

2. 若无鼻腔填塞物，术后应每天用生理盐水冲洗鼻腔。遵医嘱鼻腔用药，控制炎症，促进鼻腔黏膜增长，预防鼻腔黏膜粘连。

3. 出院时教会家属鼻腔冲洗和滴鼻药的正确方法。

4. 指导病人及家属严格遵医嘱用药，抗感染治疗 1 周后门诊鼻内镜室复查。

5. 教育病人不能将异物塞入鼻腔内，嘱咐家属将危险的小物品如玻璃球、纽扣电池等放在病人不易取放的位置。

重点 4　并发症的观察及护理

护理措施：

1. 鼻腔黏膜损伤的观察及护理：观察鼻腔黏膜损伤情况，有无涕中带血，注意保持鼻腔清洁，勿用力擤鼻和挖鼻孔，避免加重鼻腔黏膜损伤，防止鼻腔出血。

2. 鼻腔黏膜粘连的观察及护理：观察鼻腔通气情况，评估鼻腔阻塞的程度。遵医嘱使用生理盐水冲洗鼻腔，鱼肝油滴鼻，清除鼻痂及分泌物，保持鼻腔湿润清洁，预防鼻腔黏膜粘连。

3. 鼻中隔穿孔的观察及护理：观察有无鼻塞、鼻出血，呼气时有无吹哨声等。若有鼻中隔穿孔，遵医嘱使用抗生素，保持鼻腔清洁湿润，避免干燥，协助使用生理盐水冲洗鼻腔。如经药物治疗效果不满意或穿孔较大，可行鼻中隔穿孔修补术。

【护理经验与启示】

儿童鼻腔异物是耳鼻喉科常见急诊之一。儿童的好奇心重，常将各种异物塞入鼻腔，又因害怕被家长责备，常在出现症状时才被发现，导致鼻腔黏膜损伤，甚至发生鼻中隔穿孔等并发症。早期发现、早期治疗对减轻病人鼻腔损伤具有重要意义。如病人出现不明原因的鼻塞、流脓涕，伴或不伴恶臭，都需考虑是否有鼻腔异物，发现鼻腔异物后及时就诊，避免剧烈运动，勿擅自处理，避免异物滑入气道引起窒息或其他部位的损伤。

儿童鼻腔异物重在预防，应加强对公众的宣教工作，让大家充分认识到鼻腔异物对人体造成的危害，加强对儿童的监护，避免类似事件的发生。

（袁琪琦　周　琦）

案例七　1例颈部脓肿合并糖尿病病人的护理

【案例介绍】

病人严某某，女，68岁，因"牙疼 1$^+$月，加重 7$^+$天"急诊入院。病人有糖尿病史 20$^+$年，血糖控制情况不详。颈部 CT 示：颌面部、颈部、鼻咽部、咽旁间隙及咽后间隙、上胸部、上纵隔及前纵隔软组织肿胀，层次不清，内见不规则积气、积液，以积气为主，以颈前区为著。查体：体温 37.8℃，心率 96 次/分钟，呼吸 24 次/分钟，血压 102/68mmHg。病人神志清楚，痛苦面容，左侧颌面部见一褐色绿豆大小突出物，表面已破溃，伴流脓，周围皮肤红肿、皮温高，触及有波动感，张口受限约 2 横指，颈部偏左侧见皮肤坏疽约 3cm×4cm；呼吸伴有烂苹果味。入院后测随机血糖为 33.1mmol/L，生化检查示血糖 36.69mmol/L。入院诊断：颈部脓肿，2型糖尿病，糖尿病性酮症酸中毒。

完善术前相关检查后，在全麻下行颌面颈部多间隙感染切开引流术＋纵膈脓肿切开引流术＋气管切开。术中见脓肿位于双侧胸锁乳突肌浅面、颈前带状肌深面、双侧甲状腺侧叶表面及双侧颈鞘周围，上至口底，下至纵隔，内含黄色及棕色黏稠脓液约 50mL，术腔安置引流管 4 根。痰培养及分泌物培养示多重耐药菌感染。经积极抗感染、降血糖等对症治疗，病人于术后 5 周病情好转，顺利出院。

【护理重点】

重点 1　糖尿病酮症酸中毒的急救护理

护理措施：

1. 监测病人的生命体征、神志、瞳孔、尿量等，准确记录出入量。

2. 保持呼吸道通畅，给予氧气吸入。

3. 协助医生请内分泌科医生会诊协助治疗，遵医嘱及时使用微量泵静脉泵入胰岛素控制血糖，并做好血糖监测。

4. 遵医嘱及时静脉输注敏感抗生素控制感染，尽快补液纠正血容量，改善脱水情况。

5. 遵医嘱测量血糖、血酮及生化检查，及时报告医生，调整医嘱。

重点 2　监测血糖

护理措施：

1. 血糖监测是糖尿病治疗过程中的重要环节，因此应严格准确监测病人血糖，并做好记录，针对血糖控制问题加强医、护、患三者之间的有效沟通，以便及时调整血糖控制方案。

2. 根据血糖情况，遵医嘱及时准确使用胰岛素。注意使用专用胰岛素注射器抽吸胰岛素，以确保剂量准确无误。皮下注射胰岛素时，注意注射部位的选择及保护、注射时间的准确性。

3. 微量泵泵入胰岛素时须密切监测血糖变化，起先半小时监测血糖 1 次，逐步调整为 1 小时监测血糖 1 次，并根据监测的血糖结果及时调整胰岛素每小时泵入剂量。降血糖速度不宜过快，一般以每小时降低 3.9~6.1mmol/L 为宜。

4. 处理低血糖。监测血糖低于正常值时，须复测 1 次，观察病人意识状态及不适症状。神志清楚者，可饮糖水，或者进食含糖较多的饼干、点心；如神志已发生改变，应用 50％葡萄糖注射液 40~60mL 静脉注射；更严重时，可用 10％葡萄糖注射液持续静脉滴注。遵医嘱调整胰岛素的使用剂量。加强病人巡视，严密观察病人病情变化。

5. 处理高血糖。监测血糖高于正常值 2 倍及以上时，必要时复测 1 次，遵医嘱使用胰岛素，检测血糖、血酮体、血沉及血气分析；遵医嘱正确补液，注意速度；纠正水电解质和酸碱失衡；严密观察意识、生命体征，记录 24 小时出入量；及时消除诱因，控制并发症。

6. 做好血糖监测记录，为制订治疗方案提供可靠的依据。

重点 3　保持呼吸道通畅，落实口腔护理

1. 安置适当的体位。病人术前采取斜坡卧位或半卧位休息。术后麻醉尚未清醒的病人，应保持平卧位。病人全麻清醒以后，应保持头高位或半卧位。

2. 适时给予氧气吸入，保持血氧饱和度 95％以上。

3. 密切观察口咽腔组织肿胀情况、病人有无咯血及呕血现象，嘱其及时轻轻吐出口中分泌物，勿咽下。协助拍背咳嗽排痰，行雾化吸入，必要时予以经鼻或口腔吸痰。

4. 行气管切开的病人，常规按气管切开护理。气管切开护理见第四章第六节的相关内容。

5. 协助病人进行口腔护理，予以漱口液或生理盐水等漱口，无张口受限者可用牙刷刷牙。

重点 4　颈部伤口及其引流管护理

护理措施：

1. 严密观察伤口渗血渗液情况，渗液量较多时及时更换伤口敷料，保持伤口敷料清洁干燥。暴露的切口给予艾力克消毒，3 次/天。

2. 术后保持头颈部舒展，避免过度活动颈部，以免牵拉伤口及导致非计划拔管的发生。

3. 加强引流管的护理，保持有效引流。

（1）落实健康宣教。向病人及家属宣教安置引流管的作用及注意事项，提高其认知及自护能力，避免引流管脱落、压迫或扭曲折叠，预防非计划拔管的发生。

（2）检查引流管的数量及位置，妥善固定好引流管及引流盒，注意仔细检查引流装置的密闭性能、引流盒有无胀气现象，若有，需立即排查原因，及时恢复负压状态，必要时通知医生及时处理。

（3）每班评估引流管是否通畅在位，适时挤压引流管，避免引流管扭曲、受压、牵拉及滑脱；每天更换引流盒，做好管道标识，注意严格执行无菌技术操作。

（4）经引流管进行脓腔冲洗时，一方面注意做好冲洗管道的标识，适当调整冲洗速度，保持匀速冲洗，及时更换冲洗液；另一方面注意冲洗液要及时引流出、密闭冲洗及引流同步，做好床单元的保护，避免污染床单元及增加病人的不舒适感等。

（5）观察及记录引流液的颜色、性状及量，准确记录 24 小时引流液的量。当引流量突然增多，引流液颜色变为鲜红色时，应怀疑伤口出血或大血管破裂出血等严重情况，要及时报告医生处理。

（6）根据引流液的情况协助医生适时拔除引流管，并继续观察伤口肿胀及渗出液情况，发现异常及时与医生沟通处理。

重点 5　营养支持

护理措施：

1. 进行营养风险评估，关注血液检查结果，参与病人营养支持方案的制订。

2. 协助营养师为病人制订个体化的饮食计划，注意碳水化合物、蛋白质、脂肪的合理搭配，保证饮食营养均衡，满足机体需要。

3. 营养液应现配现用，避免污染、变质。

4. 及时纠正低蛋白血症，遵医嘱予静脉营养支持。

重点 6　落实保护性隔离

护理措施：

1. 痰培养或分泌物培养提示病人为多重耐药菌感染时，立即采取床旁保护性隔离，有条件者尽量安置单人病房，若无条件，则将病人安置在病室角落的病床并予以屏风隔离。

2. 病人腕带、床头牌、病历牌做好标识。

3. 病人产生的所有垃圾均按医疗垃圾处理。

4. 一般医疗器械如体温计、血压计等专人专用。

5. 床旁用 500mg/L 的含氯消毒剂清洁消毒，3 次/天。

6. 限制陪伴 1 人，杜绝探视。医护人员予以治疗护理的时间相对固定，查房时不超过 3 人，严格落实手卫生。

【护理经验与启示】

牙体牙髓感染会引起淋巴结发炎，随着细菌大量增殖会产生炎性分泌物进入组织间隙和淋巴然后回流。面颈部有丰富的淋巴组织，能将口腔颌面部的淋巴回流、汇聚。淋巴结有过滤和吞噬进入淋巴液中的微生物的功能，发生细菌感染时会引起相应淋巴结肿大，化脓形成脓肿。糖尿病导致病人免疫力低下，极易受细菌（葡萄球菌、厌氧菌、链球菌以及腐败坏死性细菌等）侵蚀。糖尿病作为系统性疾病，容易造成手术切口感染，且感染不容易控制，容易造成治疗效果不佳、病程迁延及较严重的并发症。

颈部脓肿合并糖尿病通常发病迅速，病情严重，术后术区愈合延迟、血糖控制困难，常并发低蛋白血症等。对此类病人应及时评估，严密观察，控制血糖及感染，保持呼吸道通畅，尽早清除脓肿，进行有效引流，预防或减少并发症发生。

糖尿病病人因内分泌紊乱极易导致情绪不稳定。医护人员应积极向病人及家属讲解疾病相关知识，做好健康宣教，让其了解配合医护人员进行积极治疗护理的重要性和必要性，并知晓病情的发展，嘱咐其保持情绪稳定，树立病人治愈疾病的信心，促进疾病康复。

（代　黎　辜德英）

案例八　1例刎颈伤合并精神分裂症病人的护理

【案例介绍】

病人周某某，男，40 岁，因"颈部自刎伤 4⁺ 小时"入院。病人患精神分裂症 10 年，未规律用药。4 小时前病人在家中使用菜刀砍伤右侧颈部，颈部大量出血，家属发现后急呼 120 到现场救治。医生予以颈部伤口加压包扎后送入急诊科。入院诊断：刎颈伤，精神分裂症。

病人因病情危重由急诊科直接送入手术室，在全麻下行颈部开放性损伤探查＋颈部外伤清创缝合术。术后病人神志清楚，无气紧，稍烦躁，颈部伤口敷料包扎完好，无渗血渗液，颈部 1 根血浆引流管妥善固定，引流出少量血性分泌物，与家属沟通后予以双上肢保护性约束，肢端温暖，回病房 2 小时后病人烦躁突然加重，自行挣脱约束带，拔出静脉留置针及颈部血浆引流管，冲出病房，在病房走廊内奔跑喊叫，紧急呼叫保安协助，护士及家属安抚病人后，予以约束带肩部约束，遵医嘱静脉注射地西泮 10mg，请精神科会诊后安静休息，随后转入精神科继续治疗。

【护理重点】

重点 1　精神症状的观察与护理

护理措施：

1. 向病人提供安全的治疗环境，严格安全管理，消除和减少危险因素对病人的影响。

2. 绝大多数急性期的精神病病人在精神症状的支配下，都会出现不合作、敌意、敏感多疑，甚至有攻击性暴力行为，所以应该密切观察病人的精神症状。

3. 加强病房巡视，每 15 分钟巡视一次病房，观察病人有无握紧拳头、烦躁不安等前驱精神症状。

4. 向病人及家属提供心理支持和帮助。督促医生及时请心理卫生中心医生会诊协助治疗，遵医嘱及时予以抗精神病药物治疗。

5. 必要时行身体约束，并向病人及家属讲解约束的目的，签署知情同意书，取得家属的配合。

重点 2　病房的安全管理

护理措施：

1. 病员情绪激动无法控制自身行为或有冲动性言行（伤人、毁物、自伤）及相关风险时，不应对抗或指责，首先转移病人注意力，用平和的语气询问，安抚病人情绪。

2. 出现上述情况时与家属一起，减轻病人敌意，避免激惹病人，与病人保持安全距离，疏散围观人群，呼叫保安协助。

3. 注意保护自身安全，支援人员到场后，统一行动，切忌单独行动。

4. 遵医嘱及时使用镇静药物，并及时评估镇静效果。

5. 采取有效约束方法，及时评估约束的有效性，避免病人自行解开、挣脱约束带。

6. 做好家属的解释工作，使其协助配合治疗。

重点 3　有效约束和镇静

护理措施：

1. 根据病人精神症状，采取适宜的约束措施。对躁动程度较轻、有一定配合度的病人，约束双手；对兴奋躁动较重，有伤人、拔管、拔针风险的病人，约束四肢，必要时约束肩部。约束带松紧度以可放入一个手指为宜。

2. 约束后按时巡视病人，注意约束带的松紧情况，过紧影响血液循环，造成皮肤损伤，过松病人容易挣脱。告知家属松解约束带可能造成的严重后果，严禁家属自行松解约束带。

3. 评估病人情绪、意识、自知力，及时报告医生情绪激惹、躁动不安、有精神症状的病人，必要时予以药物镇静。

4. 严格执行巡视、交接制度，观察病人约束的有效性。

5. 树立防范意识，建立应急预案，进行危机干预培训。

重点 4　伤口的观察和护理

护理措施：

1. 观察病人伤口渗血渗液情况，协助医生更换伤口敷料，保持伤口清洁干燥。

2. 妥善固定颈部血浆引流管，及时评估引流液的颜色、性状和量，尽早拔除引流管。

3. 向病人及家属讲解安置引流管的重要性及注意事项。

4. 必要时遵医嘱使用止血药物。

【护理经验与启示】

刎颈伤病人大部分有气道损伤的症状，同时伴有明显的幻听、幻视、妄想、睡眠障碍、焦虑、情绪低落及或躁狂等精神分裂症症状。这部分病人入院前多数已明确诊断精神分裂症，因为药物中断等原因，使精神症状控制不佳，出现自伤行为。

手术前主要保持气道通畅，防止窒息，抗失血性休克，积极完成手术准备。手术后应注意防止病人出现拔管或再次自杀等行为。在护理过程中应严格执行护理巡视制度、陪伴制度、交接班制度，保证病人的医疗安全。仔细观察病人病情及情绪变化，建立良好的护患关系，寻求家属的支持。处理好刎颈伤后，尽快转到精神专科医院或者心理卫生中心进行治疗。

（陈丽红　赵会玲）

案例九　1 例喉狭窄行 T 管成形术病人的护理

【案例介绍】

病人冯某某，女，32 岁，因"气管套管堵管后呼吸困难 5$^+$月"入院。6 个月前病人因车祸伤后行气管切开，术后 1 个月出现气管套管堵管后呼吸困难及发音费力。电子鼻咽喉镜检查示：声门区瘢痕及肉芽增生明显。入院诊断：喉狭窄。查体：体温 36.0℃，心率 76 次/分钟，呼吸 20 次/分钟，血压 112/66mmHg。病人神志清楚，口唇、面色红润，颈部气管套管堵管后声音嘶哑，说话费力。

完善术前检查后，在全麻下行支撑喉镜下激光喉腔瘢痕切除术＋喉功能重建术＋T 管置入喉成形术，术后带管顺应，无并发症发生，术后第 3 天顺利出院。术后 2 个月复查电子喉镜见 T 管无移位、管腔内通畅，目前仍在随访中。

【护理重点】

重点 1　T 管的护理

护理措施：

1. T 管由硅胶制成，质地较软，且管腔较细，病人分泌物较多时，结痂易堵塞管腔而引起呼吸困难，所以带管过程中应密切观察病人呼吸情况。

2. 及时吸出气道内的分泌物，保持呼吸道通畅，避免堵管。

3. 吸痰时注意观察吸痰管插入 T 管管腔的深度，感觉有无阻力，同时观察痰液的颜色和性状。

4. 每日遵医嘱行 T 管护理，观察 T 管口皮肤有无破溃。

5. 遵医嘱行雾化吸入，稀释分泌物，避免分泌物黏稠阻塞 T 管。

6. 保证病人的液体摄入量，避免因液体摄入不足导致痰液黏稠。

7. 保持病室内湿度在 60% 左右，温度为 20～22℃，为病人提供温暖湿润的环境。

重点 2　出院健康宣教

护理措施：

1. 指导病人出院后，如无呼吸困难，不要随意取下 T 管口活塞。

2. 出院后家中应自备雾化器进行雾化吸入，以防痰液结痂堵塞 T 管。

3. 避免头部剧烈运动，以免 T 管脱出或移位。

4. 禁止水下各种运动，淋浴时防止水进入 T 管。

5. 加强营养，适度活动，增强机体免疫力。

6. 避免去人群聚集的地方，预防呼吸道感染。

7. 遵医嘱定期复诊及行喉镜检查，观察有无并发症发生。

重点 3　并发症的观察与护理

护理措施：

1. 呼吸困难的护理措施。

（1）病人发生呼吸困难时，应取半卧位，打开 T 管口活塞，经 T 管活塞口吸氧。

（2）立即通知医生，协助寻找呼吸困难的原因，对症处理。

（3）如病人因不能适应 T 管导致呼吸困难，应全麻下取出 T 管并重新置入金属气管套管，病情稳定后出院观察。经康复锻炼 3 个月，再次置入 T 管，并积极预防感染，加强气道护理。

（4）加强 T 管护理，及时清除呼吸道分泌物，避免出现 T 管堵塞导致呼吸困难。

2. T 管口黏膜溃疡的护理措施。

（1）术前完善影像检查，术中通过充分评估气道狭窄的部位和程度，合理修剪 T 管。

（2）术后密切观察手术部位皮肤情况，发现疼痛、出血等异常情况，及时通知医生处理。

（3）保持 T 管口的敷料清洁干燥，如有异常情况及时更换。

3. 肉芽形成的护理措施。

（1）小的肉芽不影响通气，可先观察，多数半年内可自行消失。

（2）大的肉芽会影响通气，可在纤维喉镜或支撑喉镜下夹破或切除。

（3）指导病人术后每 3 个月复查一次，尽早发现异常情况，及时处理。

【护理经验与启示】

喉狭窄是耳鼻喉科常见病之一，以外伤、医源性损伤和先天发育异常为主要发病原因，以呼吸困难和发音障碍为主要症状。目前常用的治疗方法是喉裂开瘢痕/肉芽切除术＋T 管植入术。

T 管为高分子乙烯基硅胶制品，其物理化学性能稳定，质地软，有弹性，具有不易变形、不易老化，对组织无毒性刺激和不引起排斥反应，与周围组织不粘连，不易发生感染及肉芽组织生长等优点。将 T 管放置于喉狭窄或喉癌术后瘢痕增生部位，可起到支撑气管的作用，减少瘢痕组织的再生。

T 管置入术后的并发症主要有 T 管端口处黏膜溃疡、分泌物堵塞、术后肉芽增生，以及 T 管的移位、断裂等。其中以术后肉芽增生最为常见。T 管放置时间长，其上下边缘对气道的刺激可能会导致肉芽产生，因此需要术前的影像检查和术中充分评估气道狭窄的部位和程度，从而合理修剪 T 管，避免过度刺激气道产生肉芽。

（陈丽红　赵会玲）

案例十　1例下咽癌术后并发呼吸衰竭病人的护理

【病案介绍】

病人周某某，男，77岁，因"发现右侧颈部包块 1^+ 月"入院。病人有50年的吸烟饮酒史，戒烟戒酒1年。院外电子喉镜检查示，下咽部新生物。病理检查示鳞状细胞癌。入院诊断：下咽癌。查体：体温36.0℃，心率86次/分钟，呼吸20次/分钟，血压126/78mmHg。病人神志清楚，无气紧，右侧颈部触及一包块，质硬，固定，无压痛。

完善术前检查后，在全麻下行下咽恶性肿瘤切除术＋气管切开＋游离皮瓣切取移植术＋双侧颈部淋巴结清扫术＋部分喉切除术。术后 Cprini 血栓危险因素评分为5分（高危），Braden 压力性损伤危险因素评分为13分（中危）。术后第3天，病人突感气紧，遵医嘱予以气管切开处面罩吸氧5L/min，安置床旁心电监护示 SPO_2 波动在85%～92%之间。急查胸部增强 CT 示双侧胸膜腔少量积液，颈根部软组织肿胀，内少许积气。急查血气分析示氧分压60.4mmHg，二氧化碳分压37.9mmHg。请 ICU 医生会诊后床旁安置呼吸机辅助呼吸，A/C 模式，带机顺应。术后第21天，复查血气分析示氧分压82.9mmHg，二氧化碳分压39.9mmHg。请呼吸治疗师会诊后顺利脱机，病人自主呼吸状态下生命体征稳定，神志清楚，精神较好。术后28天，更换一次性塑料套管为金属气管套管，套管通畅在位，无呼吸困难，未发生压力性损伤及深静脉血栓，病人顺利出院。

【护理重点】

重点1　预防呼吸衰竭

护理措施：

1. 病人长期吸烟导致支气管黏膜的纤毛运动受损，使肺部排痰功能受损，术后容易导致肺不张、肺部感染等并发症。术前应遵医嘱行肺功能检测，了解病人肺功能受损情况。

2. 维持温暖湿润的病房环境。病房温度控制在20～22℃，湿度在50%～60%。

3. 给予高热量、高蛋白、富含维生素的饮食，增强机体免疫力，促进机体恢复。

4. 术后指导病人做深呼吸及咳嗽，使肺膨胀，预防肺部感染，促进肺功能恢复。

5. 适时拍背，通过胸壁振动气道，使肺部痰液进入主气道，促进痰液排出。方法：从下到上，从外到内，避开脊柱，叩击面积覆盖前次面积的1/3，每次10～15分钟，每分钟120～180次。

6. 遵医嘱予以雾化吸入，及时评估雾化的效果，并根据气道湿化效果调整雾化的频次。

7. 做好液体管理，通过病人尿液的量及颜色、痰液的黏稠度调整液体输入量。

8. 责任护士做好病房巡视，按需吸痰。

9. 肺功能较差的病人术后持续低流量吸氧，将氧饱和度维持在95%以上，如果达到呼吸衰竭的标准，应尽早使用呼吸机辅助通气，避免呼吸衰竭加重。

重点2　肺功能锻炼

护理措施：

1. 术前指导病人进行缩唇呼吸锻炼。缩唇呼吸配合胸式、腹式呼吸训练进行，指导病人用鼻深吸气后，憋气约3秒，然后嘴唇缩成吹口哨状，使气体通过缩窄的口型缓缓呼出，吸气与呼气时间比为1∶2或1∶3，7～8次/分钟，尽量做到吸气深、呼气慢，缩唇程度以不感费力为宜，3～5次/天，10～20分钟/次。

2. 术前术后指导病人进行有效咳嗽排痰，取半坐卧位或坐位，身体稍向前倾，在吸气末屏气3秒，然后在呼气的同时做爆发性咳嗽，让气流快速冲出气道，3次/天，5～10分钟/次。

3. 术前术后指导病人进行腹式呼吸训练，取半坐卧位，吸气时腹部凸起，吐气时腹部凹入，胸部尽量不起伏，3～5次/天，10～20分钟/次。

4. 术后指导病人尽早进行活动，定时协助病人翻身、拍背、按摩、被动活动四肢。术后第1天，鼓励病人床上活动（以四肢被动或主动活动为主），术后第2天鼓励并协助病人下床活动，先坐立，再围床栏步行，之后室内慢走、室外慢走，循序渐进，预防坠积性肺炎的发生。

重点3　呼吸机辅助呼吸时，维持有效通气

护理措施：

1. 病人出现呼吸困难时，应急查血气分析，符合呼吸机辅助通气标准时尽快使用呼吸机辅助通气，改善低氧血症，以免呼吸衰竭加重。

2. 根据病人的意识、配合情况，选择合适的呼吸机辅助呼吸模式及参数。

3. 及时吸痰，清除呼吸道分泌物。

4. 定时检测气管套管气囊的压力，防止辅助通气时出现漏气。

5. 实现专人专护，观察病人的神志情况、呼吸频率、自主呼吸与呼吸机是否协调、气道压力变化与通气量、血氧饱和度等的情况，在发现异常情况及时处理。

6. 带机的过程中病人出现血氧饱和度下降、呼吸机报警、烦躁不安等情况时，应及时查找原因并处理。必要时联系呼吸治疗师处理。

7. 定期监测血气分析，以便及时了解通气效果，调整呼吸机参数及模式。

重点 4　深静脉血栓的预防

护理措施：

1. 使用 Caprini 血栓评估量表动态评估病人发生深静脉血栓的危险程度，并根据结果制定预防措施。

2. 向病人及家属提供深静脉血栓产生原因、症状、体征、预防方法、治疗及预后的健康教育资料，使家属参与深静脉血栓的预防。

3. 基本预防措施：术后返回病房即可指导病人床上活动，可进行踝关节的跖屈和背伸运动、足外展运动、腿的抬高运动等，增进下肢血液循环。术后 24 小时鼓励病人下床活动。

4. 机械预防。

（1）双下肢穿加压弹力袜，加快下肢静脉血液回心，减少血液淤滞。

（2）遵医嘱使用抗血栓压力泵。抗血栓压力泵的循环压力和人体的血流速率相符，从而产生如同肌肉收缩和舒张的作用，加速局部血液回流，预防血栓的形成。

5. 饮食指导。进食清淡、易消化、富含维生素及低脂肪食物。

6. 关注病人尿量及尿液的颜色，保证足够的水分摄入，避免出现血液黏稠。

重点 5　压力性损伤的预防

护理对策：

1. 向病人及家属进行预防压力性损伤的健康宣教。

2. 保持病人床单清洁、平整、无渣屑，减少其对局部的摩擦。

3. 对于压力性损伤高危病人，制订翻身计划，每隔 1~2 小时协助病人翻身一次，翻身时勿拖拽病人。

4. 病人卧床时床头抬高的角度不能超过 30°，侧卧时身体与床的夹角不能超过 30°，以减轻受压部位的压力。

5. 身体空隙加软枕，以加大支撑面，减少骨隆突处及支撑区的压力。

6. 必要时对骨隆突处等容易发生压力性损伤的部位予以水胶体敷料保护。

7. 用温水和中性清洁剂清洁皮肤，及时更换汗湿的被服，保持皮肤清洁干燥。

8. 保证充足的蛋白质和适当的液体摄入。

9. 避免皮肤过度潮湿或者干燥，干燥时可适当涂擦保湿霜。

【护理经验与启示】

下咽癌是耳鼻喉科常见的重症疾病之一，一般多发于老年男性，病人有长期吸烟史，手术时间长，肺部基础疾病多，病人术后痰多，易造成术后呼吸困难或呼吸衰竭。针对此类病人，术前应完善肺部功能检查，必要时请呼吸科医生会诊，进行肺部功能锻炼，术后评估病人疼痛分级，按级实施疼痛管理。鼓励病人咳嗽及排痰，对咳嗽排痰困难者给予翻身拍背及气道湿化。当发生呼吸衰竭时，应尽早使用呼吸机辅助通气。

当病人发生呼吸衰竭使用呼吸机辅助通气时，应做好呼吸机的管理工作，根据病人的呼吸情况设置呼吸机的参数和通气模式、呼吸频率及通气量等，保证病人的通气效果。评估病人带机顺应性，并进行参数调整。呼吸机的管路需要紧密连接，不能出现漏气现象。另外，还需注意湿化液的温度，湿化液温度过高会对病人的呼吸道造成灼伤，而温度过低会使病人吸入的气体不能得到良好的温化与湿化，使吸入气体干燥，不利于痰液的排出。

（陈丽红 赵会玲）

案例十一 1例舌根癌术后并发房颤病人的护理

【案例介绍】

病人周某某，男，68岁，因"发现右侧颈部包块3年，增大1年"入院。颈胸部CT示右侧舌根部见软组织影，边界欠清，较大横截面范围约3.3cm×3.0cm，增强后较明显强化。病人既往有心律不齐病史，未予以特殊诊治。入院诊断：舌根癌。查体：体温36.3℃，心率78次/分钟，呼吸20次/分钟，血压126/70mmHg。病人神志清楚，右侧颈部触及一包块，质硬，固定，无压痛。

完善术前检查后，在全麻下行气管切开＋舌根癌切除术＋舌根肿物切除术＋舌再造术＋右侧颌下腺切除术＋右侧根治性颈部淋巴结清扫术＋游离皮瓣切取移植术＋周围神经嵌压松解术＋右侧颌下腺切除术＋右侧淋巴管导管结扎术＋筋膜组织瓣形成术。术后第3天，病人突发心悸，端坐呼吸，伴冷汗，床旁心电监护示心率波动在200次/分钟左右，请心内科急会诊，心内科医生诊断为房颤。立即遵医嘱予以胺碘酮150mg静脉推注，随后病人心率下降至110次/分钟，自述心悸较前缓解，继续床旁微量泵持续泵入胺碘酮，并根据病人心率变化调整泵入速度。因病人行游离皮瓣切取移植术，故加用低分子肝素钙0.6mL qd皮下注射，预防皮瓣危象，密切关注病人心率及凝血功能。术后第4天，复查肌钙蛋白－T 8.8ng/L，血气分析示酸碱度7.466，氧分压121.6mmHg，二氧化碳分压29.6mmHg，心率90～110次/分钟，无心悸、胸闷等症状。术后第5天，心率波动在85～105次/分钟，无心悸、胸闷等症状。术后第6天，复查血常规、生化、心电图未见明显异常，D－二聚体2.90mg/L。嘱病人适当下床活动后无不适。第7天拔除颈部血浆引流管，并逐步增加下床活动次数及活动量。病人于术后第8天顺利出院，定期随访恢复良好。

【护理重点】

重点 1　跌倒、坠床的预防

护理措施：

1. 使用跌倒、坠床危险因素评估量表及时评估病人跌倒、坠床的风险。

2. 向病人及家属进行预防跌倒及坠床的健康宣教，提高其防范意识。

3. 保持病室环境整洁，地面无杂物或水渍，常用物品放在易取放处。

4. 告知病人及家属床档的使用方法，勿翻越床栏。

5. 病人下床活动时，采用三三原则，即病人平躺后起身在床上坐 30 秒，然后缓慢移到床边，在床边站 30 秒，无头晕、心悸等不适后在护士或家属的陪护下进行活动。

6. 病人床旁活动时勿穿拖鞋。

重点 2　皮瓣的观察及护理

护理措施：

1. 病人术后前 4 天头部制动，避免颈部过度屈曲，以利于口腔颌面部游离皮瓣的血液供应。

2. 密切观察病人血压、血氧饱和度的变化，及时与医生沟通，预防血容量不足，血氧饱和度维持在 95% 以上，以保证皮瓣供氧。

3. 观察皮瓣的色泽，预防皮瓣血管危象。若皮瓣颜色为暗紫或者灰白，温度降低，质地变硬，皮纹消失，怀疑出现皮瓣血管危象。

4. 怀疑皮瓣有血管危象时，可进行针刺试验，具体方法：用 7 号头皮针针头刺入皮瓣内 5mm，拔出针头后轻挤周围组织。如果有鲜红血液缓慢溢出，说明皮瓣正常；如果反复多次针刺后仍不见有血液溢出，说明皮瓣存在血管危象；如果有暗红色血液溢出，说明皮瓣静脉回流障碍。

5. 口内皮瓣移植术后用生理盐水进行口腔冲洗，每日 2 次，以减少口腔内定植菌群的数量，冲洗时从患侧冲入，健侧吐出，动作轻柔，避免牵拉皮瓣。还需注意口腔特殊的气味等，以判断皮瓣的存活情况。

重点 3　气道的管理

护理措施：

1. 术前教会病人有效咳嗽咳痰的方法，采用爬楼梯及呼吸体操的方法提高病人的肺功能。

2. 术后及时调整气道套管的系带松紧度，以能插进一个手指为宜，预防脱管。

3. 术后协助拍背，适时吸痰，吸痰时动作轻柔，注意观察痰液的性质和量。

4. 定时予以雾化吸入方式湿化气道，如痰液过度黏稠可使用乙酰半胱氨酸等促进痰液排出的药物雾化吸入，保证呼吸道通畅，预防肺部感染及低氧血症的发生。

5. 指导病人早期下床活动，以促进痰液的排出。

6. 定时行气管切开护理，以保持气管套管的通畅，避免造瘘口感染。

重点4　静脉血栓的预防

护理措施：

1. 及时用 Caprini 量表评估病人血栓形成的风险，并根据血栓形成的风险，采取相应的护理措施。

2. 心律失常病人房颤时心房失去收缩功能，血液容易在心房内瘀滞形成血栓，应密切观察病人有无深静脉血栓和肺栓塞的症状。

3. 遵医嘱定期检测 D-二聚体的血浆浓度变化。

4. 术后6小时内病人以被动活动为主，可指导家属每15~20分钟按摩病人双侧比目鱼肌、腓肠肌，从远端朝向近端进行按摩。6小时以后指导病人床上做主动运动，如踝泵运动或将患肢适当抬高有利于静脉回流，并协助翻身或病人自主翻身，可根据情况协助或者病人自行做膝关节屈伸运动。

5. 病人卧床期间使用弹力袜或者气压治疗仪按压下肢，促进下肢血液回流。

6. 病人及早下床活动，以促进全身血液循环，降低血栓的发生风险。

7. 观察病人尿液的颜色和量，及时调整输液和鼻饲的量，保证充足的液体摄入。

8. 遵医嘱予低分子肝素钙 0.6mL qd 皮下注射时，应注意注射部位的选择、进针的方式等。

重点5　用药的观察及护理

护理措施：

1. 护士应充分了解胺碘酮等转复房颤药物的作用及不良反应，以便及时发现病人心律的异常变化。

2. 详细记录胺碘酮的使用剂量、方式、当日总剂量及累计剂量等，观察病人有无不良反应。

3. 持续床旁心电监护，密切观察心电图（PR、QRS、QT、QTc 等）的变化以及病人有无心慌、胸闷等症状，记录房颤起始时间、持续时间、最快心室率、QT 间期变化、转复率等情况。

4. 使用低分子肝素钙 0.6mL qd 皮下注射时注意观察病人有无出血倾向，如牙龈出血、皮肤瘀斑、黑便、血尿等。

5. 低分子肝素钙皮下注射时，应注意评估病人疼痛的程度，根据病人的反应调整药物推注的速度。

【护理经验及启示】

高龄病人由于其心肺功能储备较差，较大的外科手术对病人的呼吸系统及循环系统影响比较大，病人术后心肺并发症的发生率较高。手术前后长时间禁食，易使病人出现低钾、低镁、低钠等电解质紊乱，可使心脏兴奋性增强引发室颤。术后由于咳痰无力，容易出现肺不张、肺部感染等，均可使病人出现低氧血症，而心肌缺氧易诱发房颤。术后伤口疼痛会严重影响到支配心脏的自主神经功能，导致心律失常，也可能诱发房颤。因此，应注意高龄术后病人围术期气道的管理、液体摄入量的管理和术后疼痛的管理，以避免术后出现呼吸系统和循环系统并发症。

（吕　虹　赵会玲）

案例十二　1 例声带自体脂肪填充术后并发喉阻塞病人的护理

【案例介绍】

病人刘某某，女，65 岁，因"声音嘶哑 1$^+$月"入院。动态喉镜示：左侧声带固定，声带黏膜波减弱，声门闭合欠佳。CT 示：左侧梨状窝扩大，喉室扩大，杓会厌皱襞增厚、向内侧移位。入院诊断：左侧声带麻痹。查体：体温 36.0℃，心率 72 次/分钟，呼吸 20 次/分钟，血压 122/78mmHg。病人自述发音疲劳，声嘶明显，进流质饮食有呛咳，睡眠较差。

完善术前检查后，在全麻下行腹部取脂术＋支撑喉镜下脂肪注射声带填充术。术后第 2 天，病人饮水后出现呛咳，随即出现呼吸急促、口唇面色发绀，立即安置心电监护示氧饱和度波动在 80%～85%，呼吸 30 次/分钟，遵医嘱面罩吸氧 8L/min，静脉推注甲强龙 40mg，布地奈德 2mg 雾化吸入后呼吸困难逐渐缓解，氧饱和度逐渐上升为 95%，改为经鼻导管吸氧 2L/min。病人于术后第 3 天顺利出院。术后 2 周随访，病人发音低沉，嘶哑加重近耳语声；1 个月后脂肪部分吸收，发音逐渐改善；3 个月后声带闭合明显改善，形态逐渐恢复正常，声带黏膜波规律振动，病人发音明显改善，疲劳感消失，音质稳定。

【护理重点】

重点 1　预防声带水肿，保持呼吸道通畅

护理措施：

1. 密切观察病人呼吸状况，口唇面色，口中分泌物的颜色、性状及量。术后病人采取半卧位，适时低流量吸氧。

2. 严密观察病人呼吸的频率、节律，特别注意病人有无呛咳、窒息的发生。

3. 予以布地奈德雾化吸入。布地奈德是目前唯一可用于雾化吸入的糖皮质激素，局部抗炎消肿效果好，雾化吸入后可抑制气道的高反应性，减少腺体分泌，修复气道，缓解喘憋现象。

4. 病房保持适宜的温湿度，温度维持在 22～24℃，湿度维持在 50%～

60％，预防呼吸道干燥，增加呼吸道的舒适度。

5. 嘱咐病人避免剧烈咳嗽排痰。

6. 嘱咐病人禁食过热、过硬、辛辣刺激性食物，进食时细嚼慢咽，选择成团不易松散或较稠的糊状食物，避免进食时出现呛咳或误吸，引起手术部位脂肪填充物脱落、出血等加重呼吸道肿胀。

7. 床旁备气管切开包，保持静脉留置针通畅适用，以便紧急情况时急救。

重点 2　术后发音指导，落实健康宣教

护理措施：

1. 向病人讲解术后每个阶段的声音变化。指导术后禁声两周；告知病人 2周后发音可能低沉，嘶哑加重近耳语音；术后 1 个月脂肪吸收后，发音逐渐改善，注意适当讲话，避免脂肪过度吸收；术后 3 个月随着声门闭合明显改善，形态逐渐恢复正常，发音疲劳感会消失，注意不能用声过度。

2. 嘱咐病人保持情绪稳定，借助书写及手势等进行交流。

3. 嘱病人遵医嘱定期门诊复查。一般复查时间为术后 2 周、1 个月、3 个月、6 个月、12 个月等，来院复查时需进行嗓音声学评估。

4. 观察腹部伤口渗血渗液情况，伤口周围皮肤有无肿胀、淤血瘀斑，敷料是否清洁干燥，发现异常及时通知医生处理。

5. 嘱咐病人保持腹部伤口干燥，暂时不宜洗澡，避免敷料浸湿导致伤口感染。

6. 嘱病人预防感冒，避免咳嗽。

7. 指导病人术后遵医嘱参加嗓音训练，以提高手术疗效。

【护理经验与启示】

声带自体脂肪填充术具有取材及注射方法简单、无过敏反应、易存活及可反复采集注射等优点，是目前治疗单侧声带麻痹及改善发音功能的简便可行的方法。

声带自体脂肪填充术后并发症主要有喉阻塞、脂肪重吸收、声带肉芽肿、继发性声音嘶哑等。其中喉阻塞为最严重的并发症，主要是由脂肪注射过量、技术操作不熟练、注射位置过深引起声门下异常肿胀或喉黏膜水肿所致，可发生于声带注射即刻或术后 1 周内。术中若注射位置过浅，使声带表面任克层出现气球样膨胀，会影响声带振动特性且限制注射总量。

脂肪注射时需要一定程度的过度注射，术后声音才能达到较满意的效果。对此，术中及术后应用糖皮质激素可减轻水肿，避免呼吸道阻塞的发生。注射后 1~2 周会出现暂时性嘶哑，一般 3~4 周可以恢复。因手术可引起声带反应性充血肿胀，术后指导病人禁声，减少声带振动，使声带充分休息，避免声带过度活动，以利于声带黏膜充血水肿的消退和创面的愈合。术后再结合嗓音训练等康复指导措施，以提高手术疗效。

（徐　婷　张馨元　辜德英）

案例十三　1 例甲状腺癌累及气管术后并发乳糜胸病人的护理

【案例资料】

病人刘某某，女，46 岁，因"发现甲状腺包块 5$^+$月"入院。院外 CT 检查示：上纵隔偏右侧见肿块，约 2.9cm×2.9cm，气管受侵害。超声检查示：气管旁右侧实质占位。超声引导下甲状腺穿刺病检结果显示：乳头状癌。支气管镜检示：气管上段（声门下约 1cm）右后壁浸润样新生物堵塞伴表面陈旧性血迹致管腔狭窄，狭窄程度大于 50%。入院诊断：甲状腺恶性肿瘤，气管狭窄。查体：体温 36.2℃，心率 78 次/分钟，呼吸 20 次/分钟，血压 112/68mmHg。病人进食有吞咽梗阻感，活动后有气紧，有声音嘶哑，甲状腺 1 度肿大，右侧为主。

完善术前检查后，在全麻下行全甲状腺切除术＋双侧中央区淋巴结清扫术＋双侧颈部淋巴结清扫术＋上纵隔肿瘤切除术＋气管肿瘤切除术＋食管肿瘤切除术＋全喉切除术＋左胸导管结扎术＋永久气管造瘘术＋右侧颈内静脉结扎术＋轴型皮瓣转移术＋颈段食管再造术。术后转入 SICU 治疗，术后第 2 天停止呼吸机辅助呼吸，经气管套管吸氧，生命体征平稳，转回病房，病人神志清楚，颈部伤口少许渗血，双颈侧血浆引流管引流出淡血性分泌物。术后第 4 天病人述气紧，查体见呼吸急促，30~34 次/分钟，血氧饱和度波动在 90%左右，无三凹征。右侧颈部伤口敷料有较多渗液，左侧颈部伤口敷料清洁干燥，右侧引流盒内见约 150mL 淡黄色引流液，左侧引流盒内见少许淡黄色引流液。听诊左侧肺部呼吸音减弱。急查胸部 CT 示：双侧胸膜腔中等量积液，邻近肺组织受压、肺不张。彩超下左侧胸膜腔积液（胸水）定位后，请胸外科医生予床旁行左侧胸腔闭式引流术，术中引流出约 600mL 淡黄色液体，胸水乳糜定性试验（＋）。遵医嘱予以禁饮食，加强静脉营养支持，颈部伤口加压包扎。左侧及右侧颈部血浆引流管分别于术后第 4 天及第 6 天拔除。左侧胸腔闭式引流管共引流出约 1000mL 淡黄色液体，于术后 15 天复查胸片无胸膜腔积液，病人无气紧、胸闷、胸痛等不适，医生拔除胸腔闭式引流管。病人于术后 22 天顺利出院。

【护理重点】

重点 1　体位护理

护理措施：

1. 术后体位主要采取压颌曲颈位（Pearson 体位）。此病人气管部分切除，气管长度有所缩短，气管吻合口张力过大，且气管及其周围组织都含有大量的纤维组织，血运较差，弹性低下，术后容易发生吻合口瘘，严重者还会出现吻合口撕裂。

2. 麻醉未清醒前取平卧位，将背部、头部用软枕垫高，并由专人固定头部，以免病人躁动挣脱缝线。麻醉清醒且生命体征平稳时，取半坐卧位，使膈肌下降，以利于呼吸与咳嗽。术后 6 小时可取坐位，嘱病人不可猛然抬头或仰头，避免做转头动作，防止固定线断裂导致吻合口瘘或吻合口撕裂。

3. 向病人及家属讲解压颏曲颈位的重要性，取得配合。同时与病人确定日常需求的肢体语言交流方式，避免不必要的抬头、转头动作。

4. 协助病人睡觉或休息时将床头抬高 30°～45°或用枕头抬高头部，翻身时颈胸部与身体保持平行，轴线翻身，以降低吻合口张力。

5. 嘱咐病人三周内避免头部大幅度活动。

重点 2　乳糜胸的早期识别

护理措施：

1. 对于行颈部淋巴结清扫术的病人，术后应密切观察病人有无乳糜胸形成的早期症状，重视病人的主述，如胸闷、气紧等。

2. 对于颈部引流管内无明显液体引流出或未安置引流管的病人，乳糜液可能会局限于胸腔内或其他部位，形成乳糜胸。

3. 密切观察病人的生命体征，尤其是观察病人的呼吸状况，如病人出现呼吸急促、胸闷、胸痛、血氧饱和度下降，肺部听诊呼吸音变弱等异常呼吸情况，应怀疑是否发生乳糜胸。

4. 乳糜胸的诊断应结合病人的临床表现、胸部影像学检查和胸腔穿刺检查结果判断，尽早处理。

重点 3　胸腔闭式引流管的护理

护理措施：

1. 诊断乳糜胸后应尽早行胸腔闭式引流术，及时排出胸腔内积存的乳糜液，以促进肺复张，避免胸腔内粘连形成。胸穿的病人第一次胸穿放胸水应少于1000mL，胸穿后指导病人每 20 分钟做深呼吸运动一次，以利于肺复张。

2. 妥善固定引流管，使用 3M 弹力胶带，采用高举平台法二次固定，观察引流液的颜色，记录引流量，观察水柱波动的情况，正常水柱波动在 4～6cm，每日引流量不宜超过 1000mL，避免发生循环衰竭。

3. 引流过程中，引流瓶必须低于胸腔 60～100cm，防止引流液逆流入胸腔，更换胸腔闭式引流瓶时注意使用两把止血钳双向夹闭。

4. 如果经过持续引流，乳糜状引流液性质不能转为清亮或者引流量没有减少，可以使用中心负压持续低负压吸引，压力控制在 50～60kPa。持续负压可以造成术区内创面紧贴，加快创面愈合，通过减少周围空间，迫使受损淋巴管封闭。

5. 若 24 小时内引流量少于 10mL，可遵医嘱夹闭引流管观察 48 小时，观察病人有无胸闷、胸痛、呼吸困难等不适，如无异常，复查胸部 CT 无胸膜腔积液，可考虑拔管。拔管后穿刺点需覆盖油纱布，局部按压 30 分钟，拔管后 24 小时内观察病人有无胸闷、呼吸困难等情况。如有异常，及时通知医生处理。

重点 4　颈部伤口包扎及护理

护理措施：

1. 观察颈部加压包扎的有效性，保持呼吸道通畅。颈部切口加压包扎可以促使淋巴漏口受压后缩小或闭合。加压包扎的方法：将多块纱布做成纱布球，由上颈至下颈，依次压迫至颈部气管旁，再用弹力胶带由颈部斜向对侧胸前方加压固定，注意加压的力度，以免影响静脉回或压迫气管引起呼吸困难。

2. 观察颈部伤口渗液情况及加压包扎的绷带有无浸湿，如渗液量较多或绷带浸湿，应通知医生及时更换，保持有效加压包扎。

3. 换药时注意严格执行无菌技术操作，伤口局部使用艾力克消毒液消毒，观察伤口周围有无红肿。

4. 过度活动和剧烈咳嗽会加速乳糜的流动。因此，乳糜漏保守治疗病人应嘱其尽量卧床休息，避免过多下床活动，必要时可使用止咳化痰药物，减少其咳嗽，有利于胸导管瘘口修复。

重点 5　营养支持

护理措施：

1. 普食中含有大量长链三酰甘油，经肠道吸收进入淋巴系统，会增加乳糜液形成，因此发生乳糜漏后病人应以清淡高热量、高蛋白、低钠、无脂饮食为主，以减少淋巴液的产生，有利于漏口愈合。

2. 当引流量>200mL/d 时，应禁饮禁食。禁饮食期间应给予全胃肠外营养（TPN）支持，保证营养的供给，维持水电解质平衡。

3. TPN 的配置应在无菌的环境下操作，现配现用，配置好的 TPN 应在 24 小时输入完毕。

4. TPN 宜使用深静脉置管（PICC 或 CVC）静脉输入，若 TPN 使用不超过 2 周，可使用外周静脉输入，输入过程中应加强巡视，避免静脉炎发生。

5. TPN 支持期间应密切监测病人 24 小时出入量、血糖情况，避免发生体液失衡，糖、脂肪代谢紊乱等严重并发症。

重点 6　带蒂移植皮瓣的观察护理

护理措施：

1. 在行气管造瘘口护理时注意观察造瘘口周围皮瓣的颜色，如带蒂皮瓣根部颜色苍白或发黑，提示皮瓣发生缺血。

2. 观察病人的体温变化及病人颈部伤口的疼痛程度，如果病人术后出现高热或颈部伤口疼痛难忍，应怀疑皮瓣有坏死可能。

3. 吸痰时观察痰液的颜色、性状及量，如果病人痰中带暗红色血丝且有臭味，则提示皮瓣有坏死的可能。

4. 指导病人术后颈部保持前倾位，避免皮瓣张力过大而影响血液循环。

5. 遵医嘱予以雾化吸入，按需吸痰，避免因剧烈咳嗽而牵扯皮瓣。

6. 包扎伤口时应注意压力的大小，避免皮瓣受压力过大阻碍血液循环导致皮瓣坏死。

7. 必要时遵医嘱静脉输入低分子右旋糖酐 500mL，改善皮瓣微循环。

8. 术后 1 周行纤维支气管镜检，观察病人皮瓣的存活情况。

重点 7　甲状旁腺损伤的观察及护理

护理措施：

1. 此病人行甲状腺全切术，术中可能会损伤甲状旁腺，引起术后低血钙。这种情况多发生在术后 1~3 天。医护人员应重视病人主述，严密观察病人面部及机体运动感觉功能，尤其注意观察面部、口唇周围及手足有无感觉异常，四肢及躯干的抽搐情况。

2. 术后常规予以 10％葡萄糖酸钙注射液静脉推注。

3. 在静脉推注 10％葡萄糖酸钙注射液的过程中应注意观察病人心率变化，若病人出现心率增加、心音增强、有发热感等症状，应减慢推注速度，以防止发生心搏骤停。

【护理经验与启示】

乳糜胸是病人行淋巴结清扫术后的少见的严重并发症，发生率占颈部手术的 1％~3％。乳糜胸产生的主要原因是在手术过程中颈部淋巴管或胸导管的完整性遭到破坏，在病人治疗和护理中要做到早发现、早处理。术后注意观察病人的呼吸情况，引流液颜色、量及性状的变化；在确定病人发生乳糜胸后，颈部要及时进行适当的加压包扎，并保持引流管通畅；同时还要注意引流液的量的变化，当引流液过多时应限制甚至禁止病人经口进食，改为肠外营养支持；此外，医护人员还要注重对病人的心理支持，要与病人多沟通、多交流，从心理上增强病人的治疗信心，使病人早日康复。

（陈小婷　顾　琴　赵会玲）

参考文献

[1] Airaksinen L, Tuomi T, Vanhanen M, et al. Use of nasal provocation test in the diagnostics of occupational rhinitis [J]. Rhinology, 2007, 45 (1): 40−46.

[2] Agache I, Bilò M, Braunstahl G J, et al. In vivo diagnosis of allergic diseases-allergen provocation tests [J]. Allergy, 2015, 70 (4): 355−365.

[3] 张馨元, 吕丹, 余蓉, 等. 嗓音训练和心理干预对嗓音疾病病人焦虑和抑郁情绪改善作用 [J]. 临床耳鼻咽喉头颈外科杂志, 2017, 31 (14): 1062−1064.

[4] 张萍, 许曼莉, 刘其艳. 晚期喉癌术后颈动脉破裂大出血的抢救体会 [J]. 护士进修杂志, 2013, 28 (8): 695−696.

[5] 张宗敏, 唐平章, 徐震纲, 等. 头颈肿瘤术后颈动脉破裂大出血的原因及处理 [J]. 中华耳鼻咽喉头颈外科杂志, 2010, 45 (12): 1025−1028.

[6] 成伟, 陈健. 原发性扁桃体恶性肿瘤误诊、诊断及鉴别诊断探讨 [J]. 山东大学耳鼻喉眼学报, 2012, 26 (3): 61−62.

[7] 陈宝枝. 全身麻醉甲状腺术后改良卧位的效果研究 [J]. 护理研究, 2011, 25 (21): 1933−1933.

[8] 张琴. 老年慢性阻塞性肺病合并早期呼吸衰竭病人接受有创呼吸机治疗时的护理方法及应用效果分析 [J]. 实用临床护理学杂志, 2019, 4 (3): 23−27.

[9] Clement P A, Gordts F. Consensus report on acoustic crhinometry and rhinomanometry [J]. Rhinolog, 2005, 43 (3): 169−179.

[10] 曹春婷, 张罗. 鼻声反射测量 [J]. 中国耳鼻咽喉头颈外科, 2014, 21 (8):407−410.

[11] 蔡晓博, 刘书文. 甲状腺癌颈淋巴结清扫术后乳糜漏的护理 [J]. 护士进修杂志, 2012, 33 (11): 1033−1034.

[12] 陈国威, 罗益镇, 李兰. 儿童纽扣电池鼻腔异物的临床特点和处理方法 [J]. 中国耳鼻咽喉头颈外科, 2019, 26 (4): 207−210.

[13] 陈潇, 刘燕飞, 张洁文. 分化型甲状腺癌侵犯喉及气管术后的观察 [J].

上海护理，2012，12（15）：52－54.

[14] 陈晓丹，周淑彦，晋云花. 37 例耳鼻咽喉科住院病人自杀行为分析及护理对策 [J]. 实用医院临床杂志，2014，11（6）：156－157.

[15] 陈建强，鲁杰，邹坚定. 喉显微镜下声带注射填充术治疗声门闭合不良 [J]. 中国眼耳鼻喉科杂志，2011，11（3）：95－97.

[16] 丁徐安，袁定芬. 鳃裂囊肿 1 例 [J]. 中国皮肤性病学杂志，2014，28（3）:315.

[17] 董文汇. 鼻内镜下鼻腔深部顽固性出血的治疗 [J]. 中国耳鼻咽喉颅底外科杂志，2012，18（4）：319－320.

[18] Dordal M T，Lluch-Bernal M，Sánchez M C，et al. Allergen-specific nasal provocation testing：review by the rhinoconjunctivitis committee of the Spanish Society of Allergy and Clinical Immunology [J]. The Journal of Investigational Allergology and Clinical Immunology，2011，21（1）：1－12.

[19] 董凌翔，贺亮，张浩，等. 甲状腺癌中央区淋巴结清扫术后并发乳糜漏 [J]. 中国实用外科杂志，2019，39（2）：173－177.

[20] 董景彦，代茂良，陈加友，等. 垂体瘤术后尿崩症的护理分析 [J]. 护理研究，2019，2（4）：24－25.

[21] 冯铁诚，李成，李新营，等. 甲状腺癌颈部淋巴结清扫术后双侧乳糜胸 2 例并文献复习 [J]. 中国普通外科杂志，2017，26（5）：573－577.

[22] 费翔，崔建春，毕冬宁，等. 甲状腺癌中央组淋巴结清扫术后乳糜漏治疗策略及新方法（附 2 例报道）[J]. 中国普外基础与临床杂志，2020，27（3）：350－352.

[23] 范小丽. 鼻内镜下视神经管减压术治疗外伤性视神经病的护理 [J]. 中国实用神经疾病杂志，2017，20（7）：133－135.

[24] 范志涛，苏慧，王雪霞，等. 声带良性病变围手术期嗓音训练疗效的相关影响因素研究进展 [J]. 医学理论与实践，2021，34（5）：758－760.

[25] Gilyoma J M，Chalya P L. Etiological profile and treatment outcome of epistaxis at a tertiary care hospital in Northwestern Tanzania：a prospective review of 104 cases [J]. BMC Ear Nose Throat Disord，2011，11（1）：11－18.

[26] 耿敬，席淑新，周苹，等. 全喉切除病人食管语音训练体验的质性研究 [J]. 护理学杂志，2020，35（1）：34－36.

[27] 郭海涛，董艳丽. 200 例喉癌术后并发症的原因分析及护理对策 [J]. 中华全科医学，2011，9（10）：1640－1642.

[28] 葛臻琼，糜崇达，赵全刚，等. 糖尿病合并口腔颌面间隙感染病人的护理

[J]. 护士进修杂志，2016，31 (10)：954-955.

[29] 韩杰，杜晓霞. 耳鼻喉头颈外科护理工作指南 [M]. 北京：人民卫生出版社，2014.

[30] 韩兴平，陶明珠，陈卓园园. 关于首诊原发灶不明颈部转移癌病人实施护理干预的探讨 [J]. 中国中医急症，2013，22 (4)：680-682.

[31] 何秀玲，孔轻轻. 60 例老年肺癌病人术后并发房颤的观察与护理 [J]. 天津护理，2018，26 (6)：710-712.

[32] 胡廷保，祝小林，雷文斌，等. 瘢痕性声门下喉气管狭窄 T 管置入并发症分析 [J]. 临床耳鼻咽喉头颈外科杂志，2015，29 (24)：2166-2169.

[33] 郝媛媛，孙建军. 注射成形术在声门闭合不良治疗中的应用 [J]. 中国眼耳鼻喉科杂志，2015，15 (5)：216-218.

[34] 江继平，王淑云，佟康. 内镜下切除第二鳃裂瘘管疗效观察 [J]. 临床耳鼻咽喉头颈外科杂志，2014，28 (6)：418-419.

[35] 蒋红英，余蓉，吴春树. 颈静脉球体瘤的围手术期护理 [J]. 中华现代护理杂志，2010，16 (36)：4405-4406.

[36] 贾岩峰，刘吉祥. 全喉切除术后各类发音重建的原理及特点 [J]. 中国中西医结合耳鼻咽喉科杂志，2016，24 (3)：235-237.

[37] Kim Y W, Singh A, Shannon C P, et al. Investigating immune gene signatures in peripheral blood from subjects with allergic rhinitis undergoing nasal allergen challenge [J]. Journal of Immunology, 2017, 199 (10)：3395-3405.

[38] 雷蕾，赵宇，杨奉玲，等. 甲状舌管残留临床分析 [J]. 中国耳鼻咽喉头颈外科，2014，21 (8)：427-429.

[39] 李文静，辛丁，张庆丰. 27 例原发灶不明的颈部转移癌的临床分析 [J]. 临床耳鼻咽喉头颈外科杂志，2015，29 (13)：1187-1189.

[40] 刘珍玲，易华容，郑莉兰. 1 例左颈动脉体瘤切除并左侧血管移植术后的护理 [J]. 实用临床医学，2012，13 (11)：119-120.

[41] 李晓明，宋琦. 鼻-鼻窦恶性肿瘤的外科手术治疗 [J]. 中华耳鼻咽喉头颈外科杂志，2013，48 (3)：258-261.

[42] 刘素红，魏淑英. 甲状腺手术中喉返神经损伤的术后观察与护理 [J]. 中国实用神经疾病杂志，2017，20 (10)：141-142.

[43] 李志霞，陈笑. 甲状腺手术后出血预防与处理 [J]. 中华普外科手术学杂志（电子版），2013，7 (4)：261-263.

[44] 李惠清，秦宇蓝，梁雪英，等. 健康管理在皮下注射尘螨脱敏治疗中的应用 [J]. 现代医院，2019，19 (6)：844-847.

[45] 吕萌，王晓平，王男. 腮腺肿瘤病人的护理 [J]. 黑龙江医学学报，2010，
34（10）：798－799.

[46] 吕海丽，张秋航，严波，等. 内镜经口入路腮腺深叶多形性腺瘤切除术
[J]. 中国耳鼻咽喉颅底外科杂志，2018，24（2）：114－118.

[47] 梁青壮，李朋，韦伟，等. 甲状腺癌颈部淋巴结清扫术后双侧乳糜胸及乳
糜腹1例报告 [J]. 中国实用外科杂志，2020，40（8）：986－988.

[48] 连瑶，陈绩. 儿童纽扣式电池鼻腔异物致鼻化学腐蚀伤的防治及护理体会
[J]. 吉林医学，2014，35（14）：3113－3115.

[49] 李珍，谢常宁. 咽喉肿瘤病人吞咽障碍危险因素及护理干预的研究进展
[J]. 护理与康复，2020，19（8）：25－29.

[50] 刘翠兰，蒋琳艳. 自体筋膜移植填充声带沟围手术期护理 [J]. 实用医学
杂志，2012，28（7）：1201－1202.

[51] 刘长余，梁丽红，张洪英. 鼻咽癌病人放疗后鼻部并发症的护理 [J]. 中
国医药指南，2013，11（26）：506.

[52] Maxwell J G，Jones S W，Wilson E，et al. Carotid body tumor excisions：
adverse outcomes of adding carotid endarterectomy [J]. Journal of the American
College of Surgeons，2004，198（1）：36－41.

[53] 倪松，徐震纲，王晓雷，等. 头颈部肿瘤术后致命性大出血分析 [J]. 中
华肿瘤杂志，2010，32（1）：60.

[54] 潘敏，杨玉成，陈伟，等. 鼻腔呼吸功能临床评估研究进展 [J]. 世界最
新医学信息文摘，2015，15（12）：38－40.

[55] 邱蓉. 腮腺肿瘤术后并发症的护理 [J]. 全科护理，2010，8（29）：2647－
2648.

[56] 任佳，吕丹，刘世喜. 头颈部恶性肿瘤治疗后吞咽功能评估研究进展 [J].
临床耳鼻咽喉外科头颈杂志，2020，34（9）：861－864.

[57] 苏艳光，陆关珍，姚韵靓，等. 无充气腋窝径路腔镜下甲状腺肿瘤手术护
理要点及风险防范策略 [J]. 中国临床护理，2019，11（6）：522－524.

[58] 孙团起. 甲状腺手术后颈部乳糜漏的预防及处理 [J]. 中国实用外科杂志，
2018，38（6）：628－630.

[59] 苏家坤，赵峰，魏小林，等. 喉癌及下咽癌术后并发肺炎的多因素分析
[J]. 重庆医学，2016，45（7）：952－954.

[60] 孙予祥，廖雪丽，廖书帆，等. 吞咽康复对头颈癌病人吞咽功能及生活质量
效果的 Meta 分析 [J]. 中国康复理论与实践，2019，25（7）：751－760.

[61] Tenn M W，Rawls M，Ellis A K. Nasal challenges in allergen immunotherapy
trials [J]. Current Opinion in Allergy and Clinical Immunology，2018，18（6）：

489-494.

[62] 王桂香，刘世林，张亚梅．儿童气管异物的诊疗要点 ［J］．临床耳鼻喉头颈外科杂志，2013，27（15）：812-814.

[63] 王薇，吕晓玉，阿力比亚提·艾尼，等．甲状舌骨囊肿再次手术治疗的探讨（附42例分析）［J］．中国实用医药，2011，6（26）：54-55.

[64] 王凯冰，白彬，王磊，等．鼻咽纤维血管瘤术前造影及超选择栓塞治疗［J］．哈尔滨医科大学学报，2010，44（6）：605-607.

[65] 吴金如，曾宪升．2型糖尿病并阻塞性睡眠呼吸暂停综合征与炎症相关性研究 ［J］．临床肺科杂志，2015，20（10）：1850-1853.

[66] 邬闻文，金奕．垂体瘤术后并发尿崩症的护理进展 ［J］．上海护理，2012，12（6）：70-72.

[67] 王晓宁，贾兰宁，何向辉．甲状腺癌侧颈淋巴结清扫术后并发乳糜漏的比较研究 ［J］．天津医科大学学报，2021，27（3）：256-258.

[68] 王成硕，王向东，张伟，等．变应性鼻炎屋尘螨变应原皮下免疫治疗的远期疗效研究 ［J］．中华耳鼻咽喉头颈外科杂志，2012，47（10）：804-808.

[69] 王威，沈崇岭，施冬燕，等．鼻声反射及鼻阻力检测在结构性鼻炎术后的应用价值 ［J］．重庆医学，2020，49（22）：3743-3746.

[70] Wang X D, Zheng M, Lou H F, et al. An increased prevalence of self-reported allergic rhinitis in major Chinese cities from 2005 to 2011 ［J］. Allergy, 2016, 71（8）：1170-1180.

[71] 温李滔，高国贞，李瑾英．哮喘患儿变应原皮肤点刺试验结果分析及护理对策 ［J］．齐鲁护理杂志，2015，21（7）：71-73.

[72] 韦升利，刘吉祥，王林，等．喉全切除术后病人食管发音训练 ［J］．中国中西医结合耳鼻咽喉科杂志，2010，18（4）：214-215.

[73] 王兰，胡海琴，梁官冕，等．言语培训联合同伴教育对全喉全切除术后病人言语及社会适应能力的影响 ［J］．中国护理管理，2020，20（6）：847-850.

[74] 吴沛霞，彭峥嵘．头颈癌颈淋巴结清扫术后肩颈功能康复现状与展望 ［J］．护理学杂志，2015，30（4）：104-106.

[75] 吴惠文，丘宇茹．不同手术入路垂体瘤病人术后并发症的观察及护理 ［J］．护理实践与研究，2012，9（11）：74-75.

[76] 许晓娜，刘晓燕，郑双利．甲状舌骨囊肿术后呼吸困难和窒息患儿的救护 ［J］．护理学报，2010，17（10）：42-43.

[77] 许彤，李娜，姜彦，等．鼻腔深部难治性鼻出血临床分析 ［J］．中华耳鼻

咽喉头颈外科杂志，2015，50（7）：556－559.

[78] 徐丽. 改良护理流程在小儿过敏原皮肤点刺试验中的实施与效果评价 [J].
当代护士，2019，26（10）：105－107.

[79] 徐锡平，马丽丽，齐方梅. 腮腺肿瘤病人术后并发症的观察与护理 [J].
护理研究，2010，24（2）：156－157.

[80] 余蓉，鲜均明，辜德英. 耳鼻咽喉－头颈外科护理手册 [M]. 2 版. 北
京：科学出版社，2015.

[81] 庹红莲，杨光东，凌丹，等. 鼻翼恶性肿瘤切除并鼻唇沟带蒂皮瓣工期修复
11 例疗效分析 [J]. 临床耳鼻咽喉头颈外科杂志，2010，24（8）：348－349.

[82] 杨俏兰，李海量，林丽，等. 多学科协作下加速康复外科集束化措施在甲
状腺癌手术中的应用 [J]. 实用医学杂志，2020，36（10）：1394－1397.

[83] 鄢丽. 食管发音在喉癌喉全切除术后病人语言康复实践中的探讨 [J]. 护
理学杂志，2016，25（9）：2649－2652.

[84] 张珊珊，田广永，徐达传. 颈静脉球体瘤的外科治疗进展 [J]. 国际耳鼻
咽喉头颈外科杂志，2013，37（6）：346－349.

[85] 赵摇雷，高永平，肖二彬. 外鼻恶性肿瘤切除并缺损一期修复的临床疗效
[J]. 河北医科大学学报，2013，34（2）：205－206.

[86] 朱红霞，高静，王敏哲. 2 型糖尿病并阻塞性睡眠呼吸暂停综合征相关危
险因素研究 [J]. 实用预防医学，2015，22（12）：1457－1459.

[87] 中华耳鼻咽喉头颈外科杂志编辑委员会鼻科组，中华医学会耳鼻咽喉头颈
外科学分会鼻科学组. 变应性鼻炎诊断和治疗指南（2015 年，天津）[J].
中华耳鼻咽喉头颈外科杂志，2016，51（1）：6－24.

[88] 朱音，郑秋霞. 高龄低肺功能食管癌病人的围手术期护理 [J]. 实用医学
杂志，2010，26（12）：2230－2232.